U0351093

临床系统生物医学研究

——从理论到实践

主编 曾 俊 江 华 杨 浩

科 学 出 版 社

北 京

内 容 简 介

本书从医学研究的哲学和方法学层面出发，系统地阐述了临床医学研究的发展与转变，以及所遇到的种种困境，并尝试从数据科学和系统论的方法学出发，提出构建临床系统生物医学新的研究范式。本书集合了基础医学、临床医学、生物学、计算科学以及应用数学等多学科领域专家，通过总结过去近十年来的工作经验和教训，并参考国际、国内的一些先驱者们的经验，为国内的研究者提供一个全新的在重要疾病方向上的跨学科交叉研究进路，并起到开创性的作用。

本书适合从事转化医学、精准医学以及临床相关学科研究人员作为参考书，也适合相关专业的研究生阅读。

图书在版编目(CIP)数据

临床系统生物医学研究：从理论到实践／曾俊，江华，杨浩主编. —北京：科学出版社，2017.6

ISBN 978-7-03-053570-2

I. ①临… Ⅱ. ①曾… ②江… ③杨… Ⅲ. ①生物医学工程–研究 Ⅳ. ①R318

中国版本图书馆 CIP 数据核字（2017）第 132049 号

责任编辑：丁慧颖 杨小玲／责任校对：何艳萍
责任印制：肖 兴／封面设计：吴朝洪

科 学 出 版 社 出版
北京东黄城根北街 16 号
邮政编码：100717
http://www.sciencep.com

中国科学院印刷厂 印刷
科学出版社发行 各地新华书店经销

*

2017 年 6 月第 一 版 开本：787×1092 1/16
2017 年 6 月第一次印刷 印张：20
字数：455 000
定价：128.00 元
（如有印装质量问题，我社负责调换）

　　本书的出版得到国家卫生与计划生育委员会急诊医学国家重点临床专科建设项目、四川省科技厅科技支撑计划项目（项目号：2011SZ0139、2014FZ0125、2015SZ0110）、四川省中医药管理局科研项目（项目号：2010-93）及四川省人民医院资助。

主 编 简 介

曾俊，男，主任医师，教授，现任四川省医学科学院·四川省人民医院院长助理，四川省急救中心主任，兼急诊医学与灾难医学研究所所长。电子科技大学医学院、川北医学院硕士研究生导师。从事普外科、急诊外科及创伤外科临床工作30年，是国内知名的大型突发公共卫生事件救援、创伤一体化救治专家。多次担任专家组组长，并在5·12汶川、4·20雅安芦山、4·14玉树及4·25尼泊尔地震救援中做出了突出贡献，被评为四川省劳模。在4·25尼泊尔地震援外救援工作中，参加中国政府医疗队，表现突出，荣获"四川省五一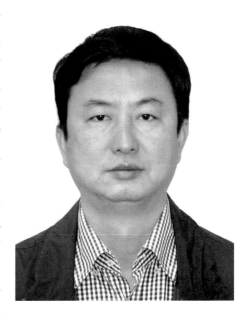劳动奖章"，荣立集体三等功。享受国务院政府特殊津贴，是四川省卫生与计划生育委员会学术技术带头人、四川省学术和技术带头人后备人选、四川省有突出贡献优秀专家。

在SCI、MEDLINE及中文核心期刊发表论文40余篇，出版专著2部，主持开发危重症预后预警计算机软件1项。主持国家和省部级科研项目17项。

学术任职包括：中国医学救援协会灾害救援分会副会长，中华医学会急诊医学分会创伤学组委员，四川省医学会灾难医学专业委员会前任及候任主任委员，四川省医学会急诊医学专业委员会副主任委员及创伤急救学组组长。

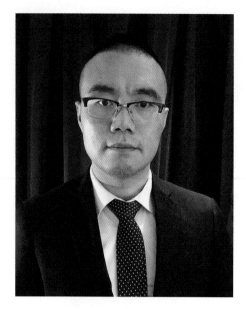

　　江华，男，医学博士，外科副主任医师，副教授。四川省医学科学院·四川省人民医院创伤代谢组多学科实验室副主任，兼急诊医学与灾难医学研究所副所长。电子科技大学医学院硕士研究生导师，北京协和医院肠外与肠内营养科、第三军医大学全军烧伤研究所客座教授。从事临床和基础医学研究17年，研究领域涉及创伤、营养与代谢、循证医学、艾滋病、计算生物学、统计学、病毒分子进化以及计算生物学等多个学科。是国内较早从事医疗大数据及临床系统生物医学研究的青年专家之一，已发表科研论文90余篇，其中SCI论文17篇。2015年当选为美国创伤外科学会会士（Fellow of American Association for the Surgery of Trauma）。其他学术团体任职包括：中华医学会肠外与肠内营养学分会青年委员、中国抗癌协会肿瘤营养与代谢专委会委员兼副秘书长、中国医师协会营养医师分会常务委员、中国医促会营养与代谢管理分会常务委员、中国老年医学学会营养与食品安全分会常务委员、四川省急诊医学专委会青年委员会副主任委员等。被四川省卫生与计划生育委员会授予"学术技术带头人后备人选（第十一批）"及"创业青年"荣誉称号。

　　杨浩，男，助理研究员，数学硕士，南开大学数学系计算数学博士研究生，四川省医学科学院·四川省人民医院创伤代谢组多学科实验室计算科学与生物统计学教研组组长。研究方向为计算科学与复杂生物建模与计算。主持院级基金1项，发表SCI论文5篇，中文核心期刊论文10余篇。

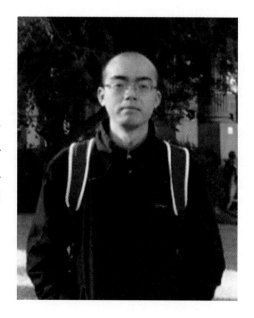

《临床系统生物医学研究——从理论到实践》
编写人员

主　　编　曾　俊　四川省医学科学院·四川省人民医院急诊医学与灾难医学研究所·创伤代谢组多学科实验室

江　华　四川省医学科学院·四川省人民医院急诊医学与灾难医学研究所·创伤代谢组多学科实验室

杨　浩　四川省医学科学院·四川省人民医院急诊医学与灾难医学研究所·创伤代谢组多学科实验室

副 主 编　彭　谨　四川省医学科学院·四川省人民医院创伤代谢组多学科实验室

陈　伟　中国医学科学院 北京协和医院肠外与肠内营养科

蔡　斌　四川省医学科学院·四川省人民医院创伤代谢组多学科实验室

孙明伟　四川省医学科学院·四川省人民医院创伤代谢组多学科实验室

编　　委 (按姓氏汉语拼音排序)

陈　星　四川省医学科学院·四川省人民医院城东病区创伤外科

陈鄢津　天津市南开医院·天津市中西医结合急腹症临床医学研究中心

邓鹏翅　四川大学分析测试中心

冯金周　四川省医学科学院·四川省人民医院城东病区创伤外科

李　威　四川省医学科学院·四川省人民医院急救中心烧伤外科

马云鹏　念睿 (杭州) 科技有限公司

潘海霞　四川省医学科学院·四川省人民医院肿瘤内科

彭　曦　第三军医大学全军烧伤研究所

王　奇　美国南卡罗来纳大学数学系/南开大学数学科学学院/四川省人民医院创伤代谢组多学科实验室

余阳艳　四川省医学科学院·四川省人民医院创伤代谢组多学科实验室

张　薇　成都工业学院计算机工程系

周舜泰　美国北卡罗来纳大学教堂山分校 Lineberger 癌症研究中心

周玉波　四川省医学科学院·四川省人民医院急救中心外科

周志远　西南医科大学基础医学院生物化学教研室

Charles Damien Lu　四川省医学科学院·四川省人民医院创伤代谢组多学科实验室

主编助理　刘　展　四川省医学科学院·四川省人民医院创伤代谢组多学科实验室

王　凯　四川省医学科学院·四川省人民医院创伤代谢组多学科实验室

王文渊　四川省医学科学院·四川省人民医院创伤代谢组多学科实验室

黄贵祥　四川省医学科学院·四川省人民医院创伤代谢组多学科实验室

序　一

　　系统科学的思想和方法与生物学和医学研究结合，在近年来取得了一系列重要的成果。《临床系统生物医学研究——从理论到实践》总结了该领域多项研究成果。

　　以系统思想和方法研究生物学和医学，关键是既要把握系统思想和科学的本质，又要基于生物学和医学的理论成果。显然，源于生物学和医学的学者与源于数学、计算机科学的学者，对于系统生物学和系统生物医学的视野和方法存在不同的观点。美国系统生物学创始人霍德（Leroy Hood）教授将此定义为"研究特定生物系统在工作状态下的行为及其中所有元素相互关系"，这是基于生物学的视野。而另一位创始人，日本的北野宏明（Hiroaki Kitano）则偏重于以计算科学技术为基础，去整合来自于从基因组到蛋白质组学研究获得的各种数据，进而重构和理解生物体系的运作过程。美国麻省理工学院生物工程系主任道格拉斯·罗芬伯格（Douglas Lauffenburger）教授则认为"系统生物医学是一种新兴的生物医学科学，其追求整合性推断、解释和定量化生命系统中分子和细胞的运作过程，其最终的目标是构建算法模型以能够从当前可获得的输入内容预测（生命系统运作过程的）结局"。

　　从这些论述看，系统生物医学的研究，要解决的关键问题是，如何才能恰当定义特定生物系统的疾病，如何才能正确分析该状态下行为、元素及关系，确定过程和结果。这是理论问题，也是方法问题。

　　理论问题是要提供定义关于特定病症的相关生物系统及其发病、治愈过程的机制或称之为工作状态的规律或原理。相对于物理系统，生物系统缺乏精准定义的理论和实证基础，系统生物学和系统生物医学的提出，就是尚未恰当定义的证明。例如，当我们定义一类消化系统疾病的时候，也许它与血液系统、神经系统、运动系统相关，当我们将这四个系统可能相关的因素构成一个系统，但边界和要素间的联系又可能是模糊的，也许是还有更多的元素没有归入，也许是归入之中有很多元素并不与该疾病存在必然的联系。而更重要的是，要素之间存在何种联系，联系的实现与生物体的物理、化学过程存在何种异同。

　　方法问题有两个侧面，一是证实理论；二是构建关系或模型。无论是数学的方法还是实验的方法，对于理论的贡献就是对假设的证实或证伪，对于医疗实践的贡献就是对诊治方案的证伪或证实。由于生命科学理论尚不能清晰解释生命现象，也存在通过一些新的路径提出新的理论假设和新的诊治方案的可能。以医学数据和分子生物学数据为基础，以数学方法为工具，有可能在理论和方法两个方面为医学做出贡献。

　　这既是该书的初衷，也是该书的成果。该书作者群体拥有不同的知识背景和工作经历，从不同的视野为生命系统、疾病机制及其要素的定义和要素之间的关系提出了基于系统生物医学的新观点、新解释，值得一读。

　　是以为序。

杨学山

中华人民共和国工业和信息化部原副部长

2016 年 11 月 16 日

序　二

靡不有初，鲜克有终

——《诗经·大雅·荡》

《临床系统生物医学研究——从理论到实践》经过三年多的撰写，终于杀青。在这撰写的三年中，我见证了四川省医学科学院·四川省人民医院创伤代谢组多学科实验室江华教授领衔的这个年轻而又富于朝气的团队的成长。事实上，追溯起来，我和这个团队甚为有缘：十多年前我就与这个团队的核心成员江华教授结缘，从那时起，江华教授一直是我内心尊敬、心理依靠、行动依赖的青年才俊，也因此，江华教授参与了中国抗癌协会肿瘤营养与支持治疗专业委员会的创建工作并作为编委会负责人之一参与了《中国肿瘤营养治疗指南》等多部专著的编写工作，江华教授的团队也为中国抗癌协会肿瘤营养与支持治疗专业委员会的多项科研工作提供了从研究设计到数理统计方面的大力支持。此外，该实验室在曾俊主任和江华教授的带领下，在肠外与肠内营养、代谢组学和肿瘤代谢等多方面也做出了卓越的贡献，可谓横空出世，独树一帜。因此，得到了包括中国抗癌协会肿瘤营养与支持治疗专业委员会和中华医学会肠外与肠内营养学分会专家及全国同道们的高度评价和一致认同。

《临床系统生物医学研究——从理论到实践》围绕"临床医务人员怎样利用现代数据科学和多组学技术开展转化型研究"这个中心，从多学科、多维度阐述了下一代临床研究的理论、方法和实践问题。尤其是，该书超过2/3的内容是该团队在过去十年中的经验总结，这更是十分可贵的。我相信，该书的出版，必能为中国的临床科研大发展添砖加瓦，并指导临床研究。特别是，一群年轻人，敢想、敢干、实干，并且十年如一日地坚持，这种精神和行动，让我们感到后生可畏、可敬、可靠，看到了民族的希望和国家的未来。我相信，假以时日，这个团队必定能做出世界级影响力的科学研究成果，为实现临床医学研究的"中国梦"做出巨大贡献。

江华教授邀请我为他的著作做序，我感到诚惶诚恐，忐忑不安，因为水平有限，声望不够。然而，作为朋友，乐做此序。

石汉平

医学博士，外科学教授，美国外科医师学院院士（FACS）
中国科学院北京转化医学研究院·航空总医院肿瘤医学中心/普外科 主任
中华医学会肠外与肠内营养学分会 候任主任委员
中国抗癌协会肿瘤营养与支持治疗专业委员会 主任委员

目　　录

第一章　系统生物学是新一代临床医学研究的范式

曾俊，江华

1.1　临床研究为什么需要系统生物学

系统生物医学是采用系统论的方法进行生物医学研究的新兴交叉学科。这门学科的兴起和发展，正在成为 21 世纪临床医学进步的重要推动力量。

今天的医学研究和实践，在面临前所未有的机遇的同时，也正面临着巨大挑战。

机遇源自于从基础研究到临床工作中迅速累积起来的海量数据。数据存储和处理技术的进步，使我们比过去 100 年来所能获取的数据还要多。300 年前，文艺复兴时期的伟大哲学家弗朗西斯·培根说"知识就是力量"，今天，我们说"数据就是力量"。大数据使我们知识的更新加快，使我们在征服疾病的伟大征程中拥有比此前许多个世纪都要强大得多的力量。这一机遇使我们可以乐观地估计，在未来的三五十年中，包括癌症在内的很多疾病，其诊断和治疗的前景，将大为改观。

与此同时，挑战与机遇共存。挑战既来源于海量数据，更来源于我们如何正确地认识和研究复杂疾病。在手术室、急诊、重症监护室（intensive care unit，ICU），以及在各科的病房中，每一天、每一位患者都在产生大量的数据。对这些指标加以整合进行动态分析，是客观评价病情、确立诊断，以及正确指导治疗的基础。但是，我们的医学实践，尚未准备好应对这与日俱增的庞大数据。对患者的病情做出精准、动态的评估，在很多时候还是有待于解决的问题。进而言之，问题的本质是医生需要通过大量的学习和积累丰富的临床经验才能部分理解数据所蕴含的病情信息，即使是经验丰富的医生，穷其毕生的经验，也越来越难以仅凭一己之力去考察这样庞大的数据。更为严峻的挑战是脱胎于 100 年前的现代医学，随着分科越来越细，知识越来越碎片化，研究领域的割裂已经在事实上成为一种阻碍我们认识疾病和人体复杂性的巨大挑战。

怎样面对这样的挑战？如何抓住机遇，推动科学进步，成为摆在每个临床医生和医学科学研究者面前的现实问题。系统生物医学，正是回应这样一种艰巨挑战的全新研究哲学和方法论。要而言之，系统生物医学试图从一种不同的视野去理解复杂疾病：疾病并不仅仅是人体偏离了生理状态的病理"实体"，更是复杂系统的行为模式，这种复杂系统的行为模式可以采用适当的数学方法，建立适当的理论框架去进行刻画和把握。从这个意义上讲，准确地把握复杂疾病现象，进而发展出更好的治疗方法，根本上取决于我们如何刻画和处理人体这个复杂网络的行为。

从 20 世纪 40 年代起，以阿兰·图灵（Alan Turing）为代表的很多科学家就开始了从系统论和复杂网络行为的角度理解生物学现象，以及疾病过程的探索，其中也包含了曾宪九教授等中国科学家的成果[1-3]。经过七十余年的不懈努力，随着从基因组到代谢组学等高通量测试技术，以及计算科学近十年来的蓬勃发展，系统生物学作为一种整合知识的方式，其研究技术手段和方法论终于瓜熟蒂落。其方法论的核心可以概括为：综合应用数据科学、计算科学的技术，结合数据挖掘与数字仿真等手段，对复杂疾病的网络行为进行精确刻画，从而实现对疾病预后的准确预测，并发展新的治疗手段。突出对疾病预后的预测，突出对生物现象演进趋势的预测。这种预测同时考虑到事物的内因和外因，要比单纯考虑外在表现的统计学预测更为准确。

近年来，我国已经有很多高校开展了系统生物学研究工作，并成立了相应研究机构。但是，迄今为止，着眼于解决临床问题的系统生物医学研究，无论在国际上还是国内，都还处于较为初级的阶段。写作本书是一次全新的尝试，我们希望通过撰写本书，集合基础医学、临床医学、生物学、计算科学及应用数学等多学科领域专家，期待通过这些专家的共同努力，为国内的研究者们提供一个全新的重要疾病方向上的跨学科交叉研究进路。通过总结我们这个团队过去近十年来的工作经验和教训，并参考国际国内的一些先驱者们的经验，我们相信，这本书将起到开创性的作用，并期待更多有志于解决临床问题的专家加入到这一学科的发展中来。

1.2　临床系统生物学的定义：复杂生物系统的研究哲学

系统生物学（systems biology）是生物科学研究中最近才出现的名词，其定义依不同的研究者的理解而有所不同。例如，2001年美国 Leroy Hood 等定义为"系统生物学研究的是特定生物系统在工作状态下的行为及其中所有元素相互关系"[4]。Leroy Hood 是两位公认的系统生物学创始人之一，另外一位是日本科学家北野宏明（Hiroaki Kitano），他建立了东京的系统生物学研究所。北野宏明是一位计算机科学家出身的生物学家，他对系统生物学的定义就更偏重于以计算科学技术为基础，去整合来自于从基因组到蛋白质组学研究获得的各种数据，进而重构和理解生物体系的运作过程[5]，他说，"欲理解复杂生物系统就必须整合实验性研究和计算研究——换而言之，这就是系统生物学"[6]。随着系统生物学的快速发展，新的定义也不断出现，越来越强的一种倾向是认为系统生物学是研究一个生物系统（依研究者的不同，对"系统"的定义不同，大多数实验生物学家默认的"系统"是一个细胞）中所有组成成分（基因、mRNA、蛋白质等）的构成，以及在特定条件下这些组分间的相互关系的学科。同时，也随着系统生物学研究范式向疾病研究的推进，一个新的名词：系统生物医学（systems biomedicine）出现了，Douglas Lauffenburger 在其2010年的专著 Systems Biomedicine：Concepts and Perspectives 中谈到，"系统生物医学是一种新兴的生物医学科学，其追求整合性推断、解释和定量化生命系统中分子和细胞的运作过程，其最终的目标是构建算法模型以能够从当前可获得的输入内容预测（生命系统运作过程的）结局"[7]。

上述论断虽然不断强调生物的系统性，但研究者们在其中暗含的哲学依然是强还原和强本质论的。以至于将其用于疾病治疗的研究时，就提出了下述推论，"刻画了一个细胞的全部信号通路，就能够成功设计个体化药物乃至治疗方案"[8]。但是，生物系统之所以被称为复杂系统，就在于系统中各元素的相互作用的关系并非线性的。造成癌症、糖尿病等复杂疾病的原因，以及更多疾病进一步引起的各种后果，应该被视为复杂网络在各种层次上的行为。我们认为，从基因到临床结局，是一个从遗传型-表型扩散的复杂网络动力学过程，不可能被还原，但可以被模拟。如果能够从大量噪声中滤除并整合有限的信号，从复杂网络视角去考察问题，建立测度结构，就能够实现临床可用的个体化治疗。由此我们提出一个新的视角和交叉学科研究范式，此即临床系统生物学：以疾病为研究对象，将疾病视为生命过程中发生在机体这个复杂网络中的扰动，综合应用计算科学和数据科学技术，结合数据挖掘、数据分析、多尺度建模的方法与数字仿真等手段，刻画这些现象作为复杂系统在时空中多尺度演化的结构性与机理性。构建在四维空间中疾病的复杂系统行为的精确方程，从而实现对其预后的准确预测，并发展新的治疗策略。上述定义，与前人有关系统生物学或系统生物医学定义最大的不同之处在于对疾病发生发展的根本驱动力的认识。无论是经典的分子生物学范式还是经典的系统生物学范式，均将疾病的发生发展的本质性原因定位于特定的分子、细胞通路。然而，在这种范式中，并没有考虑疾病在时间和空间上的演化，即使绘制了精细的疾病分子通路图或基因谱图，其根本上还是二维的。解释的做出，根本上是基于古典概率统计：分子或蛋白质与疾病行为之间的关系是在相关性意义上给出的。这正是为什么在基因组学如火如荼、各种组学层出不穷的今天，大量复杂疾病却还未得到根本性解决方案的要害所在。

需要指出的是，2007 年 Boogerd 等编撰出版了第一部有关系统生物学研究哲学的专著——《系统生物学哲学基础》，以较为全面的方式阐述了他们对系统生物学这一新兴交叉生物学学科中研究方法论和哲学的观点。他们的尝试是宝贵而有益的，并且已经在相当程度上推进了这一学科的发展。尤为难能可贵的是，他们提出，"系统生物学家应该成为通才，并且应该支持多学科的手段。不消除高层次（不消除层次的还原），不完全淡化低层次，而联系不同水平（如通过机制），是很有可能的，并是系统生物学应当研究的。系统生物学着重致力于发现系统的不同部分间相互作用的关系"[9]。然而，在同样一部书中，Boogerd 等却坚决拒绝了进化生物学在系统生物学研究中的地位，"系统生物学试图理解现在的生命，而不是着重于进化生物学……系统生物学也许使用源自进化生物学的论据，如基于同源结构的论据，但它并不以解释生物系统的进化为目标。这种倾向反映了一种观念，即生命是可以理解的，而不必参考所有生命形式的历史"[10]。我们认为，这种认识是错误的。疾病，就其本质而言，是人类这一物种在其生命过程中面临的生理和病理现象，换而言之，人类的疾病研究不能脱离生物学的基本规律的统治。而生物学的最为核心的基本规律，就是进化。固然，人类疾病的研究，一方面从属于 20 世纪最伟大的生物学家之一恩斯特·迈尔（Ernst Mayr）教授定义的"功能生物学"，但是，需要强调的是，人类疾病的发生发展，永远不可能离开整个生物系统。例如，我们已经充分认识到体内微生物对维系正常生理功能的重要性，微生物组研究告诉我们，肠道的功能状态与其中数量庞大的菌群在膳食、药物等外环境压力和情绪、代谢等内环境压力下的进化息息相关；我们也已认识到，如流感之类的传染性疾病，处于免疫系统和其自身种群的不断的选择压力之下，更进一步，我们对恶性肿瘤的发生发展过程的机制的认识，也已经进展到了对肿瘤细胞间异质性进化的层面。正如乔纳生·威诺（Jonathan Weiner）所说："自然选择既不罕见，也不缓慢。它就在我们身边，每时每刻都在发生，而且我们能观察到。"[11]既然进化无处不在，深刻理解疾病现象，就不能不引入进化观念。事实上，一门新兴的医学交叉学科已经诞生，这就是进化医学（evolutionary medicine）[12,13]。所以，在我们的这一部论著中，自然而然将把进化生物学的理论、方法和技术引入到我们所定义的临床系统生物学中。读者将在本书第四章读到更为细致的讨论。

我们认为，理解疾病的发生和发展，必须进入到物理学和生物学的基本定律的层面。换而言之，必须寻求机理性（mechanism）和机制性（mechanistic）的解释，同时综合进化生物学的基本原理。这意味着彻底的、在数学上刻画生命系统的涌现性（emergence）。在这个意义上，我们为全新的临床系统生物学规定的任务，将是史无前例的：基于数学分析和物理学定律，为医学这一生物科学的功能分支，建立新的理论概念框架，并将还原论与整体论统一起来。因此，临床系统生物学，也可以被称为"分析医学"（analytic medicine）。我们将在本书第七章，展示分析医学的理论框架。

总之，我们以为，医学研究的哲学和方法论应该从根本上进行一场变革。而这场变革的起始将从统计学开始。在接下来的一章中，读者将会看到这一变革的开始。

参 考 文 献

［1］ Lee S. Systems biology-a pivotal research methodology for understanding the mechanisms of traditional medicine. J Pharmacopuncture, 2015, 18（3）：11-18.

［2］ Bielekova B, Vodovotz Y, An G, et al. How implementation of systems biology into clinical trials accelerates understanding of diseases. Front Neurol, 2014, 27（5）：102.

［3］ 黄冯玲，朱预，李汉忠，等. 应用电子计算机辅助诊断急腹症. 医学研究通讯，1978，9：27-30.

［4］ Ideker T, Galitski T, Hood L. A new approach to decoding life：Systems biology. Annu Rev Genomics Hum Genet, 2001, 2：343-372.

［5］ Wolkenhauer O, Kitano H, Cho KH. Systems biology. IEEE Control Systems Magazine, 2003, 23（4）：38-48.

［6］ Kitano H. Computational systems biology. Nature, 2002, 420：206-210.

［7］ Lauffenburger DA, Liu ET. Systems Biomedicine：Concepts and Perspectives. Elsevier：Washington, D. C., 2010.

［8］ Hornberg J, Bruggemana FJ, Westerhoffa H, et al. Cancer：a systems biology disease. BioSystems, 2006, 83：81-90.

［9］ Boogerd FC, Bruggeman FJ, Hdfmeyr JS, et al. 解释多元论：不同层次的理论//Boogerd FC. 系统生物学哲学基础. 孙之荣等译. 北京：科学出版社，2008：247.

［10］ Boogerd FC, Bruggeman FJ, Hdfmeyr JS, et al. 系统生物学是功能和机制生物学，而不是进化生物学//孙之荣译. 系统生物学哲学基础. 北京：科学出版社，2008：247.

［11］ 乔纳生·威诺，达芬·梅杰岛. 鸟喙-加拉帕格斯群岛考察记. 王晓秦译. 北京：人民邮电出版社，2013：10.

［12］ Stearns SC, Koella JC. Evolution in Health and Disease. 2nd edition. London：Oxford University Press, 2008.

［13］ 吴克复. 进化医学引论. 上海：上海交通大学出版社，2014.

第二章 经典临床统计学的困境与范式转变

曾俊，江华，陈伟，彭谨，杨浩，刘展

> 差异落于两边的机会相等，
> 单独的案例大多接近平均数，不会远离它；
> 丢铜板时，正反的几率是正态分布；
> 我们认为这才正常，
> 因为我们认为系统都有理想的正确值，
> 随机差异分列两边。
> 这又是另一个阴魂不散的柏拉图主义，
> 大自然可没有这样配合我们的期望。
> ——史蒂芬·杰·古尔德
> 《生命的壮阔：从柏拉图到达尔文》

2.1 经典临床统计学派及对近二十年临床研究的影响

统计学是一门基础性、方法性学科，其在自然科学和社会科学的几乎所有门类中都有着广泛的应用，且随着大数据时代的到来，而变得愈加重要。如果给统计下一个定义，可称为"收集、分析、展示和解释数据的科学"[1]。从 20 世纪中叶开始，统计学逐渐与临床医学研究的方法论紧密结合起来，通过引入流行病学的研究范式，从而形成一门交叉性质的临床研究方法论：临床流行病学，并在此基础上形成了其最终的应用形式——循证医学。我们稍后会讨论到循证医学的相关议题，本节将集中讨论目前广泛应用于临床研究中的统计方法所面临的问题。

很多从事临床研究的工作者，也包括很多专业从事医学统计工作的专业人员，在进行临床数据分析时，第一反应通常是"我的数据适合于什么统计模型？"，而这些"模型"的来源，通常来源于卫生统计教科书。很多时候，甚至是"半部统计教科书治数据"——t 检验、方差分析、卡方检验、多元 Logistic 回归、生存分析、Meta 分析等不超过一打的模型，统治了每年数以百万计的研究论文。这是令人十分惊讶的：我们早已知道临床的世界是如此的复杂，难道能够用以总结规律的模型就如此之少吗？更为有趣的一件事是，上述方法中的大多数，诞生于一百多年前，由 Karl Pearson、William Sealy Gosset、Ronald Aylmer Fisher、Jerzy Neyman 等统计学大师所创设。难以想象，一个数以百万计研究者参与的大事业，其方法学根基在近半个世纪中竟然没有什么根本性的变化。

这种处理数据分析问题的方法，被称为"模型驱动"的方法。其背后的逻辑，简而言之，就是让数据围绕模型转，如果某个数据集不能满足某个模型的条件，要么去掉一些数据，强行让剩下的数据与模型相适合，要么宣布"产生数据的方法不对，这些数据不可用"。然而，这种对待数据与模型关系的思维方式，本质上是一种"削足适履"的方式，是错误的。

著名统计学家吴喜之教授精辟地指出，"大多数情况下，人们根本无法对真实世界数据的分布做任何假定，同时，很难想象复杂的现实世界能够用有限的数学公式来描述"[2]。事实上，迄今为止的绝大多数临床研究中的统计分析，其背后隐含的分析思路，正是试图以"有限"的模型来应对几近于无限复杂的临床数据。

更为有害的是，已经形成的经典的数据统计分析范式：首先假设数据服从某种特定分布（临床研究中大多数时候假设数据服从正态分布），然后采用某一种或很少几种在特定条件下适用于上述数据分布的统计模型进行计算并做假设检验，最后依据 P 值来对结果进行解释。在这种范式的统治之下，使得 $P<0.05$ 成为研究人员、数据分析人员及临床工作者关心的唯一统计问题。人们经常忘记了 P 值的真实含义只不过是"犯错误（或差异不显著）的概率小于5%"而已。仿佛只要 $P<0.05$ 则一切问题都迎刃而解：药物因此而有效、干预手段因此成功、危险因素因此而成为"真"。所以，也就不难理解，很多大型试验为了得到这种 $P<0.05$ 的阳性结果，在各种方面挖空心思：如某发表在知名杂志的大型随机对照实验（RCT），标题为"某干预手段可降低患者住 ICU 期间的病死率"，其结论基于对比干预组和非干预组住 ICU 期间每一天的病死率，并恰好在第八天这一时间点上病死率呈现出研究组比对照组低，且 $P<0.05$。然而，这一结局指标，在这个试验中，在第八天以前两组并不显著，在第八天之后也不显著。这类问题，并不是孤例，相信读者们都已经有所感受。

事实上，临床医生在工作中早已知道，影响复杂疾病结局的因素往往是极其多样的，这种多样性是真实世界中的客观存在。在前计算机时代，这种多样性本身造成的困扰，始终没有得到很好的解决。RCT 的出现与试图解决这种复杂性的困扰密切相关：通过抽样、随机分组来"控制"复杂性。同时，抽样使得数据分析的对象减少，使得最终的数据集可以和模型更好地配合起来。这一方法学思路，在其诞生之初及其后的数十年中解决了不少问题，以至于循证医学的奠基人之一 A. Cochrane 教授将之誉为"最佳证据"，并提出"应用 RCT 之所以重要，是因为它比其他任何证据更为可靠"。但是，今天我们应该认识到 RCT 的贡献虽然是划时代的，但也仅仅是时代性的。其难以调和的矛盾性从其诞生之初就已经深深扎下：抽样数据，无论进行如何精良的设计，都只能是真实世界的一个子集。对复杂性的绕道而行，最终在结论回到临床进行应用时，其当初过度的简化都会造成研究的结果有相当大机会难以复制。很多时候，看似越精细、越"严谨"的设计，其在临床实践中的价值反而越低：因为其抽取的子集越小。换而言之，临床试验中看起来很有效的治疗手段，在临床应用中不是那么有效了，临床试验结果中看起来可以接受的、发生频率不高的副作用，在临床应用中却以高得多的频率发生了。更加令人难以接受的是，面对同样的患者，同样的治疗手段，在不同的临床试验中，得出完全相反的结论，此时，临床医生将面临极大的困惑。

所有问题的根源，就在于面对复杂的临床数据（无论是来源于特定的临床试验，还是日常工作中产生的数据）时，应该采用怎样的分析路径。通俗地讲，就是"数据跟从模型"（甚至为了迎合模型的需要"制造"数据），还是"模型跟从数据"（或曰"数据驱动的模型"）？

我们的回答：应当是数据驱动模型。因为在数据驱动的路径中，数据的复杂性被视为分析的本底，研究者不再仅仅关心很少的几个指标之间的相互关系，而是把欲研究的问题，放到普遍联系的、由各种临床测量数据（包括实验室检验数据、监测监护数据乃至病历文本数据和影像数据）构成的复杂网络中去。换而言之，在数学工具和计算科学理论方法已经高度发达的今天，抽样性研究不应该再被神秘化为"最高级"的解决问题的方法。努力获取和分析所面临问题的全部数据，即尽可能对数据全集进行考察，应该逐渐获得自己在证据体系中的强有力的地位。在这种路径中，旧的模式应当逐渐被扬弃。随着计算机科学和数据科学的快速发展，随着数据存储和数学建模技术手段的飞速提升，"数据驱动"的统计范式将逐渐成为医学数据分析的主流，应该将医学数据分析的基础建立在可靠的计算数学基础之上，而不是纠结于如何通过抽样来使数据符合经典卫生统计学的有限模型。这样一种面向复杂数据不预设过多假定，根据数据特征选用或设计分析模型，引入数据科学的工具，并使用交叉验证对分析结果进行评价的方式，最终将使临床研究摆脱"P 值崇拜"，从而使得对临床数据的分析在科学道路上更进一步。

最后，需要强调指出的是，数据分析范式的更新和信息化时代中数字化医院建设相结合，将直接为临床医护人员从事科研工作带来生产力的巨大解放：临床工作中产生的一切数据，只要被恰当收集、存储和管理，就能成为可用于研究的材料。本书约 1/3 篇幅就是基于这样的理念写成的，即如何利用临床工作中每天产生的数据，采用合适的模型进行挖掘和处理，产生可转化成为提高临床实践水平的成果。进而言之，在这种更新了的范式下，不仅医生可以由于日常的临床工作已经成为研究实践过程而受益，医院的管理者也能够经由上述途径实现对医院的精细化管理，医学教育者则能从中实现医疗教育的进步，最终实现整个医学发展水平的大大提高，从而使得患者受益。与此同时，更将为合理利用医疗资源，减少浪费提供极大的帮助。

2.2　第一代循证医学方法论的困惑

循证医学（evidence-based medicine）是临床医学近二十年来研究的主要范式之一，从词汇本身，我们即可知道，它想要强调的，是对证据的重视和遵循。虽然此前的临床医学并非不重视证据。或者说，自近代以来，证据观念一直是临床医学一个带有根本性的核心，但是，在此前的医生那里，证据的含义更多来自于个人经验和知见，即使偶尔有医师愿意向临床研究寻求证据，也多限于其所感兴趣的那些结论。很长时间以来，医师有关疾病和治疗的观点和看法，其实与临床医学研究的进展并不同步，有时甚至远远落在后面。临床医学研究的飞速发展，使知识累积的速度越来越快，单单发表的论文，每年即以百万计。个人即使穷毕生之功，也断难览尽。而在这数以百万计的论文中，亦有高下对错之分，于是如何在堆积如山的文字之间遴选出确有其价值者也成为一个问题。

循证医学要解决的，正是这两个问题。一方面，它提出，临床问题的解决，必须要回到以人为研究对象的临床试验的数据中去。面对具体的临床情景，应当细化出问题的对象，厘定边界，不可笼统地用未经证实的理论做轻率推论。只有按照全面、客观的原则行事，方有可能得到正确结论。另一方面，到 21 世纪初为止，通过临床流行病学家数十年对临床研究标准和质量的探索，对临床研究的高下对错，研究人员形成了一套有效的评价方法，这些方法最后统一到循证医学中，成为帮助临床医生选取证据的"金标准"。最后，随着计算机和网络技术的发展，使全球性的研究协作成为可能。来自世界各地的临床医生、统计学研究者及卫生行政人员联合在一起，组织成为 Cochrane 协作网。在他们的努力下，全世界临床研究的证据被全面、系统地收集起来。采用同样的严格标准，这些数据被加以审慎评价。通过应用统计学技术，相似研究的数据被合并起来以增加说服力，并以临床医师更加熟悉和容易理解的形式加以说明。这样，越来越多的医生得以接近这些他们以前因为时间、精力及知识背景的欠缺所无法获得的有用证据。

十年前，时任 Cochrane 协作网的主席、循证医学专家 Peter Langhorne 写道 "总结起来，循证医学所反映的是医疗实践中的一种理性道路，即将可以获得的最佳研究证据、适宜的个人经验及专业知识加以完美结合的方式。它提供了最好的机会筛选并使用卓有成效的治疗措施，为改善全球卫生事业带来了新希望"[5]。这段话代表了当时人们对循证医学寄予的极高期望。十年过去了，随着认识的进步，事实已经证明，依靠现有的循证医学范式，上述美好的愿望是无法实现的。

2.2.1 Meta 分析作为循证医学的主要方法学支柱所面临的挑战

如前所述，过去二十年以来，统治整个临床研究领域的方法学范式是循证医学，对于临床医生而言，循证医学代表着三样东西：①大样本前瞻性临床试验，尤其是大样本随机对照试验（randomized control trial，RCT）；②Meta 分析（Meta-analysis）；③循证指南。循证指南基于 RCT 和 Meta 分析，尤其是后者。在权威的循证医学国际组织 Cochrane 协作网的定义中，基于 Meta 分析的系统评价，被定义为"最高级别"的临床证据，被认为是制订指南，以及指导临床医生进行诊疗决策的最重要科学依据。Meta 分析，简单来说，就是将来自于已经发表的临床试验数据，通过一定的规范化处理后，合并到一起，然后看看这合并后的结果，与原来的单个研究有什么不同或相同之处。

1. Meta 分析的缘起

既然可以做临床试验，为什么还需要 Meta 分析？作为从循证医学进入中国之初就开始进行 Meta 分析研究的医生和科学家，我们认为以下几个理由是主要的：①大多数临床试验的样本量不够大，样本量小了，其对假说的验证能力就低了，但是大样本临床试验成本很高，把来自于很多个研究者的临床试验通过 Meta 分析合并在一起，可以很快地增加样本量，从而减少达到有效样本量所需的结论的成本；②即使近年来单个试验样本量越来越大，但是越大样本的大型研究，其受到研究者和资助者主观因素的影响也越多，设计可能未必很合理，得到的结论往往良莠不齐，严格遵循国际标准的 Meta 分析，会全面地梳理这些因素，从而为一些争论不休的问题理清思路，这一意义上，Meta 分析具有某种临床试验裁判官的位置；③既然很多临床试验所研究的对象具有某种相似性，为什么不把这些看起来相似的试验的数据合并在一起呢？

对于 20 世纪后半叶的医学统计学家和临床研究者来说,这些理由是强有力的,医学统计学这门统计学的分支学科也似乎为实现这些目的准备好了良好的工具。因此,Meta分析发展并大大兴旺起来。Meta 分析兴起之初,为若干重要临床争论的解决提供了很好的思路,成为当时条件下,划时代的一种临床科学研究工具。很难想象,如果没有 Meta分析初期的成功,1992 年,循证医学的概念是否能被正式提出,以及很快成为统治我们今天临床医学实践的方法论?

2. Meta 分析在方法学上的先天不足

但是,Meta 分析是具有某种先天缺陷的,这一缺陷,从其诞生之初就被人发现,并且如影随形地伴随着它。这就是所谓的"异质性"(heterogeneity)。那么,什么是异质性呢?这个词对于统计专业之外的读者有点拗口,不过把它的反义词拿出来,就有助于理解了,那就是"一致性"(homogeneity),可以直观地理解为临床试验之间所具有的相似性。客观现实首先是:即使临床试验是针对同一类疾病、同种治疗手段而开展的,由于人和人之间具有的差异性,由于试验设计及试验环境的差异性,我们不可能找到绝对相同的两个研究,但研究间可以存在大小不等的相似性。显然,根据 Meta 分析的理论假说和哲学基础,只有当在不同时间、地点或由不同研究者所进行的试验具有相当的相似性时,合并它们才是合理的。为达到这一目的,就必须人为地确定一种分类界限:即从大量研究中找出一些相似研究,并确认它们本质上的相似性,进而将它们和别的、本质上完全不同(差异过大)的研究区分开来。换句话说,如果研究之间具有非常大的差异,就应该认为他们本质上是不同的;异质性指的就是这种存在于研究之间的、根本上的差异性。本质上不同的研究是不应当合并的。不解决异质性问题而进行的任何Meta 分析,都是不科学的。

2.2.2　经典异质性检验:理论与统计学上的缺陷

Meta 分析的先驱者们深知异质性问题是要害所在,从很早的时候起,他们就开始努力去寻找测度异质性的方法。首先是对研究设计相似性进行定性评估。后来又发展出基于统计的定量化的评估方法,此即目前流行的以 Q 和 I^2 为代表的所谓"异质性检验"。然而,这些经典的,已经袭用十余年的"异质性检验"的方法学是有缺陷的[6]。

1. 经典的 Meta 分析的不可靠性:数学证明

在 Meta 分析方法创立的初期,人们就发现,不同的临床试验在数据采集、样本的具体情况方面所具有的差异属性实在是太多了,要证明能够将来自不同研究的数据合并在一起分析在数学上是可接受的(legitimate),并不是那么容易。所以,定义异质性并加以定量评价,一直是循证医学发展过程中在其方法学领域最为重要的问题之一。这一问题,在 Q 统计量和 I^2 统计量相继问世后,似乎得到了解决[7,8]。

Q 统计量用来评价所有研究的两两之间的差异的总和。Q 值越大,则说明所纳入的研究之间存在越大的异质性(即研究之间存在差异);反之,Q 值越小,则说明所纳入的研究之间的差异性越小。但是,Q 值的计算方法中隐含了对研究数目的依赖。这样一来当纳入研究的数量逐渐增大时,Q 值也将"过度膨胀",从而造成假阳性检验结果(即不论研究是否真的来自相似的抽样总体,只要研究数增加,Q 值都会将最终结果判定为"来自于不同总体")。为解决 Q 对研究数量不当依赖的问题，英国循证医学专家希金斯（Higgins J）等提出可通过 Q 的计算公式中减去样本数的修正思路，他们将这一修正方法称之为"I^2 检验"，并认为 I^2 比 Q 更为合理。希金斯将这一方法写成研究论文，并发表于 2003 年的《不列颠医学杂志》（*British Medical Journal*，BMJ）[7]。此后，I^2 迅速被业界接受为异质性度量的标准，被写入了包括 Cochrane 系统评价手册在内的几乎所有循证医学教科书，是如今几乎每一篇 Meta 分析都会用到的方法。

我们新近发表的一项研究[6]，从数学上证明了上述经典方法是不可靠的。我们首先进行理论分析。

Q 的构造如下：

$$Q = \sum_k \widehat{\omega}_k (\mu_k - \widehat{\bar{\mu}}_\omega)^2$$
$$\widehat{\omega}_k = n_k / \sigma_k^2$$

这里，$\bar{\mu}_\omega = \sum \omega_k \mu_k / \sum_k \omega_k$ 表示第 k 个研究的权重，n_k 为第 k 个研究的样本量，并假设所有研究均独立且服从正态分布[8]。

由于 Q 统计量并没有考虑研究数（即自由度 df）对异质性检验带来的影响，Higgins 提出了 I^2 统计量，该统计量并不是检验性统计量，而是一种描述性统计量，它对 Q 做了修正，目的是平衡研究数对 Q 的影响。从 Q 统计量的构造公式中理解这个影响，即公式中 Q 是 n 个研究资料的加权离差平方和（weighted sum of squares of deviations，WSSD），随研究数 n 增加，公式中就多增加了正项。因此，Q 统计量的绝对值增加受到研究数增加的影响，Q 的增加不能完全解释为研究资料之间的异质性增加。I^2 为了克服研究数 n 对 Q 的影响，提出了消去量纲的超额变异来修正 Q。

I^2 统计量构造公式如下：

$$I^2 = \frac{Q - \mathrm{df}}{Q} \times 100\%$$

其中，df 表示自由度，$\mathrm{df} = n - 1$。

虽然 I^2 的提出在一定程度上克服了超额变异带来的假异质性，但是，实际上对 Q 影响更大的是研究的样本量 n_k，因为，在 Q 的构造公式中可以看到权重项 $\widehat{\omega}_k$ 跟第 k 个研究的样本量 n_k 成正比，随着纳入研究的样本量增加，该研究本身提供的离差就增大，Q 值也会变大。

令

$$T = \frac{\mu_k - \widehat{\bar{\mu}}_\omega}{\dfrac{\sigma_k}{\sqrt{n_k}}}$$

则，由前假设研究均服从 $N(\mu_k, \sigma_k^2)$，因此 $T \sim T(n_k - 1) \to N(0, 1)$，$Q$ 统计量可以看做是 k 个 T 统计量的平方和，因此，Q 统计量的构造也可以看成由 k 个 T 统计量的平方和构成，所以每个研究的样本量不能太大，否则 T 值就会快速增大。

为了观察 Q、I^2 与研究的样本数 n_k 的变化规律，我们将采用数值仿真的方法对 I^2 进行验证，以期获得 I^2 的适用范围，即样本量 N 和研究数 n 对 I^2 造成的影响。

2. 数值仿真过程（图2-1）

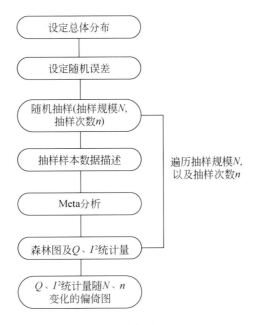

图 2-1　数值仿真流程图

3. 数据集的生成条件

假设所有研究来自一个总体 S，且其服从一个理想的正态分布，即 $S \curvearrowright N(\mu, \sigma^2)$。现在存在 n 个样本 $S_i(i=1, 2, 3 \cdots n)$，均是从总体 S 中的一个随机抽样。并假设 S_i 均独立且服从正态分布，即 $S_i \curvearrowright (\mu_i, \sigma_i^2)$。记所有研究样本之间的差异仅由随机误差 ε 造成，且各个研究独立同分布 $\varepsilon \curvearrowright N(0, \sigma_\varepsilon)$。

则可将 S_i 分布参数表示为如下形式：

$$\mu_i = \mu + E(\varepsilon)$$

$$\sigma_i = \sqrt{\sigma^2 + \sigma_\varepsilon^2}$$

令 $\sigma_\varepsilon \ll \sigma$，有

$$E(S_i) = \mu_i = \mu + 0 = \mu = E(S)$$

$$D(S_i) = \sigma_i^2 = \sqrt{\sigma^2 + \sigma^2{}_\varepsilon} \approx D(S)$$

由上可知，S_i 均是对总体的无偏抽样。因此，该抽样产生的 n 个研究资料是同质的，它们之间不存在异质性。将这 n 个研究资料用固定效应模型的 Meta 分析方法进行合并，计算其 Q 和 I^2 统计量。

4. 分布检验

对随机分布的分布检验采用非参数的 Kolmogorov-Smirnov 检验，检验水平 $\alpha = 0.05$。

5. 计算环境

所有计算均在四川省医学科学院·四川省人民医院的高性能计算平台上进行，计算软件使用 R（version 3.1.1 for Win7 64bit）。

6. 算法与仿真

利用随机数生成方法 RNG（random number generation）中的 Mersenne-Twister（Matsumoto，Nishimura，1998）算法生成随机数据。设定总体参数见表 2-1～表 2-5 列出了从随机数生成到 I^2 模拟计算的 R 代码。

表 2-1　设定总体参数

变量	值	备注
U. total. experiment	100	总体 S 中实验组的均值
D. total. experiment	1	总体 S 中实验组的标准差
U. total. control	10	总体 S 中对照组的均值
D. total. control	1	总体 S 中对照组的标准差
U. error	0	随机误差均值
D. error	0.1	随机误差标准差
N. total	10 000	总体样本量
N. sample	10∶5∶100	每个研究样本量
n. samples	4∶1∶22	研究数
set. seed	102	随机数种子

表 2-2　随机分布生成的算法

Algorithm 1 随机数生成总体 S

Initialization：
　Set　U. total. experiment = 100；D. total. experiment = 1；U. total. control = 10；D. total. control = 1；N. total = 10000；
Iteration：
　1：F. total. experiment = rnorm（n = N. total，mean = U. total. experiment，sd = D. total. experiment）；
　2：F. total. control = rnorm（n = N. total，mean = U. total. control，sd = D. total. control）；
Output：
　Generate Population S；

表 2-3　随机数生成样本 S_i

Algorithm 2 随机数生成样本 S_i

Initialization：
　Set　U. total. experiment = 100；D. total. experiment = 1；U. total. control = 10；D. total. control = 1；U. error = 0；D. error = 0. 1；N. sample = |10,15,20,…,100|；n. samples = |4,5,6,…24|；
Iteration：
　1：F. sample. all. experiment = list（）；
　2：F. sample. all. control = list（）；
　3：F. total. experiment = rnorm（n = N. total，mean = U. total. experiment，sd = D. total. experiment）；
　4：F. total. control = rnorm（n = N. total，mean = U. total. control，sd = D. total. control）；
　5：ram. seed = rnorm（n. samples，U. error，D. error）；
　6：F. sample. all. experiment =
lapply（ram. seed，ramdomfunc，mean. ram = U. total. experiment，sd. ram =

续表

Algorithm 2　随机数生成样本 S_i
sqrt((D. total. experiment^2+D. error^2)));
7:ram. seed=rnorm(n. samples, U. error, D. error);
8:F. sample. all. control=
lapply(ram. seed, ramdomfunc, mean. ram=U. total. control, sd. ram=
sqrt((D. total. control^2+D. error^2)));
9:R. all. mean. experiment=sapply(F. sample. all. experiment, mean);
10:R. all. sd. experiment=sapply(F. sample. all. experiment, sd);
11:R. all. mean. control=sapply(F. sample. all. control, mean);
12:R. all. sd. control=sapply(F. sample. all. control, sd);
Output:
Generate Population Si
Return R. all. mean. experiment, R. all. sd. experiment, R. all. mean. control, R. all. sd. control;

表 2-4　Meta 分析算法

Algorithm 3 meta- analysis
Initialization:
Set　R. all. mean. experiment;R. all. sd. experiment;R. all. mean. control;R. all. sd. control);
Iteration:
1:meta. data<−
data. frame(R. all. mean. experiment, R. all. sd. experiment, R. all. mean. control, R. all. sd. control)
2:meta. model. result<−metacont(n. e=
rep(N. sample, n. samples), mean. e=R. all. mean. experiment, sd. e=R. all. sd. experiment,
n. c=rep(N. sample, n. samples), mean. c=R. all. mean. control, sd. c=R. all. sd. control)
Output:
calculate meta- analysis,
return Q, I2, n. samples, N. sample;

表 2-5　作图

Algorithm 4 I2(n, N)boxplot
Initialization:
Set I2. list, n. samples, N. sample;
Iteration:
1:I2. data. frame=as. data. frame(I2. list);
2:I2. matrix=as. matrix(I2. data. frame);
3:I2. matrix. t=t(I2. matrix)
4:boxplot(I2. matrix. t);
Output:
Hetamap for I2-n, N;

数据仿真的结果表明，生成的总体的分布完全符合正态分布（表2-6，图2-2）。仿真算法可以有效模拟出服从给定分布的随机数，并产生与理论分布吻合的随机数分布 S。实验组 $P=0.37$，对照组 $P=0.88$，且可以随机产生 n 个符合总体分布且带有微小扰动的研究样本 S_i。

表2-6　数据分布仿真结果

分布参数	总体S真值	生成总体S估计值	误差	P
实验组				0.37
μ_e	100	99.99	0.01	
σ_e	1	0.963	0.037	
对照组				0.88
μ_c	10	10.01	0.01	
σ_c	1	1.059	0.059	

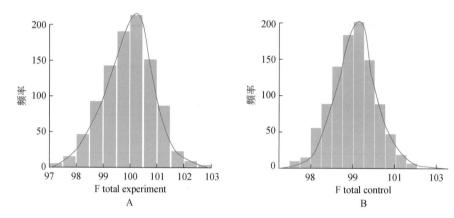

图2-2　总体的试验组和对照组随机分布图：典型的正态分布

A. total experiment，总体试验组；B. total control，总体对照组

采用固定效应模型合并 n 个研究，可以发现 Meta 回归的合并效应（MD）均数差与理论真值高度吻合，且估计 95% CI 窄，说明了固定效应模型的 Meta 回归可以对这 n 组研究进行完美地拟合（图2-3～图2-5）。但是，随着研究数的增加，异质性 I^2 出现了增加趋势，且单调不降。I^2 的这种表现显然是不符合实际的：因为在我们的 Meta-分析中，所有被纳入的研究都是从同一个总体抽样而来的，没有异质性。对此我们的解释为当样本量很少的时候，抽样产生的偏倚加大导致异质性增加；随着样本量增加，抽样偏倚减少，异质性检验效能增加；但是，当样本量继续增加时，样本的均值和方差波动稳定，Q 正比于样本量 n_k，这时出现假异质性。这提示了 Q 和 I^2 敏感的依赖样本量 n_k。

7. Meta 分析森林图

研究数 $n=5$，样本量 $N=100$。

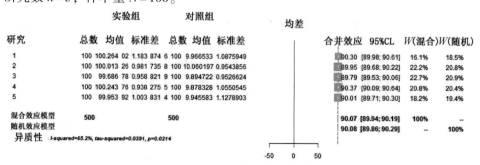

图2-3　Meta 分析森林图（仿真条件为纳入研究数 5，样本量 1000）

合并效应 MD（理论真实 MD=100-10=90）为90.08，$I^2=65.2\%$

研究数 $n = 10$，每个研究的样本量 $N = 200$（每组 100 例）。

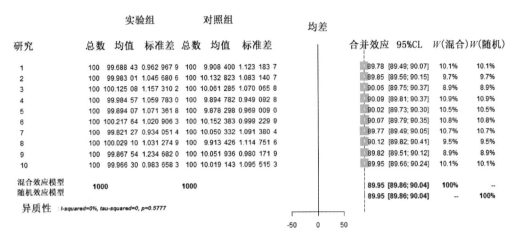

图 2-4　Meta 分析森林图（仿真条件为纳入研究数 10，样本量 2000）

合并效应 MD（理论真实 MD $= 100-10 = 90$）为 89.95，$I^2 = 0$

研究数 $n = 24$，每个研究的样本量 $N = 200$。

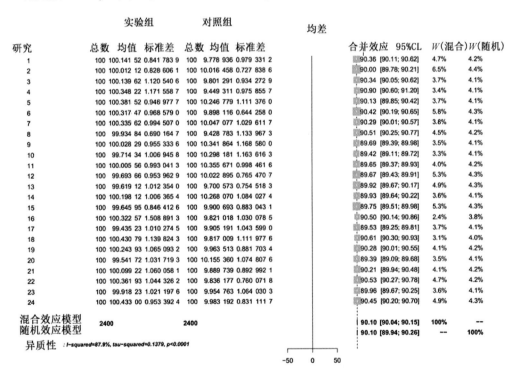

图 2-5　Meta 分析森林图（仿真条件为纳入研究数 24，样本量 2400）

合并效应 MD（理论真实 MD $= 100-10 = 90$）为 90.1，$I^2 = 87.9\%$

进一步，我们知道 Meta 分析是基于二次研究结果的再分析，为了达到克服研究之间的异质性基础上合并研究效应量的目的，Meta 分析技术中异质性分析和效应回归方法都已经成熟。但是，我们知道对于计量资料，Meta分析需要原始研究中报告均数和标准差。不论是采用随机效应模型还是固定效应模型，Meta分析默认所纳入研究必须要服从正态分布的假设，以此才能进行异质性检验。这样问题就产生了，第一，研究中纳入的计量资料如果不服从正态性，则按照统计报告规范应该以中位数和四分位间距报告，这样Meta分析就不能纳入该研究，即使该研究符合文献纳入排除标准且是高质量研究；第二，Meta分析默认所有计量资料必须符合正态性，这个假设在很多时候是不能满足的，这给Meta分析带来了潜在的偏倚，而基本上没有Meta分析的研究会对这样的技术性偏倚进行讨论，虽然这个问题事关Meta分析结果的有效性。利用Q和I^2的异质性检验在检验多个小样本的异质性时具有很好的检验效能，可在大样本和较少的研究个数的异质性检验中表现出低效能，这就提示了Meta分析不能将大样本的研究纳入。这就出现了矛盾，因为Meta分析的出现就是为了将小样本研究的结果进行合并，扩大样本量从而得到更可靠的效应量，这说明了Meta分析在自身方法上存在缺陷。

总之，该研究通过数值仿真证明：当样本数逐渐增大的时候，I^2值将随之增加，其上升趋势单调不降（图2-6）。这意味着只要研究样本量足够大，哪怕是根本不可能存在异质性的、来自同一总体的抽样，仍然会被I^2检验判定为存在有异质性。

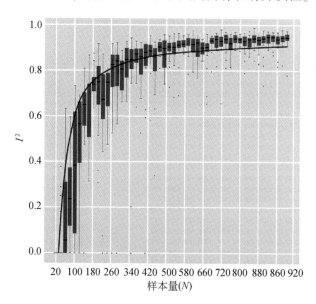

图2-6　I^2值随样本量增加而线性增加

异质性检验本质上是为保障Meta分析的可靠性，使其能够将来自多个临床试验的数据进行合并，扩大样本量从而实现检验假设所必需的效应量。我们的研究从数学上证明，随着研究数量的增加，合并了临床试验并使得样本量增加的Meta分析，其异质性检验的结果完全不可靠。与此同时，具有讽刺意味的是，现代临床试验在面对各种矛盾和似是而非的结论的时候往往乞灵于"更大样本的试验"。这两方面不可调和的矛盾说明了Meta分析在逻辑上不能自洽，其方法学基础存在重大缺陷。

8. 对建立在Meta分析基础之上的循证医学的反思

循证医学的创始人之一萨基特教授（David Sacket）在其名著《循证医学的教学与实

践》（*Evidence-Based Medicine：How to Practice and Teach EBM*）中曾经指出，慎重、准确和明智地应用当前所能获得的最好的研究依据，同时结合医生的个人专业技能和多年临床经验，考虑患者的价值和愿望，将三者完美地结合制订出患者的治疗措施方可称为循证医学[9]。然而，在循证医学向临床推广的发展进程中，由于制订证据分级体系时，过分强调 Meta 分析和大样本 RCT 的作用，使得在实践中，临床研究者和广大的医务人员逐渐把最佳证据理解为：大样本的 RCT 及基于这类研究的 Meta 分析。但随着时间的推移，越来越多的 RCT 和 Meta 分析逐渐显示出各种自相矛盾性，反而使得临床医师无所适从。例如，临床营养学界最近对于两个发表于知名杂志的、结果完全相互矛盾的危重病患者最佳能量和宏量营养素摄入的 RCT，应当如何取舍和解读，就陷入到巨大的争论中[10,11]。

很多时候 RCT 结果的相互矛盾，存在着学术因素之外的影响。即使不考虑这些非学术因素，很多数据来自本身没有问题的临床试验，其假设检验及对数据的解读仍存在着深层次的矛盾和困境。如今我们已经认识到，任何 RCT 都将面对如下的、无法回避的挑战：对最终考察目标可造成实质性影响的因素远远多于人们最初的预想，单纯的随机分组，并不能在数学上保证把每个样本的各个参量都平衡地分配到各个研究组当中。

随机化试图控制的是存在于患者个体间的差异。本质上，个体差异反映的是从基因组到宏观表型的差异。随着对基因组认识的深化，研究者已经发现，影响特定临床表型（如血压、血糖水平、肿瘤类型）的基因数量从几十到数百个不等。例如，与创伤后创面愈合功能密切相关的基因就有 651 个。这还仅仅是从基因组的角度来考虑。进一步考虑在转录、表达水平的影响因素，那么可影响临床结局的分子因素将以数量级增加。

即使假设这些影响因素在人群中的分布都是随机的，即正态分布，这存在于个体间的、数以千万计的影响因素在数学上其实已经构成了有着数以万计维度的超高维空间。现实中的 RCT，能纳入成千个样本的，已经是相当难得的大型研究了。然而，面对上述本质上分布于超高维空间中的个体差异，即使有数以千计的研究对象，也几乎完全不可能做到真正随机分组。此种情形下，对一个 RCT 中发现的存在于组间的临床结局的"显著性"差异，其真实原因有很大可能是完全不可控的偏倚。

综上，可以看出，在今天这样一个充分认识到从基因到临床表型所拥有的巨大差异的时代，在这样一个患者的临床资料每天都在以海量剧增的时代，RCT 这一诞生于半个世纪之前的研究范式，其方法学基础是虚幻的：随机化可平衡个体变异，能够保证的仅仅是每个参加实验的对象均有"同等机会"被分配到试验组和对照组当中，但是不能保证每个影响实验结局的因素都有"均等机会"被分配到两组当中。

2.2.3 引入新方法，建立新一代循证医学的研究范式，重新认识"循证临床实践"

归根结底，无论是 RCT、队列研究，亦或是病例-对照研究，其方法学的哲学本体其实并没有太大差别——观察和收集数据。根据数据，对宏观表型背后的机制做出推断，仅此而已。神秘化、毫无节制地崇拜大样本、前瞻性临床试验，以及基于这些试验的 Meta 分析，恐有落入另一种形式的迷信之嫌。随着新兴的计算技术、新一代统计方法和物理学方法迅猛的发展，以及快速地将其方法论渗透进入临床研究领域，面对复杂的疾病生物现象，应该大胆地承认：第一代循证医学及其背后的、基于18～19世纪古典统计学思想的研究范式，到了应该被扬弃的时候。

我们认为，在已经进入的人工智能和大数据的这样一个时代中，首先需要实事求是地承认：数据，不论是来自于临床试验的前瞻性数据，还是来自于临床日常工作中的回顾性数据，在经过适当的统一化和清理之后，应该具有同等的应用地位。循证医学研究，其理想的新一代方法应当建立在广泛性的原始数据开源基础上。使用数据挖掘和机器学习等方法对上述数据进行深入挖掘，将肯定可以得到很多新知识。

与此同时，我们也深知，大范围的数据开源，或许还需等待一个较长的认同和接受的过程。在这一逐步转变的过程，对于已经经过研究者整理的数据，依然有很大的进行"二次研究"的需求和必要性。我们认为，在这一过渡时期，各个学科应该加强对数据报告规范性的要求，同时引入并开发一些适合于这些数据的模型，也将对证据的整合和生产起到很好的作用。

我们最近进行的一项对危重病患者最佳能量摄入区间的研究中就已经发现，与经典的、基于"专家经验"的Meta分析比较，基于无偏倚聚类的人工智能方法是更为合理的对研究间相似性和异质性进行判断的方法[12]。这意味着，我们将不再依赖于很少的几个统计模型，强行要求数据必须"适合"特定模型，而是反过来，我们将谨慎细致地评估数据类型，选择最适合于数据的模型。换而言之，新一代循证医学，将是"数据驱动，模型适应之"，而非"模型驱动，数据适应之"[13,14]。

针对有关统计学数据报告的规范性和研究重现性问题，我国知名的统计学家谢益辉教授发布了基于R语言的一个工具包（package）[15]。并倡导利用该工具包来撰写动态的统计报告，目的是使研究论文的读者能够重复研究中的统计计算过程，并得到其报告的统计结果。这样的报告范式，可以很好地增加研究结果的可信性，方便发现并避免一些统计方法的使用错误，并有利于后来的研究者对已发表研究的数据进行深入利用和挖掘。

在此基础之上，正如转化医学和整合医学研究哲学所提倡的，我们必须将临床数据与基础研究的数据相互结合，运用适当的手段，开发合适的计算技术，使机制性解释和临床宏观表型之间能够形成结合，早日使临床研究摆脱久已受人诟病的"黑箱模式"。临床研究的前提，是接受疾病的动态发展和充满复杂性的现实，其起点，是认真细致地描述从分子机制到临床过程的各种尺度上的复杂性[16]。不再寄希望于仅仅使用"病死率"、"并发症率"、"住院时间"、"灵敏度"、"特异度"等很少一些统一指标衡量临床干预或诊断措施的成败。针对复杂疾病，一旦机理性和机制性过程能够与临床表型相结合，我们就能发展出疾病特异和患者个体化相结合的、真正管用的临床评估体系。实现上述目标，必须要由临床工作者和基础医学，以及数学、物理学专业人员紧密结合的多学科研究团队来共同完成。

需要强调指出，由循证医学先驱们所开创的临床研究哲学：以证据为基础，结合患者需求，以及考虑卫生经济的可持续发展，依然是有效的。作为新一代的医生和科学家，我们应当勇敢地接过前辈递给我们的接力棒，直面挑战，努力学习，毫不犹豫地跨过学科之间的界限与鸿沟，从而发展出全新一代的循证医学研究范式，我们称之为"循证医学2.0时代"。从1991年，"evidence-based medicine"概念提出到今天（2016年），25年过去了。25年前，没有人能够预见到今日这样一个计算技术和互联网技术快速发展的情形，我们相信，临床医学的一场彻底的革命，也将以我们难以预计的速度到来。解决世界性医疗资源紧缺难题的钥匙，或许也正蕴含于其中。

2.3 概率——学习朴素贝叶斯分布

概率是一种基于事件发生可能性来描述未来趋势的数学工具。其本质就是通过过去已经发生的事情来推断未来事件，并且将这种推断放在一系列的公理化的数学空间当中进行考虑。例如，抛一枚均质硬币，正面向上的可能性多大？概率值是一个 0~1 之间的数字，用来衡量一个事件发生可能性的大小。概率值越接近于 1，事件发生的可能性越大；概率值越接近于 0，事件越不可能发生。天气预报员通常会使用如"明天降雨概率为 70%"这样的术语来对降雨进行预测，这里 70% 或者 0.7 就是下雨的概率。在现实生活中，要么下雨，要么不下雨。用数学来进行描述，就是事件发生的结果要么是 1（下雨），要么是 0（不下雨），但是，由于需要预测的事件尚未发生，我们就只能通过测量类似大气条件的方法得到的前几天下雨的概率。因此，70% 下雨的可能性意味着，在过去有类似天气特征的 10 个例子中，有 7 次在该地区的某个地方下雨。

到目前为止，对于多个因素影响的动力学过程，并没有一种方法能够完全精确模拟。在 18 世纪，当科学家们开始研究三个或者三个以上的物体在空间的运动规律时就发现。对于这些物体的运动轨迹进行描述和预测，需要大量的迭代运算。运算过程中的微小误差在后期会被迅速放大，从而使得物体的运动状态和实际运动结果出现明显偏差。庞加莱、吉布斯等数学家对这一现象的研究表明，这种复杂演化的结果不可能被精确模拟。但是这些运动的内在规律又必然通过一定的表面偶然性表现出来。数学家们用概率来描述这种偶然性。概率从被提出开始，这种模糊与精确之间的关系一直困扰着各种概率现象的研究者。最终，柯尔莫格罗夫等将概率理论公理化，将概率现象转化为在测度空间中发生的几何学问题。让概率论这种基于类比的模糊研究转化为一套逻辑严密的数学体系。

类似现象也大量存在于生物学和医学研究当中。本章将会讲述一种基于概率理论的机器学习算法，即根据概率原则进行分类的朴素贝叶斯算法。朴素贝叶斯算法就是应用先前事件的有关数据来估计未来事件发生的概率。举个例子，朴素贝叶斯的一个常见应用就是根据过去的病案文档中的单词使用的频率来识别新的病案文档。并且对病案文档的描述疾病种类进行预测。

为了让读者更容易地理解贝叶斯分析，本章中一开始会对统计学和概率论的知识进行回顾。即帮助读者重新整理一些概率论的知识。然后再进入贝叶斯分析的学习。

2.3.1 概率基本知识回顾

最早关于概率的思考是有关赌博的。赌徒们总是通过各种带有随机性的游戏来获得更多的利益。在这些游戏当中，赌徒们总是在思考两类问题：

1. 在特定规则下，输赢的概率分别是多少。

这个问题实际上是想推测各种出现情况的总体分布。赌徒们很早就知道，抽三张扑克牌，拿到同样花色（术语叫做同花）的概率比拿到不考虑花色只考虑点数的345（术语叫做杂顺）这样连续的点数要困难。各种排列组合的难易程度的估计有助于赌徒判断自己牌型的好坏。

2. 在已经出现了特定结果的情况下，继续发生特定事件的概率是多少。

例如，某人已经在5局赌博当中胜利了4次，他应该继续赌下去获得更大的战果，还是应该根据现有的局面见好就收。

对于上述第一类问题的思考，可以发现，第一类问题的答案取决于赌博的规则。而第二类问题不但取决于赌博的规则，还取决于你现在已经发生的状态。例如，手气是否足够好，以往的人们在类似的情况下不同选择获得的结局不同。

对于这两类问题的进一步思考最终导致了两种不同的统计学研究范式：前者认为，所有的随机过程的概率分布取决于过程的内部特性。我们把这类统计学研究范式称为古典概率统计学。而对于第二类问题的研究，则带来了另外一个类型的统计学研究——基于贝叶斯方法的统计学。

古典概率通常又称事前概率，是指随机事件中各种可能发生的结果及其出现的次数都可以由演绎或外推法得知，而无需经过任何统计试验即可计算各种可能发生结果的概率。例如，我们抛硬币的时候，如果硬币质地均匀，抛硬币手法规范，那么正面和反面的出现概率就一定是各占50%。哪怕是连续抛出了100次正面，第101次出现正面的概率也还是50%。

而基于贝叶斯方法的统计学则不然，如果我们只观察到了100次抛硬币，哪怕是我们承认硬币没有问题，抛硬币的手法也非常规范，但是连续出现100次正面这一现象本身就足以让我们考虑是否有硬币之外的原因在影响抛硬币的结果。因此，我们再考虑接下来抛硬币的结果的时候，需要引入另外一种被称为"主观概率"的概念。也就是说前面100次的正面让我们必须考虑到一些其他的类似"手气"的因素。

主观概率的引入看起来在数学上不太规范，有一种在问题解决到一半的情况下强行增加条件的感觉。但在实际工作中，很多问题并不会像投硬币一样简单，以至于我们可以对其概率产生的原理进行充分分析。如果我们对某种现象的观测的次数有限，此时的确需要通过已经发生的事情来对未发生的事情进行进一步判断。

古典概率虽然更严谨，但是只适合对那些已经充分掌握了发生机理的随机过程，拥有几乎无限次观测经验的事件进行总结。而如果要通过已知的有限观测结果来预测未发生的事情，则需要引入贝叶斯方法。

2.3.2　理解朴素贝叶斯和分类

朴素贝叶斯算法起源于18世纪数学家托马斯·贝叶斯（Thomas Bayes）的工作，贝叶斯发明了用于描述事件在已知的一系列事件发生的情况下发生的概率，以及如何根据各种增加的附加信息修正概率的基本数学原理（现称为贝叶斯方法）。

利用贝叶斯算法可以通过已知条件来预测未知发生的事情。如果把已知条件理解为贝叶斯的先验概率分布，需要预测的结局看成是一种分类结果。那么利用贝叶斯算法对样本进行分类就被称为贝叶斯分类。朴素贝叶斯分类器（naive Bayes classifier）是一种简单有效的常用分类算法。

分类问题本质上都是构造某种映射规则，即通过已经发生的变量建立一个映射函数来预测未知变量。一般情况下的分类问题缺少足够的信息来构造100%正确的映射规则，而是通过对经验数据的学习从而实现一定概率意义上正确的分类，因此所训练出的分类器并不一定能将每个待分类项准确映射到其分类，分类器的质量与分类器构造方法、待分类数据的特性及训练样本数量等诸多因素有关。例如，医生对患者进行诊断就是一个典型的分类过程，任何一个医生都无法直接看到患者的病情，只能根据观察患者表现出的症状和各种化验检测数据来推断病情，这时医生就好比一个分类器，而这个医生诊断的准确率，与他当初受到的教育方式（构造方法）、患者的症状是否突出（待分类数据的特性），以及医生的经验多少（训练样本数量）都有密切关系。

基于贝叶斯方法的分类器是利用训练数据并根据特征的取值来计算每个类别被观察到的概率。当分类器之后被应用到无标签数据时，分类器就会根据观测到的概率来预测新的特征最有可能属于哪个类。这是简单的想法，但根据这种想法就产生了一种方法，这种方法得到的结果与很多复杂算法得到的结果是等价的。贝叶斯分类器已用于以下方面：

1. 文本分类，如垃圾邮件过滤、作者识别和主题分类等。
2. 在计算机网络中进行入侵检测或者异常检测。
3. 根据一组观察到的症状，诊断身体状况。

通常情况下，贝叶斯分类器最适用于解决这样一类问题：在这类问题中，为了估计一个结果的概率，从众多属性中提取的信息应该被同时考虑。尽管很多算法忽略了具有弱影响的一些特征，但是贝叶斯方法利用了所有可以获得的证据来巧妙地修正预测。如果有大量特征产生的影响较小，但将它们放在一起，它们的组合影响可能会相当大。

2.3.3　贝叶斯定理

在进入朴素贝叶斯算法学习之前，介绍一些贝叶斯方法中经常用到的概念。用一句话概括，贝叶斯概率理论植根于这样一个思想，即一个事件的似然估计应建立在手中已有证据的基础上。事件（event）就是可能的结果，如晴天和阴天、抛掷一枚硬币得到的正面或者反面、垃圾电子邮件和非垃圾电子邮件等。试验（trial）就是事件发生一次的机会，如某天的天气、抛掷一枚硬币、一封电子邮件等。

贝叶斯分类的基础是贝叶斯定理，这个定理解决了现实生活里经常遇到的问题：已知某条件概率，如何得到两个事件交换后的概率，也就是在已知 $P(A \mid B)$ 的情况下如何求得 $P(B \mid A)$。这里先解释什么是条件概率。

$P(A \mid B)$ 表示事件 B 已经发生的前提下，事件 A 发生的概率，叫做事件 B 发生下事件 A 的条件概率。其基本求解公式为

$$P(A \mid B) = \frac{P(AB)}{P(B)}$$

这个公式是贝叶斯分布的最基本也是最好理解的公式。例如，我们想知道被医学检验

结果诊断为阳性（事件 B）的条件下，某人真的是某种疾病（事件 A）的概率。就需要考虑所有诊断为阳性的人当中，的确是某疾病的人有多少。而这个比例实际上就是所有诊断为阳性并且的确是某疾病的概率和所有诊断为阳性的人之比。所有诊断为阳性，且的确是某种疾病的人，则可以理解为诊断阳性（B）和患病（A）同时发生表示为 $P(AB)$。

更进一步，两件事情同时发生的概率 $P(AB)$，实际上等于某一件事情独立发生的概率（$P(A)$）和在 A 发生的情况下 B 发生的概率（$P(B|A)$）的乘积，因此，贝叶斯定理是关于条件概率的定理，其公式如下：

$$P(A|B) = \frac{P(B|A)P(A)}{P(B)}$$

公式中 $P(A|B)$ 是已知 B 发生后 A 的条件概率，也由于得自 B 的取值而被称作 A 的后验概率。

$P(A)$ 是 A 的先验概率或边缘概率（prior probability），代表着我们想考察事件在自然界中的一般分布。

$P(B)$ 是 B 的先验概率或边缘概率，又称为标准化常量（normalized constant），代表着已经知道的条件 B 在自然界当中的一般分布。

$P(B|A)$ 是已知 A 发生后 B 的条件概率，叫做似然函数（likelihood），也由于得自 A 的取值而被称作 B 的后验概率，代表在已经发生的各种情况中，我们想考察的事件 A 是否经常伴随着条件 B 出现。

必须指出，即使事件 A 经常伴随着条件 B 出现，也不能说明条件 B 的出现一定意味着 A 会出现。因为如果条件 B 是一种非常常见的现象，那么条件 B 出现与否和 A 事件发生的关系也不会太大，因此可以将 $P(B|A)/P(B)$ 理解为调整因子，也被称为标准化似然度（standardised likelihood）。此时公式可以变为

$$P(A|B) = \frac{P(B|A)}{P(B)} \times P(A)$$

通过上述的推导可以看出，如果我们想考虑条件 B 发生之后事件 A 会发生的概率，可以通过观察以前每次事件 A 发生的时候 B 伴随的概率，以及估计 B 和 A 发生的独立概率来对上述问题进行判断。

贝叶斯推断中有几个关键的概念需要说明下：

（1）先验概率：是一种分布，可以理解为一般条件下我们认为某件事情是不是经常发生。

（2）似然函数：是对某件事发生的可能性的判断，与条件概率正好相反。似然函数是给定某一参数值，求某一结果的可能性。可以理解为以前长期观察得到的两者相关概率。例如，概率是抛一枚匀质硬币，抛 10 次，问 6 次正面向上的可能性多大？而似然函数是问抛一枚硬币，抛 10 次，结果 6 次正面向上，问其是匀质的可能性多大？

（3）调整因子：是似然函数与先验概率的比值，这个比值相当于一个权重，用来调整后验概率的值，使后验概率更接近于真实概率。

贝叶斯定理之所以有用，是因为我们在生活中经常遇到这种情况：可以很容易通过对以往的事情观测直接得出 $P(A|B)$，而 $P(B|A)$ 则很难直接得出，但我们更关心 $P(B|A)$，贝叶斯定理就为我们打通从 $P(A|B)$ 获得 $P(B|A)$ 的道路。贝叶斯推断可

以理解为通过先验概率和调整因子来获得后验概率。

$$后验概率 = 先验概率 \times 调整因子$$

举个例子：某青年在参加单位组织的体检时，被检出 HIV 呈阳性。这自然会让此人感到极度震惊。

假设整个人群感染 HIV 的概率是 0.08%。这家医院使用的检测方法正确率是 99%（也就是对已经确诊携带 HIV 病毒的患者检测出阳性的概率是 99%（true positive rate），对没有携带 HIV 病毒的人检测呈阴性的概率也是 99%（true negative rate）。那么我们用贝叶斯定理可以计算出某人的患病概率。假设 A 表示携带 HIV 病毒事件，B 表示检测结果呈阳性事件，那么要求解的就是在检测结果呈阳性的情况下的真实患病概率，即 $P(A \mid B)$。$P(A)$ 表示患病概率，在这个例子里是 0.08%。$P(B \mid A)$ 表示一个人已确诊患病，检测呈阳性的概率是多少，从例子里知道 $P(B \mid A) = 99\%$。$P(B)$ 表示随机一个人被检测呈阳性的概率，这包括两部分的数据，一部分是患病且被检测呈阳性的概率，它的数值是 0.08%×99%，另一部分没患病但被检测呈阳性的概率，它的数值是（1−0.08%）×（1−99%）。根据贝叶斯定理：

$$P(A \mid B) = \frac{0.08\% \times 99\%}{0.08\% \times 99\% + (1 - 0.08\%) \times (1 - 99\%)} = 7.34\%$$

从中可以看出，如果人群中 HIV 感染率很低，那么即使是用一种正确率为 99% 的方法来检测，此人感染了 HIV 的概率也并不高。

而感染概率并不高的原因则是因为我们假设的人群中 HIV 感染 AIDS 的概率仅仅为 0.08%。如果假设此人属于某个感染率为 10% 的高危群体，那么此时此人感染的概率就会高达 91%。读者不妨根据上面的公式自己计算。

同样原理，如果此人为了确诊自己是否真的患病，用同样方法再检测了一次，依然是阳性，那么根据上面的公式：

$$P(A \mid B) = \frac{P(B \mid A) \times P(A)}{P(B)} = \frac{0.08\% \times 99.99\%}{(0.08\% \times 99.99\%) + (1 - 0.08\%) \times 0.0001} = 88.9\%$$

可以看出，不做任何其他调查，如果再一次检验同样也是阳性，那么该人感染了 HIV 的可能性则会急剧上升到 88.9%。因此在临床上我们也经常会看到，对于某些重大疾病的诊断和确诊，增加一次检测，就可以得到准确得多的结果。而通过问诊、查体等一般性的活动，采集一些不能确诊的病案信息，对于最后的确诊也大有好处。

2.3.4　朴素贝叶斯算法

朴素贝叶斯（Naive Bayes，NB）算法是描述应用贝叶斯定理进行分类的一个简单应用。它的思想基础是这样的：对于给出的待分类项，求解在此项出现的条件下各个类别出现的概率，哪个最大，就认为此待分类项属于哪个类别。通俗来说，可以举这样一个例子：你在校医院的门诊看到一个学生有点发热，一般状况尚可。此时在不做其他临床检测的情况下判断该学生最有可能是什么疾病。作为一名有一定临床经验的医生，你十有八九会猜是普通感冒。为什么呢？因为常识告诉我们，到校医院来看病的患者最常见的就是普通感冒。当然患者也有可能是流感甚至肿瘤，但在没有其他可用信息下，我们会选择条件概率最大的类别，这就是朴素贝叶斯的思想基础。

特别的是，朴素贝叶斯假设数据集的所有特征都具有相同的重要性和独立性，而在大多数的实际应用中，这些假设是鲜有成立的。然而，在大多数情况下，当违背这些假设时，朴素贝叶斯依然可以很好地应用，甚至在极端事件中，特征之间具有很强的依赖性，朴素贝叶斯也可以用。由于该算法的通用性和准确性，适用于很多类型的条件，所以在分类学习任务中，朴素贝叶斯算法往往是很强大的，排在候选算法的第一位。

利用贝叶斯原理，当连续的几个独立变量出现在一个患者身上的时候，贝叶斯算法能够帮助我们以相对简单的方法获得患者的重要患病概率。

连续朴素贝叶斯分类的定义如下：

1. 设 $X=\{a_1, a_2, \cdots, a_m\}$ 为一个待分类项目，而每个 a 为 X 的一个特征属性值。可以把 X 理解为一个新的患者，我们已经采集到了他的身高、职业、年龄等各种不相关的临床参数。

2. 有分类集合 $C=\{y_1, y_2, \cdots, y_n\}$，这个分类集合可以看成患者需要诊断的临床结局，如可以假定 y_1=感冒，y_2=脑震荡。

3. 计算先验概率：$P(y_1 \mid x)$，$P(y_2 \mid x)$，$\cdots$，$P(y_n \mid x)$，也就是各种参数在该患者身上的发生概率。也就是条件概率。

4. 如果 $P(y_k \mid x) = \max\{P(y_1 \mid x), P(y_2 \mid x), \cdots, P(y_n \mid x)\}$，则 $x \in y_k$。

要计算第三步的条件概率，可以通过建立一些已经知道分类情况的样本来形成训练样本集。然后根据公式：

$$P(y_i \mid x) = \frac{P(x \mid y_i) P(y_i)}{P(x)}$$

来计算条件概率。在这个公式里面 P_x 是发病率，对于所有类别都是常数，所以只需要将分子设法最大化即可。又因为各特征属性是条件独立的。所以有

$$P(x \mid y_i) P(y_i) = P(a_1 \mid y_i) P(a_2 \mid y_i) \cdots P(a_m \mid y_i) P(y_i) = P(y_i) \prod_{j=1}^{m} P(a_j \mid y_i)$$

也就是说，只需要把特定临床结局下各症状的概率用连乘乘起来，再乘以该特定临床结局的先验分布，就可以获得在特定一系列症状下该临床结局的概率。

可以用下面的一个病情预测的实例：

通过历史数据已知几类疾病的病症及患病人职业。那么如果新来的一位打喷嚏的建筑工人，如何通过贝叶斯算法通过历史数据来预测这位打喷嚏的建筑工人患感冒的概率呢？表2-7是6个历史病例的数据。

根据疾病的种类，分别对不同病症和不同职业患病的频率进行统计。表2-8和表2-9分别是不同症状与对应疾病发生的频率，以及不同职业与所对应疾病发生的频率。

表 2-7　症状、职业与疾病对应关系

症状	职业	疾病
打喷嚏	护士	感冒
打喷嚏	农夫	过敏
头痛	建筑工人	脑震荡
头痛	建筑工人	感冒
打喷嚏	教师	感冒
头痛	教师	脑震荡

表 2-8　不同症状与对应疾病发生的频率

	感冒	过敏	脑震荡	合计
打喷嚏	2	1	0	3
头痛	1	0	2	3
合计	3	1	2	6

表 2-9　不同职业与所对应疾病发生的频率

	感冒	过敏	脑震荡	合计
护士	1	0	0	1
农夫	0	1	0	1
建筑工人	1	0	1	2
教师	1	0	1	2
合计	3	1	2	6

根据两个概率表分布计算出贝叶斯算法中所需的概率值，这里已知每种疾病的概率，不同职业和不同症状的概率（表 2-10），以及患感冒后打喷嚏和职业为建筑工人的概率（表 2-11）。

表 2-10　每种疾病的概率，不同职业和不同症状的概率

	感冒	过敏	脑震荡	合计
打喷嚏	0.67	1.00	0.00	0.5
头痛	0.33	0.00	1.00	0.5
合计	0.5	0.17	0.33	

表 2-11　患感冒后打喷嚏和职业为建筑工人的概率

	感冒	过敏	脑震荡	合计
护士	0.33	0.00	0.00	0.17
农夫	0.00	1.00	0.00	0.17
建筑工人	0.33	0.00	0.50	0.33
教师	0.33	0.00	0.50	0.33
合计	0.50	0.17	0.33	

我们将贝叶斯公式应用到疾病预测中：

$P(A) = P(感冒) = 0.5$

$P(B) = P(打喷嚏) = 0.5$

$P(C) = P(建筑工人) = 0.33$

$P(B \mid A) = P(打喷嚏 \mid 感冒) = 0.67$

$P(C \mid A) = P(建筑工人 \mid 感冒) = 0.33$

求：
$$P(感冒 \mid 打喷嚏 \times 建筑工人) = \frac{P(打喷嚏 \mid 感冒) \times P(建筑工人 \mid 感冒) \times P(感冒)}{P(打喷嚏) \times P(建筑工人)}$$
$$= \frac{0.67 \times 0.33 \times 0.5}{0.5 \times 0.33} = 0.67$$

综上，对于多个影响因素下的朴素贝叶斯分类情况，本质上就是计算先验概率分布情况下，把各种观测到的数据用来计算似然比。然后计算各观测到的数据发生的情况下，属于特定决策分类的后验概率。这个计算可以通过以下流程计算：

（1）估计每个分类的先验概率。

这一步是整个贝叶斯分类过程中，最为灵活的一部。在判断疾病的时候，可以用疾病的发病率来作为先验概率。有时候如果没有先验概率的数据，比如找出一封邮件是否是垃圾邮件，我们无法预知垃圾邮件的占比。可以直接用0.5也即垃圾邮件和非垃圾邮件概率相等作为先验概率。

（2）通过贝叶斯分布计算后验概率：也就是

$$\hat{P}(Y = k \mid X_1, \cdots, X_P) = \frac{\pi(Y = k) \prod_{j=1}^{P} P(X_j \mid Y = k)}{\sum_{k=1}^{K} \pi(Y = k) \prod_{j=1}^{P} P(X_j \mid Y = k)}$$

来计算当各种属性确定之后属于特定分类 Y 的概率。

式中，$Y = k$，表示特定样本 Y 属于第 K 类；$X_1, \cdots, X_p$ 表示每个样本的观察值；$\pi(Y = K)$ 表示分类信息 K 的先验概率。

（3）如此可以计算出每一个样本属于每一个分类的概率，并且将样本归于可能性最大的分类。

2.3.5　基于贝叶斯算法的花朵分类判断

MATLAB 对于贝叶斯分析属于 MATLAB 判别统计分析的一部分。

第一步，收集数据

为了使用贝叶斯分类器来对生物数据分类，采用最经典的生物学数据集 Iris 来考察贝叶斯分析如何对不同性状的生物进行分类，该数据集可以在 MATLAB 自带的工具包中找到，也可以在维基百科上下载。Iris 数据集是 1936 年由 Fisher 通过测量鸢尾花的性状特征的是一类多重变量分析的数据集。数据集总共有 5 个变量，前面四个变量分别为花萼长度、花萼宽度、花瓣长度、花瓣宽度 4 个属性，最后一个变量说明花朵来自：山鸢尾（*Setosa*），杂色鸢尾（*Versicolour*）和弗吉尼亚鸢尾（*Virginica*）三个种类中的哪一类。在默认模式下安装的 MATLAB 可以通过在命令行直接输入 load fisheriris 命令获得：

```
load fisheriris
```

数据集总共有两组数据，一组命名为 meas，分别是花朵属性，另外一组命名为 species，是 cell 类型的变量，用文字说明每组鸢尾花的归属。总共有 150 组数据。三种鸢尾花每种测量了 50 朵。运行结束之后可以看到 workspace 窗口当中多出这两个变量：

Workspace	
Name ▲	Value
meas	150x4 double
{} species	150x1 cell

第二步，探索和准备数据

构建分类器的第一步涉及原始数据的分析和处理。作为一种成熟的分析的数据集，首先需要对数据分布进行了解。MATLAB 有很多可以对数据分布进行观测的函数或者工具包。例如，可以在命令行输入 plot matrix：

```
Plot matrix
```

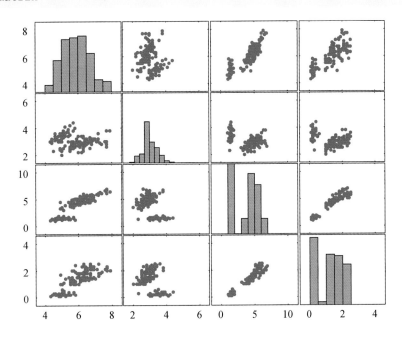

　　此时获得的图形表示变量 meas 当中四列数据相互之间的关系，如第一行第二列的数据表示的就是 meas 当中花萼长度和花萼宽度之间的关系。从数据的分布来看，相关性并不算太强。而第一行第三列表示的则是花萼宽度和花瓣长度之间的关系，点呈线状分布表明这两个变量之间的关系相对较为密切。整个图上对角线上的小图表示每个变量的分布频率。从中可以看出花萼的长度和宽度基本符合正态分布，而花瓣的长度和宽度则不符合正态分布。

第三步，基于数据对模型进行训练

　　MATLAB 有多种统计学模型的训练方法。但是总体上说，所有的统计学模型的训练都可以分为两个步骤：训练和预测。具体到贝叶斯判别分析，这两个部分的解释如下。

　　（1）训练：利用已有的数据，估计出基于贝叶斯分布的概率分布参数。

　　（2）预测：在新的数据加入之后，根据上述估计出的分布概率参数，计算出新样本属于某一个类别的先验概率。对于判别分析来说则可以计算出新来的样本属于哪一类分类的概率。随着条件分布的不断改变，标本属于特定分类的概率也会不断改变。

　　在 MATLAB 命令行中输入如下代码：

```
load fisheriris
X=meas
Y=species;
Mdl=fitcnb(X,Y,'ClassNames',{'setosa','versicolor','virginica'})
```

　　可以对数据集进行贝叶斯判断建模，建模生成的 Mdl 是一个分类对象，这个对象的属性如下：

```
Mdl =
   ClassificationNaiveBaves
           PredictorNames:{'x1''x2'}
             ResponseName:'Y'
     CategoricalPredictors:[]
               ClassNames:{'setosa''versicolor''virginica'}
           ScoreTransform:'none'
          NumObservations:150
        DistributionNames:{'normal''normal'}
   DistributionParameters:{3x2 cell}
```

　　MATLAB 是一种面向对象的编程语言，获得的变量 Mdl 就是一个贝叶斯模型分类对象（Classification Naive Bayes Object），这个对象有很多属性。例如，属性 Predictior Names 属性代表用于建模的变量名字，而 Distribution Parameters 代表的是每分类花朵的两个变量的平均值和样本标准差。利用 Mdl. Distribution Parameters Mdl. Class Names 这样在对象后面加点的方法可以引出这些对象的属性值。而输入 method（cassification Naive Bayes）则可以查看对上述对象可以使用何种方法进行处理。利用 Mdl 对象，可以对整个贝叶斯分类器的数据分布进行估计。

　　在默认情况下，朴素贝叶斯分类模型会认为模型当中的每个分类都是正态分布。每个分布都有一个平均值和样本标准差。可以在 Mdl 对象的 DistributionParameters 属性当中获得这些分布值，如可以用：

```
Mdl.DistributionParameters{1,2}
ans =
    3.4280
    0.3791
```

　　来引入第一个分类第二个变量的分布，也就是说"setosa"的分类的变量的花萼宽度平均值是 3.428，标准差是 0.379。根据统计学知识可以知道，如果知道了一个正态分布变量的均质和标准差，实际上也就知道了这个变量的分布规律，甚至可以估计出特定长度的花蕊属于这个分布的百分比。因此根据该变量的分布知道了特定变量的分布，实际上就获得了贝叶斯原理非常重要的概率似然率：$P(h \mid D)$。

　　Mdl1 是一个对象，这个对象叫做分类对象。用 methods（"ClassificationNaiveBayes"）来查看这个对象可以使用各种方法：

```
methods("ClassificationNaiveBayes")
Methods for class ClassificationNaiveBayes:
compact  crossval  logP  margin  resubEdgeresubMargin  compareHoldout
edge  loss  predict  resubLoss  resubPredict
```

　　其中 resubPredict 方法可以用分类器来对数据进行分类。例如，我们用：

```
Ypredict=resubPredict(Mdl);
Ypredict
```

　　就可以获得在上述模型判别下面所有的 Y 分类变量数值。更进一步，如果用：

```
[label,Posterior,Cost]=resubPredict(Mdl)
```

　　语句，就可以获得整个模型的分类标记，后验概率，和期望的错误分类代价数值，如果输入：

```
>>Cost(52,:)
ans =
    1.0000    0.0571    0.9429
```

　　这就表示第 52 个样本属于 *Setosa* 错误的可能性是 100%，属于 *Versicolor* 错误的可能是 0.05%，属于 *Virginca* 错误的可能是 94%，很明显，这个样本最可能属于 *Versicolor*，但是也有一定可能属于 *Virginca*。利用类似的方法，不但可以对样本进行分类预测，还可以给出每一类预测犯错误或者正确的概率。

　　甚至可以对整个模型数据分布进行预测。模型数据分布进行估计，输入以下语句：

```
figure
gscatter(X(:,1),X(:,2),Y);
h=gca;
xylim=[h.XLim h.YLim];% 找出作图 X 轴和 Y 轴的合理最大值
hold on
Params=cell2mat(Mdl.DistributionParameters);
Mu=Params(2*(1:3)-1,1:2);%Extract the means
Sigma=zeros(2,2,3);
for j=1:3
    Sigma(:,:,j)=diag(Params(2*j,:));%Extract the standard deviations
    ezcontour(@(x1,x2)mvnpdf([x1,x2],Mu(j,:),Sigma(:,:,j)),...
        xylim+0.5*[-1,1,-1,1])...
        %Draw contours for the multivariate normal distributions
end
title('Naive Bayes Classifier -- Fisher''s Iris Data')
xlabel('Petal Length(cm)')
ylabel('Petal Width(cm)')
hold off
```

可以获得贝叶斯分布当中每一类变量的置信区间。

从图 2-7 可以看出，不同种类的鸢尾花，其花瓣长度和宽度分布各不相同，其中 *Versicolor* 和 *Virginica* 的花瓣长宽分布有重叠，而 *Setosa* 的分布自成一体。椭圆形勾勒出的是假设长度和宽度都呈正态分布的时候的 95% 的置信区间。一朵未知的花，它的花瓣长宽分别为 1.5、0.5cm，从图上可以看出，它有 90% 以上的可能属于 *Setosa* 区间。完成朴素贝叶斯分类学习之后，就可以利用上面这幅图的分布情况对未知的特定样本分类进行预判。

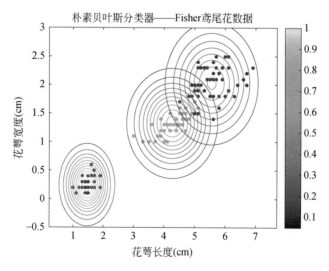

图 2-7　鸢尾花花萼长–宽分布置信区间

2.3.6　评估模型性能

为了评估分类器的效能，正常的做法是采集一些新的鸢尾花样本来测试模型能否正确分类。不过这样做往往会增加实验成本，甚至有时候对于一些采集较难的数据，完全不可能新增数据，这是就需要用一种叫做交叉验证（cross validation）的方法来处理数据。

交叉验证是一种能够对模型分类效果进行测试的方法。其思想就是将大部分数据作为训练集进行建模，然后看剩余数据是否符合模型。例如，10 折交叉验证（10- fold cross validation），将数据集分成 10 份，轮流将其中 9 份做训练，1 份做验证，10 次的结果的均值作为对算法精度的估计。如果每次建模获得的结果都可以对剩下的 1 份归属做精确验证。那么我们就有理由相信这个模型的分类方法是靠谱的。

可以用如下的方法检验交叉验证的结果：

```
CVMdl=crossval(Mdl);
Loss=kfoldLoss(CVMdl)
Loss =
0.0467
```

从中可以看出，利用了交叉验证之后，总共有占比为 0.0467 的样本发生了分类错误。最后，为了看出哪些部分的样本分类发生错误，可以用：

```
P=kfoldMargin(CVMdl);
stem(P);
```

来观察验证的结果。其中 stem（P）表示对交叉验证的结果进行作图（图 2-8），可以看出，在 150 个样本当中，大部分的样本可以获得较为良好的分类结果（可靠性接近 100%），但是也有少数样本无法通过交叉验证。对于这些样本的识别，基于贝叶斯分类的判断结果可能出错。

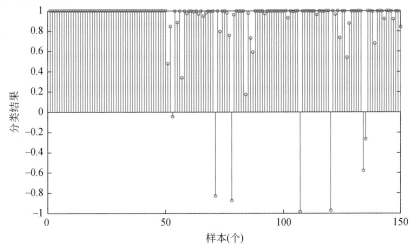

图 2-8　交叉验证的结果

还可以使用下面的语句来观察交叉验证的结果：

```
isLabels1=kfoldPredict(CVMdl);
ConfusionMat1=confusionmat(Y,isLabels1)
>> ConfusionMat1
```

```
ConfusionMat1 =
    50     0     0
     0    47     3
     4    46
```

由此可以看出，有 7 个样本交叉验证结果和原始分类的结果不一样。

2.3.7　提升模型性能

贝叶斯分析是基于先验概率分布来判断后验概率分布的一种方法，甚至可以用下面的公式来描述贝叶斯分布的基本特征：

$$后验概率 = 标准似然度 \times 先验概率$$

从 2.3.3 节有关 HIV 感染概率的例子可以看出，先验概率对于后验概率的计算结果至关重要。换句话说，如果要正确判断出一组数据是否属于特定的鸢尾花种类，三种特定鸢尾花的基本分布也就非常重要。在我们先前的分析当中，可以通过语句来查看模型的先验概率分布：

```
Mdl.ClassNames
Mdl.Prior
ans =
'setosa'
'versicolor'
'virginica'
ans =
    0.3333    0.3333    0.3333
```

可以看出，在进行贝叶斯建模的时候，模型 Mdl 的先验概率分布实际上就是三种花在样本中的分布，各占 1/3。然而，在现实生活中，很可能三种花的分布并不相等。例如，可以假设 *Virginica* 鸢尾花在中国就非常少见，如果我们在中国找到一株鲜花样本，那么先验概率就确定了这株花是 *Virginica* 鸢尾花的概率会降低。在建立上述模型的时候，可以通过：

```
prior=[0.5 0.4 0.1];
Mdlnew=fitcnb(X,Y,'Prior',prior)
```

来对建立好模型的鸢尾花进行赋值。然后可以通过下面的语句分别对模型进行交叉验证：

```
defaultCVMdl=crossval(Mdlnew);
defaultLoss=kfoldLoss(defaultCVMdl)
CVMdl=crossval(Mdl);
Loss=kfoldLoss(CVMdl)
```

最后获得结果：

```
defaultLoss=
    0.0533
Loss=
    0.0467
```

可以看出先验概率的改变可以让交叉验证的训练结果发生改变。

要点：由于交叉验证每次是随机抽出一些数据来进行验证，因此每次运行的结果可能和笔者展示的结果不一样。可以在 crossvalidation 之前先用 rng（1）来使结果可以重复。

2.3.8 总结

贝叶斯分类是所有分类算法中最直观、最基础的算法，这种算法本质上是通过已经发生的事件来对未发生的事件进行预测。而当我们把已发生的事件当成人工智能的训练集的时候，根据训练集中的数据分布就有可能对未知样本进行判别。贝叶斯算法不但可以对未知样本的类别进行归类，还可以通过简单的计算给出特定样本属于未知类别的概率，甚至给出样本的每一个特征对于判别的贡献，因此，这种算法有助于人类对于样本的各种数据分布的理解。

参 考 文 献

[1] 吴喜之. 复杂数据统计方法-基于 R 的应用. 北京：中国人民大学出版社，2012：1.

[2] 吴喜之. 复杂数据统计方法-基于 R 的应用. 北京：中国人民大学出版社，2012：32.

[3] Lehmann EL. Fisher, Neyman and the Creation of Classical Statistics. New York：Springer, 2011.

[4] Stigler SM. The History of Statistics. Cambridge：The Belknap Press of Harvard University Press, 1986.

[5] 皮特·朗洪. 循证医学：世界为什么需要循证医学. 三思科学杂志，2005：1-3.

[6] Li SJ, Jiang H, Yang H, et al. The dilemma of heterogeneity tests in Meta-analysis：a challenge from a simulation study. PLOS ONE, 10（5）：e0127538.

[7] Higgins J, Thompson S, Deeks J, et al. Measuring inconsistency in meta- analysis. BMJ, 2003, 327：557-560.

[8] Borenstein M. Fixed- Effectversus Random- Effects Models. 见：Borenstein M, et al. Introduction to Meta-Analysis. U. S.：John Wiley & Sons, Ltd, 2009：79-94.

[9] Sackett DL. Introduction//Sackett DL. Evidence-based Medicine：How to Practice and Teach EBM. London：Churchill Livingstone, 2000：1, 2.

[10] Heidegger CP, Berger, MM, Graf S, et al. Optimisation of energy provision with supplemental parenteral nutrition in critically ill patients：a randomised controlled clinical trial. Lancet, 2013, 281（9864）：385-393.

［11］ Casaer MP, Wilmer A, Hermans G, et al. Role of disease and macronutrient dose in the randomized controlled EPaNIC trial: a post hoc analysis. Am J Respir Crit Care Med, 2013, 187 (3): 247-255.

［12］ 江华. 能量摄入模式与危重症患者死亡风险的相关性. 北京: 中华医学会第九届全国肠外与肠内营养学学术会议, 2015.

［13］ 杨浩, 江华, 彭谨, 等. R 与医学统计的未来. 兰州大学学报 (医学版), 2014, 40 (4): 93-97.

［14］ 吴喜之. 复杂数据统计方法–基于 R 的应用. 北京: 中国人民大学出版社, 2013: 7.

［15］ Xie YH. Knitr: A general- purpose package for dynamic report generation in R. 2015. http: //cran. r-project. org/web/packages/knitr/index. html ［2015-5-20］.

［16］ 江华, 杨浩, 曾俊, 等. 分析肿瘤学. 肿瘤代谢与营养电子杂志, 2015, 2 (2): 26-30.

第三章　医学科学研究的哲学：从解剖学到系统生物学的演进

江华，杨浩，周志远，彭谨，周舜泰

3.1　医学研究哲学：对疾病的认识及临床医学研究的缘起

临床医学的历史，本质上是一门医学研究及其成果应用于实践的历史。其背后隐含的是人们认识疾病的哲学。关于这一主题的文献可谓汗牛充栋，其中不乏佳作，论述角度也根据作者对"临床医学作为一门科学"这一问题认识的不同而各有不同。虽然由于文献背景和出发点的差别，对不同医学人物的历史地位的评价并不一致，但有一点是相同的：一部临床医学史就是一部科学方法进入临床实践的历史，同时也是医学从玄学到科学的启蒙史，理性化最终造就了今天的医学。然而，这种观点是不全面的。科学首先是一种人类活动，科学事实虽然中立，但发现的历史却处于观念更迭的恒常运动中。若前后未有继承，则如何解释横空出世般涌现的全新观念将成为问题。更重要的是，当历史被简化为由一些英雄人物创造时，当历史成为非此即彼的二元对立时，我们失去的将不仅仅是对真实的把握，科学精神本身所要求的不断追索和探求也将不复存在。

毫无疑问，要回答医学怎样成为一门科学，就必须先定义"疾病"及"疾病体系"。在定义疾病之前，首先必须对疾病的本体进行认识，并归纳其基本属性，进而建立体系–疾病的分类学。正如法国著名的思想家米歇尔·福柯（Michael Foucault）所说："分类医学这种医学思想形式在编年史上仅先于解剖临床医学的方法一步发生，并且在历史上创造了后者出现的可能性条件"[1]。换而言之，医学的功能是诊断和治疗疾病，如果能够更好地认识疾病，即发现新疾病、对以前无法解释的疾病现象做出更好的解释，那么，医学在前人的基础上就进步了。这也可以认为是科学为医学所规定的任务之一。只有很好地建立疾病分类体系，医学才有可能取得科学的地位。

首先需要明确的一点：医学研究的实质是生物学研究的一个功能性分支，此即著名生物学家恩斯特·迈尔对生物学主要分支的定义中所谓"生理功能性研究"。其研究对象：人类疾病，因此也服从于一切生物学研究的基本规律。而在生物学研究中，对现象进行分类是其基础。从今天模式识别的观点来看这一问题，是容易理解的，对于复杂现象，只有确立了良好的分类标准，才可能对预后进行预测，分类的目的是预测，治疗则是在预测基础上进行的，目的是通过治疗使得结局向好的方向发展。

古希腊生物学家们就发现，若要把握纷繁芜杂的生命现象，理解生命近乎无限的多样性，首要的是按照相似性形成"类别"观念，从相似中去查见差异，这样就建立了以研究生物多样性和独特性为基础的分类学，它的另一个为现代生物学家所熟知的名称是

"系统学"。由于"有机体只有在某种分类学建立了之后才能按科学方法加以研究和处理",并且由于"分类学的各个分支集中了、运用了、概括了有关有机体的一切已知知识"[2],系统学因之成为一切生物学学科最基本和范围最广泛的部分,并因而成为对生物学发展产生巨大影响的学科。生物学的科学化进程正是从分类学开始的,卡尔·林奈(Carl von Linné)于18世纪中叶创设的双名法严谨实用,为更严格统一的命名奠定了基础,他对易于混淆的同义词进行标准化,使生物学家开始使用同一套语言交流,一句话,他使生物学"如何说"不再成为问题。

分类学的巨大影响波及生物科学的几乎所有领域,作为生命研究范畴组成部分的医学也不例外。分类医学从而成为这一时期的主流,疾病被认为是具有独立地位的实体,患者的身体因而成为外在于疾病的无干物和阻碍医生发现真相的障碍。从对疾病所具有的此种概念出发,福柯发现,对分类医学而言,"人们所面对的(疾病)是一些既是自然、又是理念的类型"。与"自然"概念相联系的本质使不符合疾病所具有的分类学地位的干预成为"反自然",从而也是有害的。因此,观察和期待,以及在恰当时候"帮助"疾病完成它的自然过程就成为理所当然。对达到这一目的来说,既然家庭是疾病发生和出现的空间,因此对促进疾病消亡显然具有特殊意义。由此,"(疾病的)这种结构就与政治思考中对救助问题的思考完全契合了"。

既然家庭成为促进疾病康复的最好场所,原本由济贫院转变成为专门收治贫穷患者的医院也就没有了存在的理由,而将用于建立医院的基金直接给予患者家庭也将更为合理。经济学家们在此找到了与分类医学家的共同话语:18世纪的经济学家早已认为医院因其固定性和资产的非流动性而无法适应贫穷需求变化,这种性质与捐赠财产作为公共财产的本质相违背——"这种独特而神圣的基金应该融化在一般性救助空间里,社会是其中唯一的管理者和无差别的受益者。"由于生老病死是人人面对的问题,直接救助又必须依赖社会结构来支撑,因此医疗必定需要与国家相结合并成为一种国家任务。显然,这里已经出现一种促成近代医疗卫生体系的思想,但若要实现这一社会对健康进行操作的过程,还需要另一种推动力——瘟疫或称为传染病的一类特殊疾病。

由于传染病发病迅速,每次在一地流行暴发后,几乎所有患者都具有相似的症状和高度一致的病程,但当在不同时间和地区流行时,其强度和特点又差别甚大,因此在当时的医学家看来,它不具有一般疾病所有的独立本质。采用分类医学赖以建立的单个观察、记录和分类的方法也就无法加以认识。它是一种集体现象,并总是具有某种历史独特性,所以"需要从其特殊的、偶然的、意外的特质来描述"。换而言之,需要灵敏的发现和全面充分的记录,这就导致了"流行病监测体系"的雏形在18世纪末得以建立。由于认为流行病在本质上是由当时、当地特殊的气候、水土、社区条件和人的行为方式所导致的综合过程,因此,对流行病的控制只有通过社会干预和一系列强制手段才能实现。所以,福柯指出,虽然"流行病学在所有方面都与分类医学相反,但一旦涉及对疾病、医疗经验,以及医生对社会结构的监控进行分配这些第三级构型,流行病病理学和分类疾病病理学就会碰到相同的要求:确定医学的政治地位,建构国家层次的医学意识"。正是这些要求促进了医学学科结构的改造,并在此后社会变革中催生出新的医学观念和体系。

在医学发展史上,法国及其大革命具有特殊的地位:18世纪90年代成为分水岭,社会的动荡和重组导致了对医学实践的新要求,而一般政治观念和信条又给医学观念造成持久影响并改变了医学观察的模式，最终，分类医学观念被称为现代医学观的"生理–病理医学"模式所替代。

大革命使人类解放的观念深入人心，天赋人权的理念促进人们思考不平等与疾病的关系，健康成为验证社会公正的天平。于是医学的政治使命不言而喻，医生的首要任务也因此而具有政治性："人必须先获得解放，才能得到全面彻底的治疗"。

虽然这一理想最终被证明为不切实际，但重要的是，通过这一过程，它终于实现了医学与国家命运的结合，并经由随后的一系列政治实践彻底改造了临床医学。废除旧的医学教育体制和医生执业制度是这些改革的第一步。但是，对行医资格限制的取消和旧有医学教育的关闭并未辅以有效的新制度，结果江湖医生大行其道，加之战争带来的流血，创立新医院和医学成为必须解决的问题。重新建立的医学院开始出现，并在新环境中运行：这时的管理者和监督者由行会变成了国家。由于古典大学教育已被废除，新医学院的教育在经过重建的诊所进行。不同的是，此前仅仅实施医学教育的诊所此时已肩负起治疗责任，因此医学生的学习是基于实实在在呈现于眼前的病例的，对分类理论的学习已退居次要地位。患者的症状取代疾病实体而成为引导临床判断的"指南针"。分类医学由此嬗变为症状医学。

"我们应该尽可能地使科学视觉化"是症状医学时期最有代表性的箴言，"目视"成为这一时期医学的核心观念，它对诊断技术和概念的形成具有决定性意义。医生只有借助于如炬的目光才能发现深藏于身体之中的疾病，恰如黑暗空间中的包含物只能由白昼之光来揭示。不难发现，这一认识其实正体现着"启蒙"的时代精神。对疾病的这种感知依赖于对疾病症状和征候的认识，换句话说，"疾病是以症状和征候的方式呈现给观察者的"。在这里，福柯区分了症状（symptom）和征候（sign）。症状是更具有本质性的表象，或者说，它表现着疾病本身。"在症状之外不再有什么病理本质；疾病中的一切本身都是一种现象；就此而言，症状扮演着一个纯朴的、最自然的角色，'它们的集合体构成了人们所谓的疾病'"。因此，疾病的本体被取消，而代之以症状的集合。征候则略有不同，如果说症状本身反映着疾病本身的存在，那征候就是为医生所感知的疾病的间接物。

症状和征候概念的形成对现代医学有着极其重要的作用。今天，所有的医生在其临床医学教育的第一课都会被教导牢记和理解症状和体征的概念。现代诊断学将症状定义为"为患者感知并表达的不适或异常"，体征是"由医生通过客观检查发现的异常机体现象"。通过把医生置于客观和中立的观察地位，体征在今日的诊断中获得了较症状更为显著的位置。由于现代诊断学关注的是对异常过程感知的客观性和主观性，所以，对症状和体征给以不同地位就不足为怪了。由于症状直接代表着疾病给患者造成的痛苦，因而是疾病存在的证据，而体征反映着已经存在的异常，因此也表现着疾病。所以，无论是症状还是体征都可以是疾病的同一物，它们"诉说着相同的事物"。

在对症状–征候进行深入分析的基础上，福柯进一步运用符号学方法考察症状医学的观念结构，并将一对声名显赫的概念引入到对疾病认识的结构分析中，这就是所指和能指。简单来说，前者可以理解为我们感知并企图加以把握的存在物，而后者则是我们加诸这一存在物的名称（或者按索绪尔的说法，所指和能指分别代表存在物的概念和音响形象），而事物的整体，也即所指和能指的复合体就构成了一个可以为人所把握的符号。这样，由于症状构成了疾病表象，因而也就成为疾病的能指。同时，因为症状的集合就是疾病本身，它也是所指，并因为这种二重性成为叙述疾病全部事实的符号。由此，病理过程理当成为充分言说的对象，所以"疾病存在的真实性是完全可以说明的"。如同语言的表达需要时间，症状的显现也是动态演变的过程，所以，疾病应当是包含时间维度的概念，分类医学中静止的疾病因而流动起来。

症状理念指引着 18 世纪最后几年中的医学家们。但是，人们很快发现，症状和征候是如此纷繁，不确定性又是如此令人绝望的无处不在——"不确定性既是对象复杂性的特征，又是科学不完善性的特征；除了自身的极端狭窄与资料的过分丰富之间的关系外，医学的推测性质没有任何客观基础"。不和谐的偶然性变得越来越引人注目，人们迫切需要能够处理这一新问题的新方法和新观念。正当其时，一门新数学的出现为解决概率问题提供了绝佳视角——统计学由此开始了融入医学方法的过程，并最终成为医学科学化的重要支柱。

伴随工业革命的进程，近代国家开始形成，人口、土地、出产及疾病的数字随之如雪崩般涌现，1660 年前后，统计学作为"政治算术"登上了历史舞台。扩张的野心、对利润的渴求，以及实现"最大幸福"的理想把欧洲国家集体推上数字化管理进程，统计学也迅速成为一门显学。"每个国家，幸福的还是不幸的，都以其自己的方式在统计学上表现出来"[3]。这是一个统计学家大显身手的时代，拉普拉斯（Laplace）、泊松（Poisson）开创性的工作奠定了统计学作为一门科学的基础，而孔德从对数字的测量中引发出"实证"概念，此后的历史表明，它对近代科学、哲学乃至一般社会思想都发生了深远影响。

在这一观念背景下，现代临床医学的结构得以建立，"通过引进概率论思想，医学就彻底更新了其领域的感知价值……医学不再试图观看有感觉的个体背后的本质真实；它所面临的任务是，理解一个开放领域的事件，以至无穷。这就是临床医学"。

但是，症状医学的观念依然存在认识的迷雾：疾病被看做语言的类似物，没有本体，只有作为符号的症状在运行，医生的目光仅仅停留于身体的表面。显然，这是缺乏深度的目视，机体的迷宫仍然保持在黑暗之中。要揭开迷雾，就必须打开身体，用洞察入微的光亮照进暗藏疾病的阴暗角落。解剖学也取代症状成为解析疾病的利刃，"症状医学将逐渐消退，直到在关于器官、病灶和病因的医学面前，在完全按照病理解剖学组建起来的临床医学面前最终消亡"。

经典医学史在论述这一临床医学向现代转变的时期时，总乐于强调存在于病理解剖学家与社会保守力量之间的戏剧冲突，并进而证明正是由于旧的社会势力的阻挠，医学才会在长达百年的时间中无所进步，而冲破对尸体的禁忌才为临床医学带来了发现真理的希望。然而，福柯通过对历史文献的细致考证发现，这些叙述并非历史的本来面目，至少从18 世纪中期以来，为医学目的进行的解剖不存在障碍。之所以会出现这些虚幻的历史书写，是因为编撰者往往从日后对临床医学和解剖学紧密关系的解读出发去找寻历史发展的痕迹，并根据预先形成的结论对历史文献做选择性编排，忽略乃至无视与自己观念不相吻合的记录，从而颠倒因果地建构了一部有关英雄与愚人，进步与退步的历史。

早在 17 世纪，维萨里留斯就已经发表了解剖学巨著《论人体的结构》，1760 年莫尔加尼的《病变的位置与原因》已经把疾病与病理解剖学联系起来。由于占支配地位的观念并不关注患者身体的结构与疾病发生的关系，所以"在四十年间阻止医学听取莫尔加尼的教诲的，正是临床医学的思想。冲突不是发生在新知识与旧信仰之间，而是发生在两种不同类型的知识之间"。

　　比夏（Bichat）的著作是这一时期最有代表性和最重要的医学文献。他将"组织"作为机体构成的最基本单位，并认为疾病最终可以还原为组织的损伤过程，因此每一疾病都被给以一个解剖学地位。通过考察"每一系统内普遍的变化史"，病理解剖学最终建立了一套身体结构的疾病分类体系。所以，在某种意义上，分类医学的基本观念通过病理解剖学获得了新生。毫无疑问，在这里"每个系统内普遍的变化史"具有极其重要的价值，这一认识促使人们去发现不同器官中类似的发病过程，并成为今日病理学"运用基本病理过程及其发生发展的基本规律去深刻发现和认识各种疾病的特殊规律和本质"[4]的观念来源。

　　在解剖-病理医学中，死亡的地位也发生了转变：尸体成为关于生命和疾病的真理的来源，死亡也就不再仅仅是一个消极的终结者，而成为"获得关于生命的实症真理的唯一可能途径"。死亡从一个突兀而来的事实变成了一个绵延于生命之中的过程，所以，"生命、疾病和死亡由此组成了一种在技术上和观念上的三位一体"。正如一位研究者指出的，在这里，福柯发现了"死亡在医学感知中承担的新角色，成为疾病和生命关系的澄清者……死亡过程变成了一种特殊的生命过程，先于病人的实际死亡而存在，而且在实际死亡瞬间之后依然存在。死亡提供了认识疾病和生命的最佳视角"[5]。

　　虽然透过病理-解剖医学对已有观念的整合、改造与重建，现代临床医学的疾病观已初具雏形，但仍然有一类疾病无法被纳入它的框架之中，早期的解剖学家们无法给它们确定位置，这就是"热病"——一类包含甚广的炎症性疾病。"红、肿、热、痛"是这类疾病的共通特点，但常常无法发现发热与具体器官的联系，困惑的医生们热烈的讨论，有时甚至发生激烈的争执，然而问题始终没有得到解决，直到1816年。这一年，布鲁塞发表《公认学说之考察》，明确指出，要理解炎症，就必须认识到这是一种不用解剖刀就可以用肉眼看到的生理学现实，因此就需要用一种"生理医学"的观察方法来把握。炎症首先是一种"机能失调"，所以疾病的本体性再一次被取消，有关生理反应的观点取得了支配性的解释地位。人们需要的是"在生理学里寻找疾病的特征，并且通过娴熟的分析来分辨患病器官常常混为一团的呼喊"。

　　由此，界定"正常"成为实现疾病生理分析的首要任务。不知道正常就无法了解异常，从这一思路出发，不难理解，为什么整个19世纪医学史会在克劳德·贝尔纳和路易·巴斯德处达到巅峰。所以，福柯的下述结论就显得尤其令人信服："疾病医学已到了尽头；现在出现了一门病理反应医学。这种经验结构主宰了19世纪。因为它还将包容致病媒介医学，因此虽然它也不免在方法论上有所修正，但还是在某种程度上支配了20世纪"。

　　20年之后，恩斯特·迈尔在其巨著《生物学思想发展的历史》中写道，"在一般人心目中发现就是科学的标志。新事实的发现一般是容易报道……然而把科学仅仅看做是收集事实则是很大的误解。在生物科学中，绝大多数的重要进展是由引入新概念或改善现存的概念而取得的……通过概念的改善比经由新事实的发现能更有效地推进我们对世界的了解，虽然这二者并不是互相排斥的"。显然，我们在这里看到了一种深刻的相似性，在《临床医学的诞生》所揭示的图景与上述论断之间，似乎有着某种不约而同的默契。

现代医学研究在进入分子生物学时代之后，人们很快发现了前辈科学家和科学史家不断提醒的主题：本体（ontology）。原因无他，20世纪60年代，受到双螺旋发现的鼓舞，研究者们武断地认定，所有疾病都可以在基因层面上获得解释，"一个基因一个酶，一个疾病一个基因"。然而，研究事实使得上述美好的预期很快落空，疾病和基因，基因和生物学表型的关系，呈现出"多对多"而非"一对一"的关系。由此，从亚里士多德发展而来的古老哲学概念"本体"[5]正式进入了医学生物学研究视野，此即基因本体论（gene ontology，GO）[6]。

3.2　本体论及其对生物医学研究哲学的影响

基因本体论是基因本体联合会（Gene Ontology Consortium）发起并建立的一套工具体系和数据库，其目标可谓宏大：此即建成一个适用于各类生物体的、对基因和其表达产物对应关系进行分类描述的哲学体系，通过使用一套文本挖掘和人工智能系统，该体系还能随着生物学研究的新发现对相应的术语系统进行即时更新。GO 缘于1988年对三个模式生物数据库的整合：FlyBase（果蝇数据库同，*Drosophila*），Saccharomyces Genome Database（酵母基因组数据库，SGD）及 the Mouse Genome Database（小鼠基因组数据库，MGD）。经过三十余年的发展，GO 已经扩展为包含数以千计的物种，涵盖动物、植物、微生物等多个高级分类介元的数据库。

简单来说，GO 是一套结构化定义和注释基因和基因产物的语义词汇标准。它由三个相互独立的部分构成：生物学过程、分子功能和细胞组成。它们代表了任意一个基因的表达产物的最基本的生物学属性，即表达产物位于何处，拥有哪些功能，以及参与哪些生物学过程。依此将所有基因归类合并，形成了三大 GO terms 树状分类图，由此提供了一个可理解的语义系统。因此，一个 GO 分类就代表了一个基因集合。

问：生命体中信息呈现出多尺度复杂相互作用的关系，这种多对多的关系被 ontology 即本体论所描述，例如目前用在生物信息学中编码基因的数据库 Gene Ontology。从信息科学的角度，这一个概念该如何来看待？本体论是否可以推广到定义疾病或者更宏观尺度的生命现象？
——四川省医学科学院·四川省人民医院创伤代谢组多学科实验室　杨浩

答：ontology 本来是一个哲学概念，18世纪就产生了，意味着追寻事物的本源。后来借用于人工智能的知识表示，也用于其他信息处理时的概念组织，成为知识表示或信息组织的一种追求普遍化、概念逐层聚类的方法。生物信息学是关于生物信息的组织、管理、分析的学科，基因编码数据库是其中的一个重要组成部分。

生命体中的信息确实呈现多尺度、不同类型的复杂相互作用，这个问题目前的生命科学研究还处于初级阶段，正在不断深入。遗传基因和神经元的信息功能的研究取得了基础性的重要进展，而对于基于细胞的生命过程的信息研究还刚刚开始。总之，还没有能够勾画整体的模型或框架。

所有关于基因的数据库，都是基于创建数据库时对基因研究的成果，Gene Ontology 也不例外。数据库的组织或对于其中的信息–知识的表示方式与定义疾病、解释各个层次的分类现象是两个不同的范畴。今天的认知神经科学研究，有相当大的部分基于医学的需求，因此，Gene Ontology 分类或其他表述模式对疾病定义有一定的作用，是因为这个原因，而不是一种分类体系、概念体系决定疾病定义，这样的因果链一定要区分清楚。

同样，如果 Gene Ontology 分类或其他表述模式对研究不同类型或层次的生命现象有意义，是因为这样的分类或表述符合生命现象的本质特征，而不是相反。

当然，今天生物信息学不仅是生命科学研究的工具，也是一种方法。基于数据库的模型、分析工具、推论或归纳等方法形成的一些关于疾病或理论的新结论、推论都是可能的，但这是假设，需要证实。

——中华人民共和国工业和信息化部　杨学山

有关基因本体论的问答：数学家和信息科学家的对话

1. GO 的基本结构与组成

GO 应用"术语"（term）来对基因及其功能进行描述。GO 使用树状结构来逐层深入地对基因功能进行分类。其最上层结构包括三大方面：生物学过程（biological process, BP）、分子功能（molecular function, MF）和细胞成分（cellular component, CC）。在每一个方面的 GO 术语之间的关系以树形结构存放，该树形结构为有向无环图（directed acyclic graphs, DAGs）。GO 术语之间形成包含与被包含关系，GO 术语随着一层一层的细分，末端的 GO 术语将会成为一个非常具体的功能、途径或组件。

分子功能（MF）描述在分子生物学上的活性，如催化活性或结合活性。例如，一个基因及其下游的调控蛋白是否是受体、配体，承担哪一类功能，如催化、转运及结合活性等。是哪一类的受体或配体。更为狭窄的定义包括腺苷酸环化酶活性或钟形受体结合活性等。

生物学途径是由分子功能有序地组成的，具有多个步骤。典型的生物学途径包括代谢途径，分子调控途径及转录调控途径，这些途径通过基因-蛋白质，蛋白质-蛋白质及蛋白质-多糖之间的相互调控通路组成。由于细胞内外的信号调控通路的研究日新月异，所以生物学途径的 GO 分类也是所有分类中不断更新和变化的一个类目。

细胞成分类目是指：基因表达产物位于细胞的哪一类组分当中。其基本子分类包括位于细胞膜、细胞质及细胞核三类，更进一步，其分类包括位于基因产物、位于何种细胞器或基因产物组中（如粗面内质网、核或核糖体、蛋白酶体等）。

2. GO 分类

GO 的图像是一种有向无环图，其图中元素之间的相互关系见图 3-1。

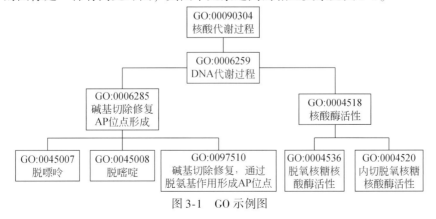

图 3-1　GO 示例图

3. GO 的应用

（1）用于基因组分析

基因组和全长 cDNA 序列工程通常会根据序列的相似性，推测基因与已注释的基因功能类似。现在最常用的手段是在 SWISS-PROT 序列中设定一个相似性的域值，使用计算机化的方法来判断。因此，根据这一原理，也可以得到新的 GO 注释（被标记为"根据电子注释推测"）。一个 GO 的重要应用方面是对于一个 GO 术语，能形成一个相联系的基因产物组。举例来说，某一基因产物可以被精确地注释为在碳水化合物代谢中的一个特定的功能，如葡萄糖代谢，而在总结碳水化合物代谢时，所有这些基因产物都会聚集到一起。GO 计划为每一个高频出现的术语建立文档总汇，现在有些已经在"GO Slim"中实现了。

（2）用于基因表达分析

如在芯片数据中引入 GO 注释，通常可以揭示出为什么一个特定组的基因拥有相似的表达模式。共表达的基因可能编码在同一个生物过程中出现的基因产物，或定位于同一个细胞部位。如果未知基因和一些已被 GO 过程术语相似地注释了的基因共表达，那么这个未知基因很有可能在同一个过程中发挥功能。分析和操作基因表达芯片数据，并且又能结合 GO 注释的软件已产生。EBI 提供的 Expression Profiler 和 EP:GO 都具有此功能。

（3）GO 可能的应用

GO 的应用前景很广阔，不可能一一列出，从理论上说，Ontology 是一种重要的基于哲学的基本概念界定的计算机处理方法思路。这种思路可以把人类已知的各种复杂概念进行结构化。这种结构化是进一步对复杂概念进行界定和分析的基础。在类似基因的功能是什么？疾病应该如何分类？乃至化合物都有什么样的性质等方面的复杂问题方面都有巨大的应用：在生物医学的研究当中，Ontology 分析也可以处理相当多的复杂问题，如：

1）整合来自于不同生物的蛋白组信息。蛋白质是结构和功能的统一体。判断出蛋白质在不同生物系统当中的功能和可能想相通之处非常重要。不同生物系统的蛋白质可能有不同命名，承担不同功能，只有建立起一套合理的基于蛋白质的 Ontology 系统才能对其功能进行统一研究，通过这样的对比研究获得不同生物系统蛋白质组研究的重要思路。

2）判定蛋白结构域的功能。2014 年诺贝尔奖授予的一项研究，通过酵母胞吞胞吐过程相关蛋白 snare 来获得突触小泡膜融合蛋白的重要功能信息。

3）找到在疾病/衰老中异常表达的基因的功能类似性。

4）预测与一种疾病相关的基因。

5）分析在发育中同时表达的基因。

6）建立起自动的能从文献中获取基因功能信息的工具。

4. GO 的局限性

（1）GO 不是基因序列或基因产物数据库，相反的，GO 强调基因产物在细胞中的功能。

（2）GO 不是整合数据库的一种方式（如联邦式整合数据库），它并不能做到这点是因为：①更新速度较慢；②由于每个人对数据定义的方式不同，标准难以达到一致；③GO 并不对生物学的每个方面进行描述，如功能域的结构、3D 结构、进化等。

（3）GO 是对基因功能的注解，但是有其局限性。例如，GO 不能反映此基因的表达情况，即是否在特定细胞中、特定组织中、特定发育阶段或与某种疾病相关。GO 虽然不涉及这些方面，但是支持其他的 OBO（open biology ontologies）成员成立其他类型的本体论数据库（如发育本体学、蛋白组本体学、基因芯片本体学等）。

参 考 文 献

［1］米歇尔·福柯. 空间与分类//临床医学的诞生. 刘北成译. 南京：译林出版社，2001：2.

［2］恩斯特·迈尔. 生物学思想发展的历史. 涂长晟等译. 成都：四川教育出版社，1990.

［3］Hacking I. The Taming of Chance. Cambridge：Cambridge University Press，1990.

［4］刘北成. 福柯：思想肖像. 上海：上海人民出版社，2001.

［5］汪子嵩. 亚里斯多德关于本体的学说. 北京：人民出版社，1983.

［6］Reimand J，Arak T，Vilo JG：Profiler—a web server for functional interpretation of gene lists（2011 update）. Nucleic Acid Res，2011，578，39：W307-W315.

第四章 进化生物学与疾病研究：进化医学的发展——以病毒准种为例

周志远，彭谨，江华，周舜泰

4.1 什么是进化

自 1859 年《物种起源》（*The Origin of Species*）出版以来[1]，生物进化已经是科学界公认的事实。达尔文的进化观，即生物因随机变异而通过自然选择而进化的理论，已经成为统领整个生物学的理论和方法学支柱。

广义上讲，医学即对人类疾病的研究，是生物学中所谓"功能生物学"的一个分支学科，其发展、进步和变革，自然也不能脱离这一基础理论的指引，反过来，对各种疾病的研究也在不断地丰富着进化生物学的内容，并将进化论的边界深入到细胞及分子层次。

什么是进化？进化首先是对生物的多样性在地球历史中的演进的刻画，而对生命进化现象的研究作为科学的一个分支，形成了"进化生物学"（evolutionary biology）这个学科。当各生物相关的子学科将进化生物学作为工具，应用到不同层次、不同学科的问题上进行研究，依其各自学科的所属即成为亚专业方向，如在分子水平上对病毒的进化历程，通过数学建模进行定性定量研究则形成了"计算病毒分子进化"这样一个方向。

谈到进化生物学，就不能不提及几个重要的里程碑及重要的科学家。虽然生物进化这个观念，并非达尔文所首倡，但将生物进化引入到严谨的科学研究中的奠基人，毫无疑问是达尔文（Charles Darwin）。在秘密研究生物进化现象数十年后，达尔文出版了他多年潜心研究的摘要《物种起源》，已经成为生物学领域最重要的专著，没有之一。不夸张地说，这一出版事件，不仅在生物学，也不仅在整个自然科学，更是在整个人类知识的历史上，具有无比重要意义的事件之一。

在《物种起源》出版后不久，自然辩证法的共同创始人，伟大的马克思主义哲学家恩格斯即这样评价道："至今还从来没有过这样大规模的证明自然界的历史发展的尝试，而且还做得这样成功。"[2]随着越来越多的生物学家理解并在自己的研究中应用进化论作为指导思想，有关生物进化的自然选择假说最终成为得到公认的科学"理论"，并围绕这一核心理论，发展为一门正式的学科，其标志性事件是 20 世纪 40～70 年代"进化生物学"的正式建立。这主要是经由杜布赞斯基、辛普森、迈尔等的努力，将来自于经典的生物学田野观察和从 20 世纪 50 年代兴起的现代遗传学及数学模型结合在一起，综合成为"进化论的现代新综合理论"。这标志着自物种起源出版后，经历一个多世纪的种种争执风波后，进化论终于成功演变为进化生物学，并从此开始成为生物学，以及与生物学相交叉的几乎一切学科向前发展的发动机。

进化生物学作为人类理解生命世界不可或缺的工具和思想，其重要性可在杜布赞斯基的名言"若无进化之光，生物学毫无意义"中体会一二[3]。

经典的进化生物学的基本概念，按照恩斯特·迈尔给出的定义[4]，主要包括：

1. 生物类型（如日常所谓的猫、犬等）并非恒定不变，而是由变化的群体所组成。

2. 在每一个群体中的个体都具有自身的独特性，即具有不同于其他个体的特征。

3. 一个群体或物种通过以下两种途径发生变化：

（1）在每一代中均连续产生新的遗传变异。

（2）自然选择淘汰了每一代中的绝大多数成员，而这一过程并非完全随机，总的来说，存活的个体对环境的适应度更高或者更被异性青睐，因此更容易传代。

新综合进化论以后，来自于分子生物学、古生物学及医学的新发现仍然在不断丰富和完善着进化理论，并引发新的争议。例如，自然选择所作用的基本单位究竟是群体、个体甚至单独的基因[5]？从我们的认识来看，上述问题反映的是来自于不同研究领域的科学家对其研究对象的认识层次问题。例如，生态学家考虑到更多的是生物群体间的合作与对抗，研究特定物种进化的生物学家关注的是群体中个体的差异，而研究细胞及病毒和微生物的科学家更关注基因组的不同。就本书而言，我们将在具体的问题上采用不同的定义。

4.2 为什么进化生物学对于疾病研究十分重要

4.2.1 进化与医学结合：实践与思想上的准备

迈尔的经典论述

从经典生物学观点来看，进化是一种"长周期"改变的描述，直到 20 世纪中叶，人们通常认为对于进化规律的考察，更多地依赖于古生物学的材料。即使是在摩尔根时代，虽然建立了果蝇、斑马鱼、线虫、玉米等经典模式生物用于进化和遗传研究，这些经典模式生物都具有一个共同特征：代际间隔时间短（如果蝇的传代时间以天计算，长如玉米也在 1 年左右能观察到遗传上的变化）。而对于类似灵长类的大型哺乳动物，代际时间长达数年至数十年，人们在很长的时间内不认为可以对这样的动物进行直接的进化观察。部分因为下述原因：长久以来，进化生物学的定位是回答"物种为什么如此"这样的"历史性问题"，而对于机理上的"怎样如此"的问题，则被划分到了被恩斯特·迈尔教授称之为"功能生物学"的生理学范畴。不难发现从上述分类中，医学是一门典型的功能生物学分支学科：对于人这样一个特定物种，在一个相对短的时间段中机体功能上的变化进行研究的科学。

但是，需要强调的一点：作为一个拥有数百万年进化史的物种，进化生物学是理解我们自身疾病的内在规律性之源。人们最先想到应用进化机制来解释的疾病，就是某些遗传病为何在某些地区具有极高的发病率，其经典范例是镰状细胞贫血。这是一种单基因遗传型疾病，纯合子患者通常活不过十岁，显然这是一种非常危险的遗传性疾病，但流行病学统计显示，在某些地区如撒哈拉以南等地，拥有这种突变基因的人群数量在局部地区甚至可以高达四成，而这看起来是完全违背自然选择的普遍规律的。但经过更加详细地调查，研究者发现，首先该遗传性疾病高发区同时也是疟疾的高发区，其次只要患者是杂合体即拥有一个正常的血红蛋白 β 链基因（HbB），那么患者的平均寿命可达 40 岁左右，这不得不让人猜想，也许这个特殊的突变有助于对抗疟疾。而事实正是如此，不知什么原因，疟原虫难以在拥有突变型 HbB 基因患者的红细胞中生存。如果不是因为该突变的纯合子无法生存到成年并成功养育下一代，那这种突变型早就在当地成为绝对的主流了。今天，在后基因组工程时代，伴随着基因组测序的迅捷化和廉价化，掀起了一股对不同人群所拥有的特别的单核苷酸多态性（SNP）的研究热潮，也可以看做是该经典范例的延伸。而对 SNP 与进化适应间关系的深入了解，还蕴含了我们突破现有临床研究与基础研究之间的鸿沟的机会（也即是本书开篇提到的"随机对照试验悖论"）：事实上人和人是不同的，尤其是一个地区的人群和另一个地区的人群必然是有遗传上的某种差异的，这种差异对于疾病的研究和治疗必将有着某种深远的影响。

当然，单基因遗传病通常是较少见的。人们更为关心的是复杂和重大常见病能否经由进化生物学研究的路径而获得诊疗上的知识。从知其然还要知其所以然的追求上讲，不考虑人类乃至多细胞生物的漫长进化史，许多功能学现象的成因乃至其内在缺陷何以存在，我们无法理解。这一点从骨科的常见病：椎间盘突出、膝盖的解剖结构导致这个至关重要的部位极易受损，到"现代病"的集中表现——代谢综合征：人类的先祖在石器时代生存了百万年，但只用了极短的时间就发展到信息时代，我们的文化把我们的身体远远抛在了身后，换句话说我们身体的代谢机制是应石器时代的环境而演化的，其结果就是在今天这个获取食物不费吹灰之力的现在，三高（高血压、高血脂、高血糖）和肥胖成为现代流行病，由此导致一系列代谢相关的慢性病，严重威胁现代人的健康。而近来十分火爆的肠道微生物群落与健康的复杂关系，也只能从人类漫长的进化史上才能得到终极解答。

4.2.2　进化医学观念的提出与发展

早在 1980 年，Paul Ewald 在其著名的论文《进化生物学与感染性疾病的体征与症状治疗》中就提出了这样的主张：对于感染性疾病的治疗，鉴别哪些临床症状和体征来自于宿主的免疫反应[6]，哪些来自于病原体的侵犯是十分重要的。只有这样，才有可能使得治疗是恰如其分的，即治疗是协助和增强机体应对病原体的免疫反应使得机体对抗病原体的能力最大化。这样的一些论述，放到进化背景下已经隐含了我们今天所熟知的下述概念：我们的整个机体实际上是和微生物的共生体。更为重要的是，在四十年前，普通医生面对感染性疾病，主要运用的是一种过度简化的治疗思维：使用抗生素杀死病原体，则一切问题迎刃而解。今天我们知道，这样一种过度简化的思维造成巨大的麻烦：多药耐药细菌（超级细菌）泛滥成灾，临床抗感染治疗的最后防线岌岌可危[7]。

在这样的思想影响下，1994 年 Nesse 和 Williams 出版了 *Why we get sick*（中译本《我们为什么生病》）一书[9]，较为全面和系统地尝试从进化生物学视角解释疾病的发生发展及其现代医疗条件下各种干预措施的利弊。该书虽然是以科普书的方式撰写的，但其中发展了不少 Paul Ewald 的先驱性思想，后来进化医学这门医学交叉科学发展过程中的很多理论框架也已经隐约可见。在该书中，两位作者引用了进化生物学大师、新综合进化论创始人之一的杜布赞斯基教授的名言"若无进化之光，则生物学毫无意义（nothing in biology makes sense except in the light of evolution）"[8]，以此来阐明一个基本观点：若要深刻理解作为生命现象的复杂疾病，并发展适当的治疗干预手段，引入进化思想是必不可少的。

1999 年，Sterns 和 Koella 主编了理论专著 *Evolution in health and disease*。作为一部主要面向医学专业人员的著作，该书从更专业的视角考察了从经典的感染性疾病到重大慢性疾病中进化机制的作用。出版后即引起了较大关注，恰逢其时的，该书出版后的 2001 年，人类基因组计划完成了工作草图，2005 年完成了全部人类基因组的测序，与此同时全基因组测序（global wide genome sequencing，GWAS）方法也迅速成熟起来。2007 年，该书第二版推出，将上述在分子水平上对疾病进行研究和干预的新方法引入到理论框架中[10]。此后，以"进化医学"为主题的论文数量开始出现快速增长，使得我们可以认为，"进化医学"已经成长为一门新兴的交叉学科。

4.2.3 重要慢性疾病、重大传染病与进化医学

1. 肠道菌群与微生物

最近两年来，随着肠道微生物组学研究的升温，人们对包括"粪菌移植"在内的疗法产生了极大的兴趣。仅仅在三十年前，大多数临床医师对于肠道细菌的认识，还是将它们视为"体内最大的致病源"。之所以观念有如 180° 的逆转，很重要的原因之一就在于通过一系列研究，认识到了肠道微生物和人体之间实际上是一种共生性关系。而肠道菌群在不同的疾病条件，不同的临床干预措施之下的变化，直接或间接地对人体的健康构成了或好或坏的影响。对于菌群，这就是一个选择压力下的进化过程。例如，质子泵抑制剂（proton-pump inhibitor，PPI）是用于治疗消化性溃疡的经典用药。由于 PPI 的引入，实际上大多数消化性溃疡已经成为不再需要手术的内科性疾病，再加上使用抗生素针对性地去除幽门螺杆菌，消化性溃疡被认为可以完全治愈。而且大多数情形下，人们认为，这种疗法除了药物本身的副作用（但可以被大多数人很好耐受的）外，对机体不会有太大的不良影响。上述治疗方案被写进了临床指南，得到广泛应用：仅 2014 年一年，全美国的医师为患者开出了上亿份含有 PPI 的处方。

但是，显然整个肠道的菌群没有被考虑在这些"不良影响"中。新近发表的研究揭示了事情的另外一面。2015 年，*Gut* 杂志发表了一个研究，对 1815 名受试者进行了肠道菌群的基因组测序，受试者按照是否接受 PPI 治疗分为两组。结果显示，使用 PPI 的患者，其肠道菌群的多样性显著降低[11]。PPI 通过降低肠道的 pH，改变了整个肠道菌群的生存环境。这种低酸度环境，创造了更适宜于菌群中具有致病性的细菌（如沙门菌和艰难梭菌）生存的机会[11,12]。

事实上，上述例子只是揭开了复杂疾病中微观进化机理奇幻场景的序幕。随着进化生物学方法，尤其是分子计算进化方法与临床医学各个学科的结合，我们有理由相信，未来临床实践将发生天翻地覆的变化。

2. H7N9 的传播

2013 年春, 在中国东南部暴发的 H7N9 禽流感疫情, 让关注大流感暴发的科学界同行、媒体及公众, 都屏住了呼吸。尤其是由于人感染 H7N9 后病死率极高 (超过 20%) 让所有人都深感忧患。归根到底, 已经显露狰狞面目的 H7N9 病毒, 能否因基因突变、重组等途径, 获得人际传播能力? 如果存在这种可能性, 那么平均来说, 它需要多长时间来获得这一能力?

目前, 已报道的个案, 患者均存在直接的禽类接触史, 尚无人传人的确凿证据, 并且对 H7N9 病毒基因测序的结果也表明: 当前, 它的基因序列与已经研究清楚的、经典的人传人禽流感病毒基因序列还存在很大差异。但 2013 年冬天开始的新一轮 H7N9 患者个案的暴发, 依然让人提心吊胆, 毕竟染病的人越多, 病毒获得人传人能力的可能性就越大。

对这一重大科学问题, 并深具现实意义的难题, 我们基于分子进化生物学基本原理, 首次建立了一种计算策略, 从分子进化的角度测算 H7N9 病毒通过基因突变获得人际传播能力所需的时间[13]。

有时候, 科学家们会发现某些流感病毒株似乎已经具备了"非常接近"人际传播能力。但迄今为止, 科学家们还从来没有亲眼目睹过, 一种病毒株, 首先在禽间传染, 然后转变为禽人传染, 最后变为人际传染, 这样的典型过程。反倒是一些原本只在动物间传播的病毒, 似乎一夜之间就具有了人传人的能力。

我们对 H7N9 病毒株进行系统生物学研究时, 首先发现了一个重要线索, 即 2013 年出现的可感染人的 H7N9 禽流感病毒, 让它获得该名字的两个关键基因, 早已在别的禽类中突变为可感染人的状态了。

这两个基因分别编码了对病毒传染性具有重要意义的两种蛋白质: 血凝素和神经氨酸酶。其中, 血凝素 (H7) 负责和动物的呼吸道上皮细胞结合, 帮助病毒进入细胞, 该基因在 2010 年的湖南潜鸭 (一种野生水鸟) 中就已经突变, 获得感染人类细胞的能力。类似的, 神经氨酸酶 (N9) 帮助病毒的后代逃离宿主细胞, 以便感染新的宿主细胞, 甚至在 2000 年时, 在南昌的家鸭体内, 就已经成功突变。

这些发现表明, 现在流行的 H7N9 也许并非是一种新病毒。另外, 回顾最初在中国浙江发现的病例, 必须承认, 那实在是相当偶然的一个病例。到目前为止, 已报告的数据显示, 共约百人被感染, 数十人死亡。虽然患病后病死率极高。然而, 考虑到中国是一个拥有 14 亿人口, 且城市人口超过 7 亿人的国家。再考虑到大多数城市居民非常喜欢在菜市场购买活禽, 每天有难以计数的人禽接触, 综合考虑以上情形, 可以认为当前的发病频率表明, H7N9 病毒传染给人的概率实际上是极低的。

但这并不表明, 我们可以掉以轻心。我们必须考虑一个根本问题, 即这样散发的、具有禽传人能力的病毒, 它究竟有多大的可能经由基因突变, 获得人际传播能力。我们可以用此前发现的, 同样具有禽人传播能力的 H5N1 做个对比。1997 年, 中国香港首先报道发现 H5N1 禽传人病例, 至今已有 17 年时间。但是, 迄今为止, 没有任何迹象显示, H5N1 已经完成了人际传播的突变, 以至于会引发一场 H5N1 大流感。那么 H7N9 又如何呢? 它将成为未来大流感的主角吗?

我们发现, H7N9 病毒的基因序列相对保守, 在几个月的时间内, 仅 2~3 个碱基发生了突变。基于此, 我们将 H7N9 病毒的基因与 2005 年在昆明发现的一株可人传人的

H2N3 病毒的基因，进行了对比筛选，在此基础上，建立了一个分子进化模型，并利用已有数据对 H7N9 病毒的突变速度进行了估计，结果发现，现有的 H7N9 病毒，如果仅仅通过基因突变来获得人传人的能力，那它平均需要大约 11 年的时间。

必须指出的是，病毒的突变本身是没有方向性的，某些病毒株通过突变获得人传播人能力的同时，它们的传播能力和致病能力也在不断发生改变。因此，我们很难预测病毒在获得人际传播能力之后的致病性，也许会造成类似 1918 年那样的全球流感暴发，死亡数千万人；也许只是一次类似 2006 年 1 月出现在美国的 H3N2 禽流感疫情——传播速度快，感染人数多，但是死亡人数相对较少。

这项研究的另一个重要意义在于，这是国际上第一个从计算分子进化生物学的角度来考虑禽流感人际传播问题的研究。另外，此前某些科学家观察到流感大流行存在神秘的"十一年间隔"。例如，2006 年，Yeung 等就曾经提出，每隔十一年左右就会有一次流感病毒的暴发，他们把这种周期性和太阳黑子活动联系起来[14]。但我们的工作则表明，禽流感人际传播的周期性，很可能仅仅是大规模随机突变的情况下，禽流感病毒从一种传播模式突变到另一种传播模式的平均时间，而与猜想中的太阳黑子关系不大。

4.3　准种进化研究在传染病预防和治疗上的意义

20 世纪 70 年代，Eigen 在对地球上早期生命进化过程进行研究时发现最初的 RNA 序列在有限的复制保真度的限制下进行繁衍时，必然会得到一群复杂的、不相同的但又密切相关的、呈动态平衡分布的复制体，他把这一群复制体称为准种（quasispecies），并引入变异范围、种群平衡等概念对其进行描述[15,19]。

此后，准种概念很自然地渗透到 RNA 病毒学的研究领域中，因为如 HCV、HIV 这类 RNA 病毒，直到今天为止它们的 RNA 复制酶的复制保真性依然很低，导致每一代子代中都存在大量突变，正是这些突变的子代，给治疗和免疫带来巨大障碍[16]。而 2006 年，一篇发表在 *Nature* 上的论文发现[17]，脊髓灰质炎病毒的 RNA 聚合酶的复制准确性越高，其子代的变异程度越小的同时，其感染能力也越差。这意味着，在免疫系统和疫苗的作用下，这类病毒中的优势毒株，会以复制准确性较差的 RNA 聚合酶为主体，就成为必然。由此，病毒准种现象会长时间存在，这一认识让准种这个概念，慢慢成为病毒研究领域中的热门。

与此同时，近年来的一些研究还发现在 HBV、HIV、疟疾和幽门螺杆菌感染者体内也存在着准种现象[18]。病原体准种出现的原因，主要有以下两个方面：DNA/RNA 复制过程中缺乏校正功能的酶，使其复制的变异率提高；宿主体内的环境压力，包括免疫压力、药物的选择作用。因此，准种现象与患者的慢性持续性感染、病原体耐药及免疫预防等具有密切关系。

准种的产生与病毒和宿主的相互作用有关，在不同的环境中病毒有不同的变异和变异空间，但总有一个或几个优势核酸序列，它们代表该环境下最适宜的准种群。而非优势序列与优势序列间高度同源，目前多数文献将差异范围限定在 2%～5%。当宿主内环境发生改变时（如免疫应答、药物治疗或预防接种等），在准种群中已存在的和复制过程中新产生的基因组中，最适应于新环境的基因组将被选择出来形成新的优势基因组，如此反复进行。

1. 准种模型（quasispecies model）

可以用一个简单的数学模型来说明准种：设某种生物拥有 S 种可能的遗传序列，其中遗传序列为 i 的个体有 n_i 个，而每个个体无性繁殖可得到 A_i 个子代。但对于复制精确性差的病毒等生物，还得把遗传变异率包含到模型中。用 q_{ij} 表示类型为 j 的个体，产生出类型为 i 的后代的概率。那么来自类型 j 但类型为 i 的子代个体的预期数量则为 $w_{ij}=A_jq_{ij}$，且 $\sum_i q_{ij}=1$。在经历第一轮复制后，i 类型个体的总数记为 n_i'：$n_i'=\sum_j w_{ij}n_j$。在此基础上设置各种参数后，准种中的各种序列的相对比例可通过一线性方程组来求出。

准种模型最初是用来帮助理解在生命起源的初期具有自我复制能力的大分子（RNA、DNA）的演化过程[19-23]。但基于此模型进行定量的预测是十分困难的，因为此模型的各种输入参数很难从精确的生物系统中获得。准种模型以 Manfred Eigen 的初始工作为基础，由 Eigen 和 Schuster 提出。

当复制相当准确的时候，基因突变就成为罕见现象，因此要得到一个优势突变并将之在群体中扩散开，需要漫长的时间。一般来说，分子进化生物学家会将个体的基因型看成自然选择的基本单位，并会去尝试计算各基因型的适合度。

但在一个准种之中，由于突变是如此普遍，这导致传统的基于个体基因型的适合度研究的意义大幅度下降。例如，一个特定的基因突变导致个体能够提高其繁殖成功率，但这并不真的代表该基因型就可以产生大量后代，因为不太可能精确复制产生保持亲本特性的后代，这让预测优势株的工作变得困难重重，就如现在我们很难预测明年的流感病毒优势株。然而，准种模型在真正的生物体上的适用性仍然是一个在科学界存在争议的问题，需要更多与临床相关的数据来支持实验室中的理论研究。

在准种模型中，亲代序列复制过程中的错误，产生了大量突变子代。而不同类型的亲本序列，由于自身复制速度的不同得到的子代数量也有差异，复制慢的序列也许会慢慢消失。然而，准种模型并不能预测出复制最快的序列外所有其他序列会最终灭绝。因为，复制更快的序列会不断变异产生复制速度下降的序列。当达到平衡时，复制慢的序列的降解或流失与补充达到平衡，这样即使复制速度相对缓慢的序列，也可以保持在一定的数量。

由于突变序列的不断产生，在研究模型中，选择不再作用于单个序列，而是作用于一系列高度同源的序列所组成的不断突变的"序列云"上。换句话说，一个特定的核酸序列能否成为优势序列，不仅取决于自身的复制速率，还取决于它所产生的突变子代序列的复制速率。因此，复制最快的序列在经历漫长的选择与突变平衡后，从准种群体中完全消失。而最终稳定的准种，维持一个次高的平均复制速率。

分子序列和它的相关序列的突变率和适合度是一个准种形成的重要因素。如果序列的突变率是零，没有由突变产生的交流，那么每个序列是一个单独的种。如果突变率太高，超过了复制所允许的错误阈值，那么准种将被破坏，并分散在整个有生存能力的序列范围内。

2. 准种与临床的关系

当准种群中的敏感株被药物筛除后，剩下的耐药株所形成的新的准种群的性质可能与从前的准种群完全不同。目前研究认为，这是患者疾病慢性化和持续性感染的重要原因。而观察提示，感染性疾病中，准种复杂性低的患者预后较好，而准种复杂性高的患者则预后较差。

准种的复杂性，是指不同变异株的百分比和变异株的多样性。前者是指各变异株所占的比例；后者则表示序列群中突变位点数。当不同患者准种群的优势序列相同时，由于准种复杂性的差异，可能会导致患者的临床结局大为不同。因为，患者体内的准种复杂性越低，机体通过免疫系统将其彻底清除的可能性就越高。

准种理论最大的特点是从患者体内全病原群体的水平上去认识病原的生物学特性及临床意义，不再注重某种单个的野生型或变异株的意义。目前对于准种的研究还只是初步的，对于准种的规律性和影响因素，以及与疾病的发病机制、诊断和治疗、预防和预后等关系均有待进一步深入研究。

参 考 文 献

［1］ Darwin C. The Origin of Species. London：John Murray，1859.

［2］ 恩格斯致马克思. 马克思恩格斯全集（第二十九卷）. 北京：人民出版社，1972.

［3］ Dobzhansky T. Nothing in biology makes sense except in the light of evolution. Am Biol Teacher，1973，35：125-129.

［4］ Ernst Mayr. What Evolution Is. New York：Basic Books，2002.

［5］ Dawkins R. The extended phenotype. Oxford：Oxford University Press，1983.

［6］ Ewald PW. Evolutionary biology and the treatment of signs and symptoms of infectious disease. J Theor Biol，1980，86（1）：169-176.

［7］ Williams GC，Nesse RM. The dawn of Darwinian medicine. Q Rev Biol，1991，66：1-22.

［8］ Dobzhansky T. Nothing in biology makes sense except in the light of evolution. Am Biol Teacher，1973，35：125-129.

［9］ Nesse RM，Williams GC. Why We Get Sick：The New Science of Darwinian Medicine. New York：Times Books，1994.

［10］ Sterns SC，Koella JC. Evolution in health and disease. 2nd Edition. Oxford：Oxford University Press，2007.

［11］ Jackson MA，Goodrich JK，Maxan M，et al. Proton pump inhibitors alter the composition of the gut microbiota. Gut，2016，65（5）：180-183.

［12］ Faust K，Sathirapongsasuti JF，Izard J，et al. Microbial co-occurrence relationships in the Human Microbiome. PLoS Comput Biol，2012，8：e1002606.

［13］ Peng J，Yang H，Jiang H，et al. The origin of novel avian influenza a（H7N9）and mutation dynamics for its human-to-human transmissible capacity. PLoS ONE，2014，9（3）：e93094.

［14］ Yeung JW. A hypothesis：Sunspot cycles may detect pandemic influenza A in 1700-2000 AD. Med Hypotheses，2006，67：1016-1022

［15］ Eigen M. Selforganization of matter and the evolution of biological macromolecules. Naturwissenschaften，1971，58（10）：465-523.

［16］ Biebricher CK，Eigen M. What is aquasispecies？//Quasispecies：Concept and implications for virology. Berlin：Springer，2006：1-31.

［17］ Vignuzzi M，Stone JK，Arnold JJ，et al. Quasispecies diversity determines pathogenesis through cooperative interactions in a viral population. Nature，2006，439（7074）：344-348.

[18] Lee SK, Zhou S, Baldoni PL, et al. Quantification of the Latent HIV-1 reservoir using ultra deep sequencing and Primer ID in a viral outgrowth assay. J AIDS. 2017, 74 (2): 221-228.

[19] Eigen M. Selforganization of matter and the evolution of biological macromolecules. The Science of Nature, 1971, 58 (10): 465-523.

[20] Hoffmann GW. Co-selection in immune network theory and in AIDS pathogenesis. Immunology and Cell Biology, 1994, 72 (1994): 338-346.

[21] Schuster P, Swetina J. Stationary mutant distributions and evolutionary optimization. Bulletin of Mathematical Biology, 1988, 50 (6): 635-660.

[22] Domingo E, Holland JJ. RNA Virus Mutations and Fitness for Survival. Annual Review of Microbiology, 1997, 51: 151-178.

[23] Burch CL, Chao L. Evolvability of an RNA Virus is Determined by its Mutational Neighbourhood. Nature, 2000, 406 (2000): 625-628.

第五章　经典药物研发面临的困境和挑战

江华，彭谨，Charles Damien Lu，曾俊

近年来，随着人民生活水平的不断提高，对医疗服务质量的需求也以极快的速度提升。一时间，"看病难""看病贵"成为热议的话题。随着各种恶性伤医事件的不断出现，医患关系呈现极具恶化之势。人民群众医疗保障问题的解决，是一个系统工程，其中不可忽视的一点，是药物的价格和疗效。简而言之，即使国家财力雄厚，医保也不可能无限制的对所有药物进行报销，在公共卫生的角度，必须权衡：对于特定疾病、以何种价格取得何种疗效的药物（或治疗）才值得报销。这个问题的解答，既需要卫生经济学的视角，但更重要的是要认识到今天的药物研发和疾病预防和治疗理念正面临的巨大挑战。根本上，任何经济学的安排，都是建立在"合理治疗"基础之上的。在这个意义上，循证医学创始人 Cochrane 教授的一句话具有极强的先见性，此即"有效的治疗应当报销"。

那么，什么是有效治疗？新的药物就代表有效治疗吗？不少人认同这个观点。例如，2014 年《三联生活周刊》刊登了一篇长文《中国人为什么吃不到新药》[1]，该文的基本观点可以概括为：新药就是有效性的代名词，只要是经过国外权威机构认可并上市的新药，就可以而且应该在中国尽快上市。文章甫经发表，即在公众中引起了很大的反响，一时间，在新浪微博等社交媒体引发了热议。很多普通读者认为该文是一场及时雨，是一篇为人民群众使用进口新药的权利鼓与呼的雄文。但是，从事生物医药行业的许多业内人士则对该文多有质疑，认为该文存在很多漏洞和硬伤。不少专家认为，该文的报道基调并不公平，其主要反映了外资制药企业的声音，而主张放松进口新药管制的论点更有悖于医药研发行业的共识。

首先要肯定一点：该文将我国国家食品药品监督管理总局（CFDA）现行新药审批流程存在的问题，以通俗易懂的形式展现给了公众。CFDA 药审过程中效率低下的问题，亟待改善，这早已是业内共识。但行业外的公众，在这篇文章之前，对此则知之甚少。该文将此现状揭示于大众面前，有助于引起主管部门的重视，这是一件好事，对于促进我国卫生事业的发展有积极作用。

但是，如果认为，解决上述问题的对策，是放松对进口新药的审批，甚至直接采纳国外药厂在欧美的临床试验数据，免除它们在中国进行临床试验的责任，则大谬不然。之所以有这样的看法，是因为细查该文，其作者对新药研发及临床药物治疗的现状缺乏深入理解，同时，该文的报道也缺乏公共卫生的一些基本理念。

该文以一个生动的案例来引出他的文章，这个案例，简述如下：一位 80 岁的前列腺癌患者，需要一种可以把生存期延长一倍的新药，该药物没有在中国上市，患者历经艰辛终于在香港购得此药，并因此延长了生命。这是一个感人的故事。然而，作为

从事临床和公共卫生工作多年的医生和科学家，读完这篇报道，在感动之余，我们想到了以下三个问题：这位患者花了多少钱？患者花这些钱值不值得？他的经验是否具有普遍意义？

就先从该文所提到的这个药物——阿比特龙的临床试验报告说起。根据该文的报道，阿比特龙能将已有治疗方法无效的前列腺癌患者的生存期延长约50%。初一看来，这个结果很了不起。然而，若深入了解前列腺癌的治疗现状，就不难发现，这个结果，其实并不怎么样。若不用该药，在晚期前列腺癌患者，其预期生存时间（即被诊断为某种癌症后，按照常规治疗手段进行治疗，患者预期能活多长时间）约为10个月[2]。依制药公司公开的数据，阿比特龙可以把预期生存时间多延长4~5个月（不同的临床试验有不同的结果，取其平均值）。代价是每月至少花上43 000元人民币的药费（净价，据美国阿比特龙价格换算），至少用药8个月[3,4]。换言之，即使阿比特龙有效，患者要掏出约35万元。

花几十万多活不到半年，对于有经济实力的患者，固然可以是一种自己的选择。但随之而来的问题是，这种在临床试验中获得的疗效，是否具有普适性？其实，这是要打问号的。

为什么会有这样的问题？因为大多数新药临床试验，制药公司为获得理想的试验结果，通常会对受试者的纳入条件进行严格控制（纳入条件，通俗的说，就是决定什么样的患者可以被选为临床试验对象的标准）。倘不如此，则试验出不了理想结果的风险很高，如果临床试验的最终结果不够好，很可能CFDA就不给批准上市，制药公司的巨额投入也就打了水漂。然而，一个新药被批准可以用于临床后，其真正的临床疗效，取决于患者自身的条件（如肿瘤分期、遗传背景、年龄、性别等）与临床试验中用到的受试者的条件在多大程度上是相符合的。很不幸，由于临床试验对受试者的精挑细选，这些抗癌药物的适用范围，事实上是很狭小的。所以，就该文提及的这例高龄晚期前列腺癌患者的治疗，就算他恰好是与阿比特龙临床试验的受试者具有高度的相似性，且在接受阿比特龙后，也确实获得了寿命延长，这个例子也不具有普遍性意义。因为，并非所有激素治疗失败的晚期前列腺癌患者，其自身条件都恰到好处地与阿比特龙上市研究相一致。

再换个角度来看看这问题。根据科学证据，如果某位80岁的老人，在1998~2000年间被诊断为前列腺癌，其1年预期生存率是67%。这个数字，在十年以后（2007~2009年），升高到72%。在这十年间，前列腺癌的治疗乃至恶性肿瘤的治疗都在不断发展，也有不少新药上市。然而，即或如此，就前列腺癌这种肿瘤来说，1年生存率在十年中仅仅提高了5%[5]。换句话说，即使有了阿比特龙，80岁的前列腺癌患者的1年预期生存率也不会有明显改善。

我们更进一步来看看国际上对阿比特龙的临床应用问题的研究，2014年5月出版的《西班牙泌尿学报》发表了一篇论文，对如何应用阿比特龙进行了较为全面的评价。在这篇论文中，专家指出阿比特龙的疗效，依赖于医生对患者病情的判断，以及对药物有效性的预测（必须准确识别出对特定药物有效的患者，才能够对症下药，花出去的药费也才能值回票价）。然而，对阿比特龙有效性的预测，目前还没有良好的模型，学术界的共识是：还需要更多临床研究来验证阿比特龙适用的特定患者类型。简而言之，不能轻率的说，阿比特龙可以广泛适用于晚期的、激素治疗无效的高龄患者[6]。所以，该文将阿比特龙的个案用于说明由于进口新药上市滞后，导致了中国肿瘤患者的寿命延长不如欧美国家，这个证明在逻辑上是不成立的。

肿瘤药物，以及任何重大疾病的治疗都属于临床医学和公共卫生的异常复杂的问题。如果不能仔细、深入考察科学和技术上的细节，不能充分考虑和平衡科学上的不确定性，则相关报道必然会失之偏颇。极为有趣的一点是，制药巨头们往往倾向于有意隐瞒科学上的这些不确定性。制药巨头们的药品注册部门和市场部门的日常工作之一就是打擦边球，将不确定性用小字注明，而在医院和业内专业会议上宣讲时，则大讲特讲其新药未经证明的普适性。医生和患者一旦形成错觉，心理上自然就认为这是最后的救命稻草，再贵也值得一用。

过去十多年来，疾病治疗取得的进展是巨大的，很多疾病有了伤害更小的治疗方法，使得患者痛苦更少，住院时间更短。然而，对这些进展作出贡献的，主要是各种医疗技术的进步（如腔镜技术大大减轻了很多癌症的手术伤害，影像技术的发展，使得我们可以更加快速和早期发现肿瘤，从而能够早期切除。类似的例子还有很多）。

但是，治疗学的进展，从整体上看，药物的贡献远不如人们想象的那么大。近十几年来，美国 FDA 批准的新药中，大多数"新药"都是旧有药物的改良，大多数制药公司研发这类药物的目的只有一个：用结构类似的新分子实体替代专利已经过期的新药（本质上，化学药物都可以视为分子实体），以维持超额利润。这类药物在 FDA 接受审查时被称为"常规调查药物"。剩下的所谓"优先调查药物"（即新分子实体，比现有的同类药物具有明显的优势）中，绝大多数只有很狭窄的适应证（即只能对极少数患者有益）[1]。购买这类药物，花费巨大。更令人（医生和患者）感到悲哀的是，即使是优先调查药物，其对患者的益处常常也被有意地夸大（如前所述）。例如，大多数新抗癌药物，其有效性判定的标准，仅仅是将患者的预期寿命延长 3~6 个月。而这 3~6 个月的寿命延长，往往需要患者或保险公司付出数万甚至是数十万美元（参考前述阿比特龙的例子）。

有些人觉得花几十万延长 4 个月寿命没意义，有些人觉得花几十万延长 4 个月寿命很有意义。虽然每个人对生命的价值见仁见智，但是，无法否认的一点是：人总是要死的。

"生命无价"只是一个美好的愿望，面对绝症，我们应该采取一种什么样的态度？毫无疑问的，如果存在确切无疑的治疗手段，以适当的花费能将生命延长足够的时间（以恶性肿瘤为例，将患者寿命延长 5 年或者以上，才能称为"治愈"了这个肿瘤）。那么这种疗法或药物就应当推广应用，也应当考虑纳入医疗保障体系。但是，如果情况不是这样，那么所谓的"新药"，就不过是一种昂贵的安慰。如果非要说生命宝贵，哪怕多活一天也是值得用无限制的金钱去换取，那么，再恕我直言，这种生命观对个人、对家庭对社会，都是有害的。

制药业巨头们津津乐道的"新药研发是高风险高投入产业，从合成新药分子到上市，平均需要十年以上的时间，花费以亿美元计算的金钱"是一个带有很大欺骗性的宣传策略。《新英格兰医学杂志》的前主编玛西娅·安吉尔对此问题进行了深入调查，她的研究可谓权威[6,7]。简而言之，她发现，制药巨头们计入药物研发项下的费用，其绝大多数并没有真正用在研发上，而是以巧妙的形式用于市场宣传和推广。例如，在 2~3 期临床试验中，大量的金钱被用于支付顶级专家团队的各种非科研花销。其目的，说穿了，就是尽可能地用各种合法手段来操纵临床试验的结果。

但是，纸是包不住火的。近年来，多个明星药物的"皇帝新衣"被戳穿，更直接将这些花样暴露在阳光下。例如，2013 年，知名的《英国医学杂志》发表了一篇重磅评论，详细披露了麻醉学和重症学领域一个重大造假案[8]。涉及其中的，是一种被称为羟乙基淀粉的药物。该药原本主要用于为大手术和休克患者补充丢失的体液，长期以来被认为是麻醉学和重症医学的一个重要进展。然而，事实却是一位顶级临床科学家在制药业巨头支持下，虚构数据，成批量制造假论文，发表在包括顶级医学期刊在内的数十本医学杂志上，支撑起了一个持续多年的巨大谎言。这些年中，患者、政府医保机构及商业保险机构，为这个无效的药物支付的金钱，多达百亿美元。类似的操纵手段，在欧美已经引起了关注，科学家、医生及监管部门都在严肃地考虑进一步规范药物上市前研究，加强监管。所以，在上述背景下建议我国的 CFDA 直接认可外资药厂在外国的临床试验数据加快新药上市，是非常不妥的。2016 年发生的"魏则西事件"，更是一个惨痛的教训：如果以"救命"为名放纵价格昂贵的新疗法，会对患者及其家庭造成何等严重的伤害。

目前以美国 FDA 为代表的新药审批政策的形成受 20 世纪 80 ~ 90 年代 AIDS 治疗需求的影响极大。当年，作为一个重大公共卫生问题，AIDS 患者急需救命的药物，然而旧有的新药审批机制不够快，使得很多晚期 AIDS 患者在等待中死去。在很多科学家和社会活动家的倡议下，FDA 建立了重大疾病的快速审批机制。这在当时是一项巨大的制度创新，挽救了数以百万计 AIDS 患者的生命。AIDS 成为一个可治疗的慢性病，是 20 世纪后期新药研发界对人类健康最辉煌的贡献之一（到 2013 年，HIV 感染者的平均预期寿命，已经超过 50 年）。但是，这一制度很快被制药巨头滥用了。很多其实并不具有类似 AIDS 药物"救命"功能的新药，也通过这种流程得以快速上市。阿比特龙就是一个典型的例子。

所以，既然很多进口新药无异于"皇帝的新衣"，为何中国的患者或政府要为之买单？大多数非医药专业的人士，对于制药业巨头的噱头缺乏深刻认识，因而容易上当受骗。该文的这篇报道，其不足或者有害之处正在于此。但其对社会的危害却不仅仅是他本人上当受骗这么简单。他用一个未经确认的孤证，激发了很多人的代入感，如新浪微博上，在该文所发布的报道之下有这些评论："中国病人确实倒霉"，"袁老师，这个选题特别实在，对那些病床上的人来说，时间特别紧迫"……这些评论明白无误地说明了，很多普通群众在读了该文的文章后，被误导了，认为进口新药的延迟上市耽误了救命。然而，让公众得出这种结论，最开心的正是那些处于严格监管之下，极思打开潘多拉之盒的制药业巨头们。在这里，我们不愿意做诛心之论，但至少，该文用一种极不严肃的态度，写了一篇涉及公共卫生政策的重要科普文章，这种做法，有悖于科学作家、记者严谨求实的专业精神。

我们再说远一点，从产业发展的角度，未来医疗行业发展的重要趋势，应该是通过对廉价的专利过期药物（老药）进行深入的挖掘和研究，以使得廉价药物能发挥更大更好的作用。这样的趋势，其实已经崭露头角了。例如，2008 年，钟南山院士牵头完成了一个非常重要的临床研究，并发表于国际知名的医学杂志《柳叶刀》。该研究证明，一种常用的廉价祛痰药——羧甲司坦可以有效预防慢性阻塞性肺疾病（即俗称的肺气肿）的急性发作（羧甲司坦片剂，250 毫克/片，每片价格约人民币两角）。该研究发现，应用羧甲司坦，可以极大提高肺气肿患者的生活质量，并节约大量治疗费用[9]。类似的例子提醒我们，现有的药物武器库中，已经存在的大量廉价药物，其潜力远远没有被挖掘出来。

所以，专利过期药并不等于过时药，老药并不见得就比新药差。从公共卫生的观点来看，基于常见的专利过期药，完全可以支撑起一个国家的医疗保障体系。适当控制新药进入中国市场，通过政策性壁垒防止中国患者和政府向外资制药巨头支付巨额"研发费用"并无不妥。同时，严格要求外资制药巨头的新药上市必须在中国进行完整的临床试验，对于防止它们在国内过度渔利，以及扶植国内医疗产业健康发展，都有重要意义。

很多时候，药物的临床价值并不完全等同于药物的公共卫生价值。经常被大家忽略的一个事实：国人寿命自新中国成立以来处在一个不断上升的趋势中（人均寿命从 1949 年的 45 岁增长到 2011 年的 76 岁），使得国人寿命持续增长的最主要原因，并不是进口新药，而是新中国成立以来我国逐渐完善的公共卫生体系。因此，仅仅因为 CFDA 效率低下、审批过程缓慢，使得外资制药巨头的新药不能及时上市，就得出一个结论说"中国的医疗体系这么糟糕，一定是从根上就烂了。最可怜的就是中国病人"，是一种情绪性的发泄，既不科学，也不客观。进而言之，新药上市快慢问题，不能用于评价医疗系统的好坏。其实，在这个世界上，没有哪个大国的公众认为自己国家的医疗系统不糟糕。如果要讨论整个医疗系统的改善，切入点应该是医保体系的设计、基本药物目录是否合理，以及分级医疗制度如何实施。

参 考 文 献

［1］袁越. 中国人为什么吃不到新药. 三联生活周刊，2014，23：116-123.

［2］Fizazi K, Scher HI, Molina A, et al. Abiraterone acetate for treatment of metastatic castration- resistant prostate cancer: final overall survival analysis of the COU- AA- 301 randomised, double- blind, placebo-controlled phase 3 study. Lancet Oncol, 2012, 13（10）: 983-992.

［3］Mailankody S, Prasad V. Comparative Effectiveness Questions in Oncology. N Engl J Med, 2014, 370: 1478-1481.

［4］Borre M, Erichsen R, Lund L, et al. Survival of prostate cancer patients in central and northern Denmark, 1998-2009. Clin Epidemiol, 2011, 3（Suppl 1）: 41-46.

［5］Arrabal-Martín M, Anglada- Curado F, Cózar- Olmo JM, et al. Pre- chemotherapy Abiraterone Acetate. A Proposal of a Treatment Algorithm in Castration Resistant Prostate Cancer. Actas Urol Esp, 2014, 38（5）: 327-333.

［6］玛西娅·安吉尔. 制药业的真相. 续芹译. 北京：北京师范大学出版社，2006：Ⅲ- Ⅵ.

［7］玛西娅·安吉尔. 制药业的真相. 续芹译. 北京：北京师范大学出版社，2006：72-83.

［8］Wise J. Boldt: the great pretender. BMJ, 2013, 346: f1738.

［9］Zheng JP, Kang J, Huang SG, et al. Effect of carbocisteine on acute exacerbation of chronic obstructive pulmonary disease（PEACE Study）: a randomised placebo-controlled study. Lancet, 2008, 371（9629）: 2013-2018.

第六章　医学发表体系与医学研究的困境

江华，周志远，彭谨，陈伟，彭曦

　　科学发表体系从来就是科学不可分割的一部分。随着科学共同体的不断扩大，以及全球性研究网络的建立，科学发表体系在科研中的作用越加重要，尤其是所谓"顶级期刊"，更是引领科学研究发展方向的重要力量之一。本书作为一部探讨生物医学研究发展的理论和方法学著作，对此问题也有我们的见解。我们在此提出的一个论点：以 CNS 为代表的顶级大型科学刊物引领的论文发表"规范"或曰"时尚"，对此类造假是否也应承担部分责任？

　　2013 年 12 月 10 日，Randy Schekman（2013 年诺贝尔生物医学奖获得者）在卫报上发表了《Nature，Cell 和 Science 之类的期刊是如何毁掉科学的》一文，对 CNS（代表国际最高水平的 Cell、Nature 和 Science 杂志，CNS 并不是专有名称，只是表示生命科学高水平学术杂志）提出了严厉的批评。我们认为，Randy Schekman 的很多意见是切中时弊的，不过，他并未在文中论及现象背后的一些深层的问题。最近几年，知名生物医学杂志上的著名论文造假事件，令人目不暇接，其性质恶劣，影响广泛，堪称空前，惟愿绝后。例如，著名的 Potti 医生造假案，以及最近发生的藏敬五造假案。这些造假者的行径严重损害了社会公众对科学社区及"科学自治"的信赖，势必动摇生物医学研究的基础。对这些造假者当然应该加以谴责，但仅止于空泛的谴责，以及对当事人的惩处是远远不够的。科学社区应该反思，如何进一步规范科学研究的具体运作，以及如何杜绝造假和防范不端行为的机制。

　　随着生物医学研究技术和仪器的快速发展，科学家们能够对复杂生物学现象利用多种技术手段来进行综合性研究。这种情况下，出现了一种认定"高水平研究"的倾向，即将利用多种研究手段的研究等同于高水平。换言之，一个"高水平研究"首先必须包括一个能够反映当今特定学科发展思潮的假设；然后利用现有的各种先进方法对这个假设进行多个角度的验证（基因，蛋白质相互作用，细胞内细胞外各种干预手段的运用）；最后结论要求能够阐明一条新的调控通路或者新的生物学现象。

　　在某种程度上，这种复杂的研究方式能够避免一些因设计缺陷造成的不严谨的结论，从而获得高水平的研究成果，由此也受到 CNS 等顶级刊物的大力提倡。遗憾的是，这种研究范式也给造假者提供了温床。一项重要结论若是由多篇已发表的论文，或多个独立实验室的研究结果来逐步推出的，那么任何一个关键中间环节出现作弊，都是很容易暴露的。而在生物医学类的研究中，重复验证关键核心步骤的成本巨大。一个垄断了所有关键中间步骤的大项目，很难被其他研究者进行检验，这就给作弊留下了巨大的生存空间。

　　当前顶级学术期刊所青睐的重量级论文的研究范式，正是鼓励某个实验室，或利益密切相关的数个联合实验室完成所有中间步骤。在研究者已经耗费巨大研究资源的前提下，如果发现某个关键环节的实验结果出了意外，那么修改部分数据进而强行发表成果就会成为一种策略。在这种情形下，依赖某个研究者或某个实验室的科学良知来保证学术自律，是对人性的巨大考验。

上有所好，下必胜焉。这种由 CNS 等期刊倡导的崇尚烦琐化论证的研究风尚，对近年来频频发生的重大造假事件负有部分责任。这些重大作假事件必然会影响公众对科学自治社区的信任。

的确可能存在某些实验室和科学家，诚实严谨地完成了大型项目，并获得巨大突破，这样的论文当然是重量级论文，并值得在 CNS 发表。但是在学术作弊层出不穷的环境下，这些重大成果应该受到更严格的检验。我们建议，应有独立实验室重复验证此类成果的关键环节，而不是仅仅围绕论文的文字、图片、数据进行同行评议。而这种对重要成果进行重复研究，也值得在顶级杂志发表。

此外，面对生物体固有的复杂性，科学社区应该对企图"一招制胜"搞定复杂疾病的研究策略有所反思。越来越多的证据表明，大多数慢性病是机体信号调控网络紊乱造成的现象，对此进行深入理解和解释的前提是在已有的知识基础上提出新的系统框架。如生物学大师恩斯特·迈尔（Enrst Mayr）所言，"在生物科学中，绝大多数的重要进展是由引入新概念或改善现存概念而取得的"。在这种情况下，试图通过烦琐化的"严谨"工作来阐明人体生理病理信号调控网络中的某一"pathway"（通路），从而一劳永逸地解决复杂疾病的机制问题，是行不通的。

6.1　CNS 对数据分析的导向性

我们认为，现代生物学研究中，重要的工作应当包括两个方面：一是提供大量反映各种生理病理活动真实情况的数据，这些数据和现象无须获得立竿见影的最终解释，但是必须如实地反映特定实验条件下，细胞或者个体的各种反应的真实状况；二是通过统合大量原始研究的真实数据，利用数据挖掘、大数据分析及数据可视化等手段，对解释特定疾病或者生理现象提出新的概念框架。这样的研究更适合于解释人类复杂的病理生理过程，也应该成为未来生物医学研究的前进方向。

遗憾的是，目前以 CNS 为代表的传统生物医学刊物的审稿制度和发表机制无法满足上述要求。审稿人对于所谓逻辑严密、证据充分的追求，使得"严谨"的研究成为了某些实验室的"特权"。

与此同时，现有的论文发表体系并未对原始数据的公开性做出特别要求。巨大的研究投入和资助者"限期出成果"的要求，使得许多研究者在研究设计阶段就准备好了一个符合编辑和审稿人胃口的预设结论。在这种情形下，所有的实验过程都会围绕着论证预设结论来进行，与此无关的各种数据将会被有意抛弃。在实验结果的解释过程中的倾向性更是显而易见。

所有的这一切最后将导致一个可怕的结果：为使论文在 CNS 等顶级刊物发表，研究者很多时候不得不通过故意隐藏某些不支持预设结论的数据，甚至强行修改数据，以获得更加"有意义"的结论。不过，反讽的是，很可能一些真实深刻的洞见就隐藏在那些被抛弃的数据中，此类事例在科学史上屡见不鲜。

在逻辑碰壁的时候，实验数据偏离预设结论的时候，有可能就是重大突破出现的时刻，前提是你抓得住机遇。什么是机遇？意想不到的才是机遇。但是，由 CNS 所一力提倡的这种垄断式研究，从头到尾追求的都是设计精良、滴水不漏，"意外"事件往往只会被实验者故意忽略或抛弃。因为，"意外"就代表真正的未知领域，投入其中，谁敢言一定能成功？

如果说巴斯德等生物医学先驱在研究中时刻等待着意外（机遇）的降临，那么当今许多研究者则对机遇避之唯恐不及。以人类胚胎干细胞的一个知名造假事件"韩国黄禹锡案"为例，其在实验中抛弃的"意外"就缊含着机遇。他通过修改实验数据，把孤雌生殖所得的干细胞论证为克隆所得的胚胎干细胞。2007 年，美国哈佛干细胞研究所的 George Daley 教授就已经指出，黄禹锡无意中创造了首个来源于未受精卵的人类干细胞系，这本应该成为一个重大的发现。那么，我们现在应该反思的正是：是什么样的科研风气和环境，导致黄禹锡宁可作弊也要抛弃重大机遇？

为避免这种状况，也许在不远的将来，会有激进的科学家提出：让 CNS 统统关门才是消除浮躁之风的一种正本清源的好法子。这类期刊的存在，使得某些知名实验室的科学家和审稿人可以左右论文发表的趋势，对某些不合其固有思维模式的实验结果提出苛刻的验证要求，反之亦然。由此造成的论文发表偏倚会严重阻碍科学的进步，不公开实验数据更是大大降低了通过数据挖掘来获得新知识的可能性。

此种论文发表环境下，CNS 等传统刊物已经不再是发表真正有意义的研究的学术平台，而是成为一种高级学术政治游戏的名利场——学术公器成了门阀世家的玩物。长此以往，顶级期刊的编辑们将把"先看门第，再论科学"的恶习视作当然，而顶级审稿人也难以放弃"我们需要这个结论吗"之类的问题，并将此美化为"我想看看这个实验是否具有重要的科学意义"。

6.2 大数据时代论文发表体制的变革之道

2000 年，著名科学史家 Judson 在他的《大背叛：科学中的欺诈》中已经指出，"虽然同行评议和稿件评审看起来是合理的、不可或缺的和不可改变的……但它既不是自然法则，也不是认识论法则"，并且认为，虽然近年来对于同行评议制度的研究已经出现了很多，但由于缺乏数据，这类研究很难得出确定性的结论。

然而，同行评议，尤其是所谓顶级期刊的稿件同行评议缺乏客观性和可量性，已经是科学编辑共同体中的一种共识。怎样跨越这种挑战？在计算机网络和计算机科学繁荣发展的今天，我们应该寻求一种更为客观的评价科学论文的方法。具体建议如下。

1. 严格执行研究数据开源，鼓励对已发表研究的数据进行二次挖掘。这样有如下两个好处：

（1）防止刻意的学术造假。与物理、化学等经典学科研究相比，生物学研究数据受到更多、更复杂也更不可控的因素影响。利用大数据分析、机器学习等数据挖掘的方法，有可能从已发表数据中挖出很多重要的被研究者忽略的相关性信息。为进一步的研究提示方向，同时使得未来的研究者能够对数据进行核查。在著名的 Potti 医生案中，揭露造假的 Paul Goldberg 等正是通过主成分分析对论文数据进行了二次挖掘，发现了数据内部缺乏自洽性，从而揭开了这一重大造假案的盖子。

（2）研究数据开源有可能催生新的发现。越来越多的证据表明，单独一个实验室并不一定能够对实验数据所蕴含的信息进行充分的解析。在这种情况下，上传原始研究数据并开放使用，能够为其他研究者对数据进行深度解读创造出基础。只要数据的真实性有保障，即使结论并不激动人心，也有可能供未来的研究者加以利用并挖掘出新的价值，得出原作者未曾料的重要发现，或者用以建立新的概念框架。

2. 改变过分严苛的同行评议标准，对跨学科研究提供更加宽容的发表环境。研究数据开源带来的另外一个后果就是，不同的人对于开源数据的解读完全可能是不一样的，甚至是矛盾的。在这种情况下，需要更客观地定义实验的严密性和严谨性。审稿人和编辑应当摒弃主观上对于新思想和新框架的偏见，是否接受论文发表，应该首先基于这篇论文的数据质量，而不是结论是否满足于证明某种特定的观点或假设。顶级期刊在组建审稿人数据库时，应当纳入更多的具有多学科背景的专家，使同行评议制度获得新生。

3. 对知名研究机构和新的、不知名机构一视同仁。研究数据开源本质上是一种科学研究的民主化。以数据真实性作为论文发表导向，也有助于消除当今学界盛行的基于地域、名气的歧视和不平等。尤其是所谓顶级期刊，更应该时刻警惕存在于编辑、审稿人心中的这种内在偏见和歧视。

4. 开放获取。网络出版和开放获取，最终会彻底改变科学发表的现状。它能够为新的思路和新的交叉学科研究范式提供更大更快更宽容的发表平台，只要论文逻辑自洽，证明有效，就应该让科学界同行尽快看到。

第七章　分析医学：数据科学、物理学和临床医学的新综合

江华，杨浩，彭谨，周志远，曾俊，王奇

7.1　分析医学的源起：肿瘤研究的困境

1971 年，时任美国总统理查德·尼克松（Richard M. Nixon）签署了其雄心勃勃的《国家癌症法案》（*The National Cancer Act*）[1]，开启了当时世界医学史上规模最为宏大的国家科研工程，其所设定的目标可谓空前绝后，即通过国家的巨大投入并集合众多公立和私立研究机构之力，"攻克"肿瘤难题。

医生和科学家们曾经乐观地认为，只要投入足够多，人们就能彻底解读蕴含在基因组中的肿瘤发病机制信息：通过寻找靶点、通路及相应的药物，肿瘤的治愈将很快实现。近半个世纪过去了，肿瘤的基础研究取得了举世瞩目的进展。尤其是在其分子发病机制方面，人们对肿瘤的了解已经跃升了一个数量级。数以万计的研究论文和各种成果被发表的同时，大量的新药也不断面世。然而，恶性肿瘤的诊断和治疗出现了根本改变吗？

事实是：没有！虽然大多数发表的研究论文都宣称其研究结果"将对恶性肿瘤治疗带来如何重要的改变"，但是，这些阳性结果中的大多数的临床意义并不如他们所宣称的那样巨大。2007 年 Kyzas 及其同事发表了一个研究，对 1575 篇恶性肿瘤生物标志物的研究论文进行评价。他们发现，几乎所有（96%）论文的作者都宣称他们发现了有显著统计学意义的成果（阳性成果）[2]。事实上，这些研究论文中描述为"有显著应用价值"的标志物，最后真正成为临床可用的诊断标志物的，几乎没有[2,3]。在治疗领域，情况要好一些，但也仅仅是好一些而已[3,4]。几乎每周，我们都能在专业期刊乃至大众媒体上读到"肿瘤治疗的突破性进展"，然而这些"突破"中的大多数不是肥皂泡，就是昂贵的"皇帝新衣"，或者只是一些局部性的小改进：患者每多一天的生存，都要以巨量的金钱来换取。总体上看，近年来观察到的某些肿瘤病死率的下降，更多的应该归功于在公共卫生意义上的预防措施的实施[4,5]。总体上来说，肿瘤患病后的治疗效果，依然远远低于人们的预期。

所以，我们依然徘徊在门外：数千亿巨额资金的投入、数百万科研人员的辛勤劳动，并没有换来其功效可比拟于当年抗生素、输血、无菌术及临床营养治疗等具有真正革命性意义的进展。21 世纪的第一个十年已经过去，虽然各大制药公司都在不断推出抗癌新药，在局部的领域中，一些疾病的治疗状况有了改观。但是，整个肿瘤治疗，多年以来依然处于缺乏实质性、突破性进展的状态。

与此同时，我们的医疗卫生费用已经不堪重负。今天世界人口已经突破 75 亿，并处

于持续增长中。工业化国家早已跨入老龄社会，作为第一人口大国的中国，到 2025 年，也将正式进入老龄社会。老龄社会的特点之一，即是预期寿命的延长导致各种恶性肿瘤的发病率迅速攀升。这给已经不堪重负的医疗卫生系统，带来了极为严峻的挑战[5,6]。

支撑医疗保健系统的，看似是经济和支付政策，但究其根本，还是在于我们理解和认识疾病的科学。正确的知识带来正确的治疗策略，特别是患者可以负担的治疗方式。而错误知识与信息会带来巨大的浪费，最为严重的后果是有可能拖垮整个社会经济[5]。所以，肿瘤给我们带来的，不仅仅是一两个局部性的技术问题，而是一场潜在的医学科学的甚至社会经济的危机。

7.2　经典肿瘤研究的哲学基础

7.2.1　机械还原论和本质论的肿瘤研究

挑战来源于我们如何正确认识和研究肿瘤。从定量的角度来观察肿瘤的发生、发展过程，其本质是一个以人体三维空间中的病理解剖学变化再加上时间变化的四维时空中的生命系统演化问题。现有的肿瘤研究模式主要是脱胎于病理形态学并结合了分子生物学知识的范式，对复杂问题采取了机械还原论和本质论的处理。通过收集大量与肿瘤发病机制及治疗有关的事实，从而形成了类似于博物学的肿瘤分类体系，并以之为基础展开以经典统计学为核心的临床研究，进而发展了统计相关性为核心的第一代循证医学（evidence-based medicine，EBM）方法论。究其根本，这是一种将问题高度简化、抽象后的理想模型。从基础到临床所进行的研究无不基于上述理想模型而进行。通过上述处理，在高维空间中的问题被简化，人们对复杂系统的一些组成成分可以进行认识和处理。但由于简化模型不可避免地会造成大量关键信息丢失，学科的专门化更使得作为整体的知识被分割成碎片。如此种种，使得人们无法准确和定量地把握高维系统的时空结构，从而难以对肿瘤系统演化中的物理过程进行缜密考察。最终，这样的研究范式带来的，只能是谬误与真相交织的一知半解。

7.2.2　还原论和统计学为中心的研究范式无法很好地处理具有时空结构的肿瘤演化过程

生命系统，是一个具有自组织与自修复特征的耗散、复杂动力系统，通过和外界的能量物质交换，维持自身的稳定或者相对稳定状态。这种自组织与自修复特征，从宏观到微观体系都有鲜明的体现，大至系统器官小至一个细胞纤毛乃至染色体本身。此前的生物医学研究通过还原论和机械论的方法，在一定程度上正确解析了生命系统的自组织特征，因而取得了巨大的成功。如此就培养出一种信念：只要逐层还原下去，最终我们就能彻底地把握生命系统和疾病的运作模式。但随着复杂系统科学的快速发展，可以确信这个信念是有误的，至少是不完备的。已有证据表明，经典的有关恶性肿瘤单克隆性质的认识已经揭示了这种认识论上的不完备性。很多恶性肿瘤，随着时间的演进，肿瘤组织中的肿瘤细胞将发生异质性进化[7]。经过相当长的时间后，肿瘤组织中单个肿瘤细胞的基因组、转录组及代谢调节都与其起源时不再相同。此种情形下，依经典的还原论范式，要理解和解释肿瘤的生物学特性，就应该把每一个细胞的细胞内信号途径的行为学特征全部搞清楚。然而，即使我们拥有深度测序技术，理论上可测得每个细胞的全基因组；即使我们有转录组学技术和蛋白质组学技术等高通量检测手段，使我们能够获取所有细胞的所有变异数据，然而，经典的还原论和统计学技术面对由这些测量技术所取得的海量数据时，本质上是无能为力的。类似的困境，不仅存在于恶性肿瘤研究，在整个生物医学研究中，几乎随处可见。

仔细揣酌上述现象，我们不难发现，经典的肿瘤研究模型过于简化了复杂问题，以至于不能很好地容纳和解释这些事实，尤其是无法简单地还原客观存在的，在系统–系统之间、系统–组织–细胞和分子之间存在的物理结构及其相互作用关系。

回顾医学研究已经取得的成绩，很大程度上是针对有明确干扰源的疾病而取得的（如创伤、急性细菌性传染病）。对于这类疾病，去除了干扰源后，复杂的机体系统有极大的可能自动回复到稳态。

但问题在于，对于系统是如何回复到稳态的，我们实际上缺乏了解。这个问题的本质是：一个复杂系统的稳态具有什么样的结构？遭受外力干扰及干扰解除后，结构如何演化？回复到初始状态？还是实现了一个新稳态？这种新的稳态是否会对其他系统造成影响？此外，在恢复稳态过程中，是否需要其他系统的参与和贡献？解决上述问题，是解决系统在长时段中自身演化趋于失稳的关键。人体是一个复杂系统，而肿瘤的发生和发展显然是一个长时段的系统演化失稳的结果。

简而言之，深入思考今日流行的医学研究的哲学基础，我们会发现：她的整个认识论框架并没有完全脱离黑箱问题的困境。无论是发现再多分子生物学意义上的事实，还原并构建再多信号通路，都依然无法摆脱两个方面的固有缺陷：任何可测数据都只是对疾病的宏观表型的部分刻画，是对疾病造成的新状态与最终结果进行的归因，但对于疾病最终表型的发生、发展过程并不能赋予强因果解释；几乎所有疾病演化的过程迄今都还没有建立。

如果可以对肿瘤进行严格定义，赋予肿瘤这个抽象概念以确切的定量上或数学上的定义，那么在这个范畴内，我们将可以研究肿瘤的分析学（analysis）性质，包括其演化结构的动力学。从而可以用定量化模型来描述肿瘤的实际发生过程。

7.3 分析医学：哲学基础与概念框架

7.3.1 新的概念框架：建立物理意义的拓扑空间并容纳还原论性质的事实

医学研究，就其哲学本质而言，不是别的，既是对疾病和生命现象的描述，也是一种在时间维度上展开的研究。20世纪最伟大的生物学家恩斯特·迈尔（Ernst Mayr）教授早就指出，对于生物科学而言，概念框架的构建对于任何生物学学科的意义，都远远大于对科学事实的发现。另一位同时代的大师，20 世纪最伟大的历史学家、法兰西学院院士费尔南·布罗代尔教授（Fernand Braudel）在其革命性的历史著作《菲利普二世时代的地中海和地中海世界》中则指出："引起轰动的事件往往只是这些宽阔的命运的瞬间和表象，而且只能用这些命运予以解释。"[12] 布罗代尔教授所指的"命运"，正是迈尔教授哲学观中的"深层概念框架"。

我们必须找到一种合理的概念框架，其在方法论上能容纳还原论，更应该引入一种具有物理意义的拓扑空间或结构空间，从而实现对生物复杂系统"涌现性"（emergence）的描述与解释。涌现性早已为迈尔等生物学大师认定为生物学研究所必须面对的一个独有特性。其本质，从今天的观点看，其实就在于复杂系统的物理结构在时空中演化会产生全新的表型（phenotype）。从分析学的角度对此类问题进行研究，就必须引入结合了物理和数学方法的新概念框架，这一理论框架及研究范式，称为"分析医学"（analytic medicine）。

7.3.2　理解肿瘤的行为：在时空中演化的多尺度复杂系统

肿瘤并不仅仅是人体偏离了生理稳定状态的病理"实体"，更是复杂系统的行为模式。正是在这个意义上，准确地把握复杂疾病现象，进而发展出更好的治疗方法，根本上取决于我们如何理解和描述人体这个复杂系统的行为。20 世纪 50 年代，阿兰·图灵（Alan Turing）开启了一条全新的理解生命的道路：即从系统论和复杂网络行为的角度理解生物学现象及疾病过程[13,14,15]。

经过七十余年的不懈努力，各种物理与化学分析技术已经日臻成熟，使得对肿瘤在各个层面的表型观察和事实搜集达到前所未有的程度。与此同时，更为重要的进步，来自于计算科学和数据科学近十年来的蓬勃发展。对于处理从临床到分子水平的海量数据，我们已经拥有了巨大的技术潜能。这就为发展肿瘤的分析医学研究提供了实在的可能性。从而，可以为肿瘤分析医学做出如下定义：作为一种整合肿瘤发生、发展及治疗过程中诸复杂现象的多学科研究范式和理论框架，综合应用计算科学的技术，结合数据挖掘、数据分析、多尺度建模的方法与数字仿真等手段，刻画这些现象作为复杂系统在时空中多尺度演化的结构性与机理性。构建在四维空间中肿瘤的复杂系统行为的精确方程，从而实现对其预后的准确预测，并发展新的治疗策略。这种预测同时考虑到事物的内因和外因，要比单纯考虑外在表现的统计学预测更为准确。

7.4　分析医学：数学概念与框架模型

我们在此尝试性地给出一组简化的数学概念框架模型（图 7-1），在此概念框架下，肿瘤的发生、发展，被定义为一个多尺度的复杂系统模型，其中复杂网络（complex network）与非平衡态动力系统（nonequilibrium dynamics）并存。

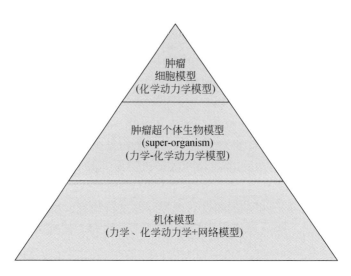

图 7-1　多尺度肿瘤研究模型的数学结构

7.4.1　肿瘤细胞模型

肿瘤细胞模型（化学动力学模型，chemical kinetics）描述肿瘤细胞内代谢网络行为：

$$\frac{\partial E}{\partial t} = G_{in}(x_i,\ E,\ v_{ij},\ I,\ t,\ \theta)$$

上述模型描述的是一个复杂网络上定义的动力系统，它刻画了肿瘤细胞内代谢网络的行为。给定时刻，一个肿瘤细胞内全部代谢物及其浓度，是由细胞内调控代谢网络的酶和外界输入信号共同决定的。故此，令 E 代表肿瘤细胞内的所有代谢物质的浓度，代谢物网络中各个代谢物组分 x_i 及各代谢组之间的调控关系 v_{ij}（x_i 对 x_j 的调控关系）。网络上的 E 随时间 t 的动力学行为描述如下：G_{in} 为肿瘤细胞内的代谢网络图中代谢物质浓度随时间的变化率（图论中的形式表示）；x 表示网络 G 中的 k 个节点，$\{x_n \mid n = 1,\ 2,\ \cdots k\}$；$I$ 为输入–外界因子（营养素、外界传入的信号）；t 为时间变量；θ 为网络 G_{in} 中节点连接参数，张量形式。

7.4.2　作为超个体生物的肿瘤模型

作为超个体生物（super-organism）的肿瘤模型：非平衡态力学–化学动力学（nonequilibrium mechanochemical dynamics）；肿瘤不是以单个细胞，而是以细胞集合（aggregate）的形式而存在的，其存在形式应该视为一类超个体生物（super-organism）。作为由细胞群体构成的共生实体，这类超个体生物系统是一个非平衡态体系，物理上讲，其行为模式服从广义 Onsager 定律（generalized Onsager principle）[16,17]；其性质的描述可分为三个部分：耗散结构（dissipative structure）：随时间 t 演进，体系熵增。例如，从单个正常细胞向恶性肿瘤发展转化的过程，是细胞的混乱度不断增加的过程，形成肿瘤后，肿瘤细胞的异质性会进一步增加。输运结构（transport structure）：肿瘤超个体与机体的代谢系统及各类信号系统之间存在密切的分子相互作用（如营养素输入、肿瘤信号的输出并产生对机体的影响–诱导新生血管、炎性反应、恶病质等）。恶性肿瘤细胞的增长。以下模型描述了这三类性质：

$$\frac{\partial u}{\partial t} = T \cdot u + F \cdot u + H(u)$$

式中，u 表示肿瘤细胞的密度及肿瘤细胞超个体系统中的所有相关化学物质的密度，u 随时间 t 的变化率由三部分构成，第一部分用 T（耗散算子）来描述系统内代谢物浓度的耗散结构，第二部分用 F（反对称算子）描述代谢物的输运结构，第三部分 $H(u)$ 表示肿瘤细胞及相应化学物质的反应增长率。T，F 和 H 从原理上讲依赖于 E。

7.4.3　机体本身与肿瘤超个体之间的相互作用构成了更大尺度的复杂网络系统

本模型描述了肿瘤超个体系统与机体系统内的各个子网络（器官）之间的耦合关系，可用于刻画和对应临床上观察到的各种症状，以及药物–肿瘤–机体相互作用。该网络是一个非平衡态的开放系统，定义为 G'，由以下模型描述：

$$\frac{\partial g}{\partial t} = f\left(g, \ \frac{\partial g}{\partial x}, \ x, \ u, \ u_E, \ I, \ u_I, \ t\right)$$

式中，g 是由可测指标构成的复杂网络各节点上的可测量的统称。该复杂网络可视为图论中的图，$G' \equiv G'(x, v)$，x 表示可测指标向量，v 为有向边，表示可测量指标之间的相互作用关系，u 表示肿瘤组织，u_E 表示肿瘤组织向机体释放的信号，u_I 表示肿瘤组织接受到机体对其的干预信号，此时 G' 就构成为一个有向图。t 为时间，f 为描述 G' 这个图随时间演化的作用机制。在节点之间允许有输运关系。数学上，这是定义在复杂网络上的偏微分方程组。事实上本模型具可推广性，任何复杂疾病都可定义为图 G' 随时间 t 逐渐失稳后进入另外一个吸引子的过程，而吸引子的吸引域大小和收敛速度则可以用来定义疾病的易感性、致病强度，以及患病后在治疗相关因素影响下病程的演化（即向不同预后转归的过程的动力学）。

7.5　肿瘤分析医学的发展路线图

肿瘤分析医学的发展路线图，可以概括如图 7-2 所示。

图 7-2 中的起点是过去数十年来众多研究者经由各种观察性研究、动物实验和临床试验所采集的海量数据。对这些数据，首先可以系统采集并使用数据挖掘工具进行清理、分析，形成可供机制性建模（mechanistic modeling）的基础。机制性建模的目的，首先在于赋予数据以系统性和关联性，将原来分割存在于各个学科范式下的数据整合形成可描述特定肿瘤发生、发展的多尺度的机理性描述。数学上的表征可以通过复杂网络的动力学理论。进一步对肿瘤–机体相互作用做理论探索，将引入物理意义上的时间–空间结构，物质输运及反应机制；以此为基础建立化学–力学、动力学模型（chemo-mechanic and

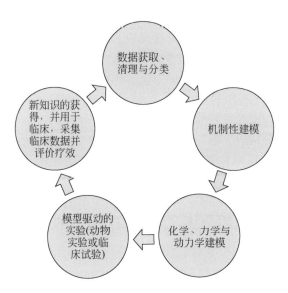

图 7-2　肿瘤分析医学发展路线图

dynamic models)，从而通过数学建模及高性能计算精确地描述肿瘤的生理、化学性质，特别是其随时间的演化规律，并以此指导新实验的开展。此举将极大地拓展肿瘤治疗学和诊断学研究的范畴，进而将第一代循证医学以统计为核心的"证据"观念中的不合理部分剔除，并赋予"证据"以全新的意义。

7.6　结 论

总之，我们有充分的信心认为，肿瘤分析医学的概念框架不仅是全新的医学研究范式，更将为未来临床治疗的发展、进步带来巨大的动力。这一机遇使我们可以乐观地估计，在不久的将来，将实现癌症的治愈或控制，尤其是以广大人民群众和社会负担得起的方式实现。

参 考 文 献

[1] The National Cancer Act of 1971. http：//legislative. cancer. gov/history/phsa/1971［2015-12-23］.

[2] Kyzas PA, Denaxa-Kyza D, Ioannidis JP. Almost all articles on cancer prognostic markers report statistically significant results. Eur J Cancer, 2007, 43 (17)：2559-2579.

[3] Macleod MR, Michie S, Roberts I, et al. Biomedical research：increasing value, reducing waste. Lancet, 2014, 383 (9912)：101-104.

[4] Seyfried TN. Images of cancer//Cancer as a metabolic disease：on the origin, management and prevention of cancer. Hoboken：Johny Wiley & Sons, 2012：1, 2.

[5] 江华，彭谨. 进口新药，我们真的那么需要吗？医学争鸣杂志，2014, 6 (4)：55-60.

[6] Chen W, Jiang H, Yu J. Redefining and overcoming malnutrition in developing countries：A system biomedicine perspective//Addressing Malnutrition to Improve Global Health. Washington, DC：Science/AAAS, 2014：6, 7.

［7］ Gerlinger M，Rowan AJ，Horswell S，et al. Intratumor heterogeneity and branched evolution revealed by multiregion sequencing. N Eng J Med，2012，366（10）：883-892.

［8］ Farren ATI. Leininger's ethnonursing research methodology and studies of cancer survivors：a review. J Transcult Nurs，2015，26（4）：418-427.

［9］ Rada G，Schünemann HJ，Labedi N，et al. Systematic evaluation of the methodology of randomized controlled trials of anticoagulation in patients with cancer. BMC Cancer，2013，13：76.

［10］ Cao J，Yi L，Cao W，et al. Recent advances in the methodology and application for the metabolism of phytochemical compounds-an update covering the period of 2009-2014. Curr Drug Metab，2014，15（10）：966-987.

［11］ Mayr E. Discovery of new facts or development of new concept//The growth of biological thought：diversity，evolution，and inheritance. Cambridge：The Belknap Press of Harvard University Press. 1982：23，24.

［12］ 费尔南·布罗代尔. 菲利普二世时代的地中海和地中海世界. 北京：商务印书馆，1998：10.

［13］ Turing A. The chemical basis of morphogenesis. Phil Trans R Soc Lond B Biol Sci，1952，237（641）：37-72.

［14］ Ball P. Forging patterns and making waves from biology to geology：a commentary on Turing（1952）'The chemical basis of morphogenesis'. Philos Trans R Soc Lond B Biol Sci，2015，370（1666）. pii：20140218.

［15］ Brenner S. Turing centenary：Life's code script. Nature，2012，482（7386）：461.

［16］ Onsager L，Fuoss RM. Irreversible processes in electrolytes. diffusion，conductance and viscous flow in arbitrary mixtures of strong electrolytes. J Phys Chem，1932，36（11）：2689-2778.

［17］ Machlup S，Onsager L. Fluctuations and Irreversible Process. II. Systems with Kinetic Energy. Phys Rev，1953，91（6）：1512.

第八章 医疗大数据

马云鹏，江华，杨浩，彭谨，刘展

随着我国经济持续稳定的发展和现代科技的日益进步，越来越多的人开始重点关注自身健康。在满足日常工作和生活的需求之外，规律的健身休闲活动、年度体检、健康饮食已经成为越来越普遍的现象。与此同时，随着国家新医改政策的颁布和实施，与健康直接相关的医疗行业也正在迅猛发展。本章旨在介绍我国医疗信息化进程和区域医疗信息系统的建设，以及伴随的医疗大数据技术的发展，并在总结医院信息化基础架构需求和医疗大数据分析面临的特殊挑战基础上提出初步解决方案。

8.1 医疗信息化

信息化是现代医疗发展的趋势。医疗信息化是指将先进的网络及数字技术应用于医院及相关医疗机构，实现医疗和管理信息的数字化采集、存储、传输及后处理，以及各项业务流程数字化运作的医疗信息体系。本节将探讨医疗信息化的历史和发展趋势。

8.1.1 全球医疗信息化历史回顾

全球医疗信息化的开端可以追溯到 19 世纪 50 年代，那时计算机技术也才刚刚兴起。然而，相比其他行业的信息化速度，医疗信息化进程相对要慢得多。这无疑和医疗行业所具有的一些特殊性有关。一直以来，医疗技术的发展始终走着一条相对保守的路线，因为医学是一门要求非常严谨的学科，稍微的偏差都可能以患者付出生命为代价。因此，医学的发展始终以经验为导向，注重经验长时间扎实的积累，而尽量避免激进的发展。而信息化却促使一切变为标准化，在加速信息推广的同时，却使医生渐渐缺失了积累经验所需要的必要的过程。因此，医学界一直以来都对医疗信息化有所偏见。但是疾病种类的增多、大量抗菌药的研发需求、人口老龄化的趋势迫使医疗行业不得不加快信息化进程（图8-1），以应对高强度信息处理的挑战。

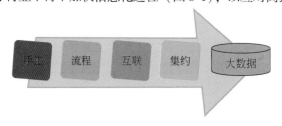

图 8-1 医疗信息化进程

总结下来，全球医疗信息化大致经历了下述 4 个阶段。

1. 手工信息化

这个阶段主要解决的是医护人员手工书写慢的问题，使用计算机加快了信息的录入和输出，使得单个业务的处理效率大幅度提高。可以认为这是针对个体的信息化，基本上只提供信息录入和打印输出界面，系统实现仅需要特定医学专业知识和信息管理基础即可。

2. 流程信息化

很快医疗工作者开始用多个电脑软件和工具完成一个相对复杂的业务流程。例如，在医学检验开始用软件记录样本核收、检验结果、发布报告等工作步骤。这个阶段的信息化主要的任务是使科室流程自动化。结果是流程简化、复杂事务处理速度进一步提高。这是针对科室的信息化，多为单机版的信息管理系统，系统实现需要对整个流程涉及整个医学专业的知识有所了解。

3. 互联信息化

网络技术的发展使得医院内部的所有计算机和仪器互联成局域网。医疗软件不再是单机版，而是与服务器相连接，客户端广泛分布，整个架构是 C/S 或 B/S 架构。医务人员已经可以不必坐在特定的计算机或仪器面前工作，使得各种资源的调配和使用变得简单。这是针对医院级的信息化，要顾及到其他业务科室与软件使用科室的业务流程和链接，跨科室就意味着涉及更复杂的跨专业知识，以及统一的监控和规范。我国医疗行业信息化大部分处于这个阶段后期，即医院基础信息化已经分段实现，正在进行全院信息系统整合，用以提供更丰富的医疗信息和数据服务。

4. 集约信息化

在这个阶段，信息化范围已经扩展到了一个医院的外部，甚至是区域级。特殊资源已经不是由一个医院独享，而是由区域共享。例如，大型的医疗仪器将用来集中处理区域中各家医院患者的需求、远程医疗可提供专科服务。这是针对区域的信息化，根据不同的需求，集约化既可面向专业分析也可面向集中分析。准确地讲，医疗专业并不是一个特定专业，它是由多学科多专业组成的综合性专业。专业分析需要专业知识。例如，区域内医疗机构的同专业科室形成区域级专科系统，来自各个医院的专家统一网上会诊和看片，进行疾病的初步筛查，信息前处理和后期报告。而集中分析则是直接将健康档案做集中式收集、存储和分析。患者在区域内的全周期全方位医疗数据将被统一存储和共享。

随着信息的不断集中化，不可避免地带来了一个挑战——大数据。医疗大数据的分析结果将具有临床指导意义。当前的信息化，基本上是通过计算机和网络系统在模拟已有的业务流程。这里通常有个假设，那就是之前的流程都是对的。例如，规定在进行血液检验项目之前，患者需要禁食 8 小时。主要原因是担心血液浓度过高，因此需要一定时间通过血液循环排掉血液中因食物摄入而增加的无关成分。但是这个 8 小时只是经验值，是否足够或者是否过长，无从知晓。通过数据分析，就可以更精确地确定需要禁食的时间长度，从而改进流程。当前，医疗信息化正在进入大数据时代。

当前，欧美医疗产业已经进入这个阶段，而在我国只是刚刚起步，但其前景是值得期待的。

8.1.2　我国医疗信息化发展趋势

"数字化医院"是由数字化医疗设备、计算机网络平台和医院业务软件系统所组成的三位一体的综合信息系统。数字化医院工程体现了现代信息技术在医疗卫生领域的充分应用，有助于医院实现资源整合、流程优化，降低运行成本，提高服务质量、工作效率和管理水平。

数字化医院一般由以下系统组成：

- HIS（Hospital Information System）医院信息系统
- PACS（Picture Archiving and Communication Systems）医学图像档案管理和通信系统
- LIS（Laboratory Information System）检验信息系统
- CIS（Clinic Information System）临床管理信息系统
- RIS（Radiology Information System）放射科信息系统
- EMR（Electronic Medical Record）电子病历系统
- EHR（Electronic Health Record）电子健康档案系统
- GMIS（Globe Medical Information Service）区域医疗卫生服务

随着信息技术的发展，更"广义"的数字化医院概念，不仅包含医院内部数字化技术的充分应用，还包含与之配套的社会卫生服务体系的数字化，如高质量的院际信息网络、社区卫生宽带网络、深入家庭的数字化设备及接口等，以实现资源共享和零距离健康服务。

数字化将推动医院集团化、区域化，并改变医院原有的工作模式。建立区域性的影像中心（病理、CT、MRI等）实现医学图像网络传输。建立区域性的中心实验室，实现检查结果网上传输，节约资源。信息中心社会化，医院不再建立网络、服务器中心，将采用租用电信运营商网络线路，建立区域性的数据中心、服务器中心和数据仓库。实现医学文献资料的共享，解决各医院网络建设重复、利用率低、资源浪费的缺陷。区域性的各类医学服务中心的建立，将使卫生资源获得最大程度的利用。

信息系统建设作为医疗行业信息化的核心内容，在近几年的发展中经历了不同的阶段。目前，中国大部分的医院信息系统仍然是以经济核算为中心的管理信息系统（HIS），仅有小部分的医院在管理信息系统的基础上开始建立用于临床医疗业务的临床信息系统（CIS），并且系统建设主要还是集中在大中型医院。临床信息系统的主要功能是支持医院医护人员的临床活动，收集和处理患者的临床医疗信息，丰富和积累临床医学知识，并提供临床咨询、辅助诊疗、辅助临床决策，提高医护人员的工作效率。广义上的临床信息系统包括医生工作站系统、护理信息系统、检验信息系统（LIS）、放射信息系统（RIS）、医疗影像存储与传输系统（PACS）、电子病历（EMR）系统等。在医院信息系统建设过程中，HIS系统和PACS系统的医院信息系统数字化是两大重点。

8.2　医疗数据综述

医疗行业信息系统中最重要的是信息，包括患者临床信息和医院管理信息等。医疗行业 IT 部门面临的最明显挑战是由信息数字化造成的信息量持续增长带来的，这些增长来源于：

- 每个医疗过程涉及大量图像加上每年要执行大量扫描，使得存储的医疗记录以超过 70% 的年增长率在增长。
- 更多类型的数据：财务、临床、图像管理，结构化数据（如数据库）及非结构化数据（如数字影像、报告、视频、演示文稿等）。
- 更多用途的数据：HIS、EMR/EHR、PACS、知识管理及数据挖掘。
- 更多设备产生的数据：药征、患者监视、仪器。
- 更多管理法规：国家医疗记录保留要求。

8.2.1　医疗数据的大数据特性

区域医疗信息系统中的医疗数据是典型的大数据。所谓的"大数据"并不只是数量上的"大"。在此，我们简单套用一下大数据的 4V（Volume，Velocity，Variety，Value）定义。

1. Volume（数量）

我们每个人，只要触发医疗事件（体检、门急诊、住院、手术、急救等），就会有医疗数据留下来。区域医疗数据通常来自于拥有上百万人口和上百家医疗机构的区域，并且数据量持续增长。医疗数据持续时间长、跨度大，至少是一个人的生命周期，甚至更长。按照医疗行业的相关规定，一个患者的数据通常需要保留 50 年以上。可以想象这是多么巨大的数据量。

2. Velocity（速度）

医疗数据产生的高峰是很难预估的。通常重大疾病的暴发、人类行为、气候异常，都会造成大范围突发的医疗数据激增。而医疗信息服务中可能包含大量在线或实时数据分析处理的需求。例如，急救、临床决策支持中的诊断和用药建议、流行病分析报表生成、健康指标预警等。

3. Variety（种类）

医疗数据通常会包含各种结构化数据表、非（半）结构化文本文档（XML 和叙述文本）、医疗影像等多种多样的数据存储形式。并且数据与数据之间有众多复杂关联。通常认为人的行为与疾病是相关联的，行为习惯决定了健康状况。因此，各种数据的关联可以用于推断因果关系。

4. Value（价值）

医疗数据的价值不必多说，它不仅与我们个人生活息息相关，更可用于国家乃至全球的疾病防控、新药研发和顽疾攻克。例如，医疗会影响到人的饮食、健康、习惯，从而成为决定家庭稳定的因素；预防群体性医疗事件有助于社会经济的稳定。

8.2.2 医疗大数据挑战和机遇

医疗大数据对数据存储和管理策略提出了挑战。医疗行业中不同业务应用系统的需求不尽相同。以医院的两个最有代表性的应用为例，分析其来自医院业务的需求：

- HIS 系统
—随着就诊人数的增长，需要保证系统的性能满足业务发展的需要。
—需要满足 7×24 小时高可靠运行的业务连续性要求。
—需要保证数据的安全性和可恢复性，避免因数据丢失引起的医疗纠纷。
- PACS 系统
—如果仍然采用随影像设备配置的功能简单的医疗影像系统，如何实现全院影像信息共享和查询？
—如果实施了全院 PACS 系统，则带来数据量的快速增长，如何做到控制成本、同时提供数据的共享和快速查询？
—需要满足 7×24 小时高可靠运行的业务连续性要求。
—需要保证数据的安全性和可恢复性，避免因数据丢失引起的医疗纠纷。

医疗行业其他应用系统还包括：LIS、医保、电子病历，银联前置机、合理用药、知识库、排队叫号、病人查询系统、OA、杀毒系统、文件服务器、WEB、Email 等。

如今，随着医院不断有新的应用系统上线，数据呈级数增长，原有的系统迫切需要扩容升级。由于医院内的 HIS、PACS 和电子病历等系统是在不同时期分批建成的，导致各系统的数据处于分散存储状态。不仅如此，每个系统所采取的存储方式与存储介质也各不相同，而且有些存储系统已经无法满足业务不断发展的需要。

随着上述系统应用规模的不断扩大，在数据管理方面的问题日益凸显出来，主要表现：容量不足，数据调用不便；系统结构相对落后，系统稳定性有待提高；最后，分散存储的模式，严重影响了数据资产的管理效率。

总体来讲，医疗行业信息化的关注点在于：

- 如何满足业务连续性要求
—高性能。
—服务不停顿。
—数据不丢失。
- 如何解决数据容量迅速增长带来的成本、管理等问题
- 如何解决应用系统不断增加带来的成本、管理等问题

8.3 医疗大数据基础架构

随着医院信息化进程的逐步深入，医疗信息系统的应用越来越多，环境也变得越来越复杂，这无形中增加了 IT 人员管理维护系统的难度。同时，随着应用系统的不断增加，

数据也相应大量增长，这就给原有的信息基础架构提出了更高的要求：

- 提高系统数据整体安全性，避免因数据丢失导致的公共事件发生
- 平滑的提供更大的存储空间
- 提供更快的数据响应速度
- 提供更大的数据吞吐能力
- 提供灵活的资源调配能力（包括服务器和存储）

并且，随着信息系统在医院教学和管理中的重要性越来越高，信息主管部门越来越多地关注：

- 如何解决应用系统和数据容量迅速增长带来的问题

—利用率降低。

—成本不断增加。

—管理越来越复杂等。

- 如何满足关键应用系统的业务连续性要求

—关键系统高性能。

—关键服务不停顿。

—关键数据不丢失。

8.3.1　建设原则

1. 集中存储
- 降低业务系统复杂度，降低故障风险，降低数据丢失风险，提高管理效率

2. 分层存储
- 针对不同业务系统数据的特性，将数据分布在 SSD、SAS 和 SATA 磁盘上，最大化提高系统运行效率，降低建设成本
- 根据数据访问频度，自动调整数据存储位置，最大化提升系统整体性能，智能化加快医院业务流程，提升医疗 IT 效率

3. 统一备份
- 完整的每日数据备份，有助于灾难发生时，提供最近时间点的数据备份恢复能力；降低数据丢失风险
- 数据远程镜像和 CDP（持续数据保）不能作为备份的替代解决方案。

4. 业务连续性
- 医院业务系统需要 7×24 小时不间断运行，一旦应用系统服务器发生故障，将导致整个医院业务系统中断
- 服务器系统集群使业务系统主机在发生故障时能够将业务切换到备用主机系统继续提供服务，确保医院业务系统的高可靠性运行
- 容灾系统能够使医院信息系统在主运营中心发生灾难时，快速地在容灾中心恢复医院的业务系统，将故障恢复时间降到最小

5. 虚拟化
- 虚拟化能极大降低医院信息中心服务器系统的结构复杂度，降低管理难度，降低

运营成本
- 在容灾中心建立虚拟化服务器系统，有助于快速恢复业务系统，降低系统恢复时间，降低容灾中心建设成本
- 虚拟化系统的 V-Motion（虚拟机自动迁移）功能能够提供业务系统的安全运行级别
- 利用虚拟化技术，能够帮助医院建立双活数据中心，确保医院业务系统实现真正的无中断业务系统连续性

8.3.2 面向医疗大数据的信息基础架构方案

根据对医疗信息化系统的分析，可以总结出其核心应用系统的特点如下：
- 数据库是整个医疗信息系统管理的核心

—数据类型：数据库（SQL、Oracle 等）。

—性能要求：同时访问人数多，并发性能要求高。

—可用性要求：不能停机。

—数据量：医院级：几十 GB 到几百 GB；区域级：TB 级。
- 影像文件

—数据类型：文件（以静态医学影像图像；动态医学影像为主）。

—性能要求：同时访问人数较少，但传输数据量大，带宽要求高。

—数据量：很大且增长很快，从几 TB 到几十 TB。

—数据安全性：要求长期保存，保存时间长。

根据性能和可用性的分析，可以得出相应推荐的存储系统框架如表 8-1 所示。

表 8-1 存储系统框架推荐

应用	数据类型	性能	容量	数据保护	连续性	典型存储架构			
						FC-SAN	iSCSI	NAS	CAS
HIS	数据库	高	低	高	高	优选	—	—	—
LIS	数据库	中	低	高	高	优选	可选	—	—
CIS	数据库	中	低	高	高	优选	可选	—	—
EMR	数据库/文件	中	中	高	高	可选	—	优选	推荐
RIS	数据库	高	低	高	高	优选	可选	—	—
PACS 影像	文件	中	高	高	高	可选	—	优选	推荐

1. 整体基础架构解决方案

针对医疗信息化应用系统的存储需求，建议采用 FC-SAN+IP-SAN+NAS 的统一存储架构：
- 将医院的 HIS、LIS、CIS、RIS 等核心业务系统的核心数据库应用通过 FC 光纤通道链路进行连接，形成 FC-SAN，实现高性能、高可用的存储
- 针对医院 PACS 系统中大量医学影像文件，采用 NAS 文件共享的方式提供服务，

通过 NFS、CIFS 等文件传输协议实现海量医学影像的集中存储和快速文件检索

- 将一些低压力应用系统通过 iSCSI 链路进行连接，形成 IP-SAN，实现低成本、高效率的存储

整体架构从以下几方面综合设计，以满足业务连续性的要求：

- 存储系统的高可用性：采用最新一代统一存储系统 EMC VNX 系列。提供业界最高性能中端存储系统
- 存储网络 SAN 的高可用性：采用双光纤交换机组成冗余 SAN 网络，配合主机上的双 HBA 卡和多路径管理软件（EMC PowerPath），实现数据访问通道的高可用

2. 集中存储解决方案

医院信息系统通常由两大系统组成，即 HIS 系统和 PACS 系统。在医院中，HIS 系统和 PACS 系统是分开建设和维护的。随着医院信息化程度的不断深入，为了简化 IT 流程，提高医疗效率，就需要将这两个原本相对独立系统有机地融合到一个完整的医院信息管理平台中。这就使得越来越多的医院开始考虑将 HIS 系统与 PACS 进行整合，并交由医院信息中心统一建设和维护。

整合后的医院信息中心将为数字化医院提供 HIS、LIS、CIS、EMR、RIS、PACS 等业务系统，为了确保整个系统能够提供最快的响应速度、最大的数据吞吐、最安全的数据保护。医院信息中心需要建立一套先进的存储系统，为医院的各种业务系统提供最安全、最高性能的医院信息基础架构平台。

主要优点如下：

（1）患者安全：利用一个整合的基础架构来改进诊断、决策和医疗效果。

（2）业务连续性：最大限度地减少宕机，部署灾难恢复计划，保护重要的患者数据，同时满足管理法规要求。

（3）隐私和安全性：维护患者记录、医疗研究、临床实验、电子邮件和其他敏感信息的保密性和安全性。

（4）集成式系统：将您重要的住院、门诊和急救系统与 EMC 和我们的医疗保健渠道合作伙伴提供的解决方案集成起来。

3. 存储整合方案

通常情况下，HIS、LIS、CIS、RIS、PACS、EMR 等系统是在不同时期分步建设的，一般都会建立独立的应用服务器系统环境和存储系统环境，这就造成服务器及存储资源的浪费，同时增加了整个系统的维护难度，增加了业务系统宕机的风险。

根据医院的各应用系统对存储设备性能要求的不同级别，将不同的应用系统采用不同的部署方式：

（1）针对实时响应速度要求最快的基于数据库应用的业务系统，如 HIS、CIS、LIS、RIS 等系统，采用 FC-SAN 进行链接，提供最高的主机访问速度。

（2）针对响应速度要求一般，且压力不大的系统如门户网站、电子邮件、OA 等应用，可以通过采用虚拟化的技术将这些业务系统进行服务器虚拟化，在确保主机访问性能的同时，最大限度地节省成本。

（3）PACS 系统拥有千万级别的有海量医学影像文件，采用 NAS 功能，通过 CIFS 及 NFS 等文件传输协议，在提供文件共享服务的同时，节省了大量的服务器硬件设备投入。

根据这些系统的应用特点和最佳系统部署方式，我们建议采用 FC-SAN+IP-SAN+NAS 的统一存储架构（图 8-2）。

针对医院复杂的应用系统环境，采用统一存储架构将有助于：①最大化利用存储资源；②提升业务系统效率；③简化系统维护；④降低系统宕机风险；⑤优化 IT 流程，提升医疗效率。

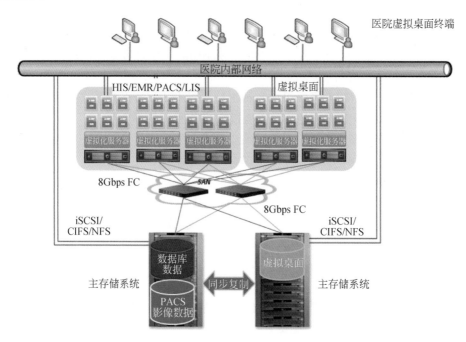

图 8-2　医疗信息中心系统架构

4. 分层存储方案

医院信息系统中，不同的分类数据对存储系统的要求也不同。根据不同应用数据的重要程度及性能要求，将不同应用系统的数据分别存储在不同类型的存储介质上，有助于提升系统整体性能，降低 TCO。

- 核心数据库业务系统要求存储能够在最短时间内完成尽可能多的数据库查询操作，对数据访问性能要求最高
- 门户网站、办公、电子邮件等应用系统对数据访问性能的要求相对较低
- PACS 系统主要为顺序读写，对磁盘的吞吐性能要求较高
- 将 HIS、LIS、CIS、RIS 等系统数据库的索引和日志保存在企业级固态闪存盘（SSD）上，以最大限度提高数据库的访问速度
- 企业级固态闪存盘（SSD）给用户带来巨大的价值
- 更快的性能：30 倍的 IOPS，不到 1 毫秒的响应时间，如使用 SSD 的 HIS 系统速度提高 2 倍，2 块 SSD 相当于 15 块 15krpm 光纤磁盘的性能。
- 更高的能效：每 TB 的能源需求减少 38%，每 IO 的能源需求减少 98%。
- 更好的可靠性：固态硬盘，没有移动机械部件，RAID 重建速度更快。
- 将其他访问性能要求高的数据库数据文件及网站办公文件保存在 SAS 磁盘上

- 将访问性能要求不高，但数量及容量巨大的 PACS 系统医学影像文件根据数据的读写频率差异，分别存放在 SAS 磁盘和近线（NL）-SAS 驱动器上

具体磁盘配置及数据规格参考如表 8-2。

表 8-2　磁盘配置及数据规格

类型	系统缓存	数据库日志及索引	数据库数据文件	网站、办公等文件系统	PACS 影像文件
驱动器类型	FASTCache	SSD	SAS	SAS	SATA
RAID 类型	—	RAID1	RAID5	RAID5	RAID5
接入类型	—	FC	FC	iSCSI/FC	NAS

5. PACS 系统数据存储方案

PACS 系统是医院信息系统重要的组成部分，与其他医院信息系统相比，PACS 系统具有以下特点：

（1）PACS 系统以静态医学影像和动态医学影像为主，并发访问小，数据吞吐能力需求高。

（2）PACS 系统影像数据增长快，要求存储系统能够提供海量存储能力。

（3）PACS 系统影像数据需要长期保存，并实现实时影像在线检索。

（4）PACS 系统影像数量巨大，需要存储系统提供强大的文件系统，提供快速文件检索。

伴随医院规模的不断扩大，PACS 系统的影像文件数量增长迅速，且容量越来越大，常规的数据存储和备份模式已经不能满足 PACS 系统对数据的管理要求，这就对 PACS 系统的影像管理提出了新的要求。

PACS 系统的数据通常会保存长达 15 年甚至更长时间，其中有少部分的数据需要经常使用，绝大部分的数据属于历史数据，一般情况下这些历史影像数据很少被调用甚至在病患痊愈后再也不会被调用。这就造成在 PACS 系统中存在海量的历史静态数据。面对高达几十 TB 的医学影像资料，如果采用常规的数据存储和备份模式，那么将无法对这些数据进行有效的保护，并提供快速的数据检索能力。

针对 PACS 系统的应用特点，我们认为 PACS 系统存储体系架构应具备以下特点：①采用在线-归档的分级存储体系架构；②采用专用的 NAS 系统，管理日益庞大的海量影像文件；③采用集中式管理系统；④采用 IP 复制技术，对在线影像数据进行保护。

针对医院 PACS 系统的应用特点和数据结构，NAS 系统专有的文件系统能够更有效地管理 PACS 千万级的影像文件，并提供高速的数据访问能力，提供有效的数据共享能力。

PACS 系统应用服务器通过 IP 网络，利用 CIFS/NFS 协议连接到统一存储系统，实现 PACS 影像的在线存储。

PACS 系统的影像数据由于数据量巨大，且每日数据增量大，不能使用传统的备份模式进行数据保护。因此，针对在线数据采用远程数据复制技术进行数据的在线保护，历史数据则通过数据归档解决方案进行数据保护。

在统一存储系统内部将最新的影像数据保存在高速光纤磁盘上，将近期比较频繁使用的影像保存在存储系统的 SATA 磁盘上；将历史数据从在线存储中迁移到归档存储中，确

保历史数据能够实时被业务系统访问。

PACS 存储系统建议方案：针对医院 PACS 系统中大量医学影像文件容量要求高、数据保护要求高、连续性要求高和性能要求低的特点，采用 NAS 文件共享的方式提供服务，通过 NFS、CIFS 等文件传输协议实现海量医学影像的集中存储和快速文件检索，并同时利用文件管理设备向内容寻址存储系统进行数据归档。

本方案建议在生产中心配置一台多节点（每节点 2TB）的内容寻址存储系统（以后可以依据数据量的增长增加节点扩容），并配置文件管理设备。实现医院 PACS 系统医学影像文件的实时归档。

内容寻址存储（CAS）非常适合医院的关键业务的归档，如电子病例、X 线片、结果报告扫描等。与不断发生变化并得到更新的数据库和文件不同，固定内容的价值源自真实长久性，以及可存取这几个特性的共同作用。

内容寻址存储是一种重要的新信息管理方法，完全能够满足固定内容的管理需要。通过内容寻址，应用程序无需了解和管理信息在存储介质上的物理位置。相反，地址是根据内容本身计算出来的，可以作为供应用程序查找和检索存储对象的唯一"归属检查"属性。此归属检查属性不仅简化了管理大量对象的任务，而且事实上充当了内容的数字指纹，从而可以确保内容绝对真实。

6. 数据备份与恢复方案

医院信息系统中存储的患者诊疗数据和医院应收管理数据，无论是现在还是将来，数据和应用安全和可靠对于它来说都是第一重要的。

为此，在数字医院信息系统需求中把这些应用系统在提供服务方面分为三个级别：

- 第一级：要求接近零停机时间，如 HIS 系统数据库及关键业务系统的网络数据库，应采用热备的方式保证业务连续
- 第二级：出现故障，恢复期可在 1 天的服务，如部分使用量较小的业务系统数据库，数据备份应尽可能采用在线方式，至少要近线存储
- 第三级：可忍受较长恢复期的应用，该类数据备份可采用近线或离线方式备份

引起数据丢失的原因很多，备份系统解决的问题主要在：

- 硬件故障造成的数据丢失
- 应用程序/数据库损坏造成的数据丢失
- 人为错误造成的数据丢失
- 黑客攻击/病毒感染造成的数据丢失
- 软硬件系统升级与维护前的数据备份

为避免以上问题造成的数据丢失，建议对数字医院信息系统的核心应用系统进行定期备份，并定期进行数据恢复验证测试，确保备份数据的可恢复性。需要备份的系统如下：

- HIS 系统数据库
- EMR/EHR 系统数据库
- 其他数字医院应用系统数据库，包括 LIS 系统，CIS 系统，RIS 系统，医保系统等
- 数字医院的海量电子化数据：PACS 系统影像数据等
- 医院办公系统，邮件系统，知识库系统等
- 医院经营决策支持系统

医院规模的扩大和业务模式的变化会带来相关应用程序的增加，也会带来不断累积的数据量。这么多的数据量，如何保证它们的安全呢？因此，在数据集中存储整合之后，数据的备份和恢复将变得越来越重要。

客户面临的挑战通常有：

- 无法控制的数据增长
- 磁带和光盘基础架构跟不上数据的增长速度
- 怎么提高数据恢复的服务级别
- 如何保证备份数据是安全的，可恢复的

因此，医院在信息增长和服务级别不断提高的情况下，对数据的保护提出了更高的要求：

- 通过更快、更一致的备份和恢复消除风险
- 通过保护至关重要的资产和减少流程错误提高安全性和可靠性
- 利用基于策略的备份任务和集中化管理减少复杂性
- 通过分层存储和消除不必要的冗余数据降低总体拥有成本
- 使用较新的备份更快速地恢复应用程序
- 从数据库损坏中更快地恢复
- 利用目前重复数据删除技术减少备份空间和备份介质的增长

备份策略：

- 每天进行系统数据全备份
- 制订备份策略
- 每天策略。
- 每周策略。
- 每月策略。
- 年策略（视具体情况而定）。
- 数据保存周期
- 数据历史保存：1年，每天保存。
- 数据中期保存：1年，4周，7天。
- 数据短期保存：1周，7天或3天。

面对以上种种需求，解决方案如下：采用整体备份管理解决方案，实现关键应用系统的在线备份；采用基于磁盘介质的备份设备，可以实现数据的快速恢复，并保证数据可恢复（相对于磁带备份设备）。

7. 灾难备份解决方案

随着医院数字化信息系统的建设，各应用系统的重要程度不断增长，数据的重要性也日益加大。这无形中增加了医院信息中心管理人员管理系统的难度，在确保关键应用系统的数据得到最大限度保护的同时，如何做到关键系统高性能、关键服务不停顿，以及关键数据不丢失，这就给原有的存储系统提出了更高的要求。

传统的备份、恢复解决方案虽然可以使数据得到很好的保护，但是发生灾难时所造成的数据丢失量，以及发生灾难时的系统恢复时间都是医院数字化信息系统中大量关键应用所无法承受的。因此，规划一套高性能、高可靠性和高可用性的容灾系统，也就成为医院

数字化系统建设中的一项重要任务。

针对这一需求，推荐采用以下数字化医院容灾解决方案，确保当单个系统出现故障时，最大限度减少数据的丢失量（包括零丢失），最快速度的恢复关键应用系统，提高数字化信息系统的整体服务级别。

医院同时存在性能要求高的核心数据库业务系统、基于 iSCSI 的网站办公等系统、数据量大的 PACS 影像文件系统。如何构建一个统一的远程复制解决方案，同时完成块级数据及文件级数据的远程复制，并且达到高效的网络带宽利用率，成为本方案的最大挑战。

为了应对这一挑战，推荐采用持续数据保护方案。同时实现块级数据和 NAS 文件系统的远程复制。

主数据中心通过 SAN 或 LAN 持续将数据复制到容灾数据中心的备份工具上，复制方式有同步或异步两种方式。当主数据中心的数据出现错误时，可以通过容灾存储上的容灾数据进行快速回滚，能够实现数据库等系统进行任意时间点的恢复；当容灾存储出现故障时，可以通过重新进行数据同步，实现两个数据中心的数据一致，从而确保医院数据的安全可靠存储。

在远端数据中心构建医院的核心数据库应用系统服务器，当生产站点发生大的自然灾难时，用户可以通过容灾中心的服务器访问备份存储上的数据，实现容灾的快速切换。当生产中心站点恢复后，可以通过数据反向复制将修改数据增量同步回生产中心，然后实现容灾恢复。

针对 HIS、LIS、EMR、RIS、医保等医院核心业务系统，推荐使用远程数据复制策略，解决了一系列数据保护难点的同时，降低了保护关键业务数据的成本和复杂性，具体设计如下：

- 对于不同分类数据，分布放在不同的一致性数据里。应该采用适当的技术以达到不同用系统的数据一致性，同时可以跨服务器平台实现数据一致性
- 对于医院核心业务系统数据库数据，其数据读写品读高，数据实时性及连续性业务要求高。对于这部分数据，通过建立数据一致性组，并采用实时同步方式进行持续数据保护，同时保留较长的日志时间；利用相应产品的日志前滚与回滚功能，实现长时间的数据恢复，消除逻辑操作错误带来的数据损失

针对 PACS 系统的影像文件，由于数据量巨大，且每日数据增量大，不能使用传统的备份模式进行数据保护。因此，针对在线数据采用基于 NAS 的远程数据复制技术进行数据的在线保护，历史数据则通过数据归档解决方案进行数据保护。

- 在信息中心机房或者远程容灾部署两套统一存储设备，利用设备的数据镜像软件，通过 IP 链路，将 PACS 系统的在线影像数据进行远程复制保护（从几公里至数百公里），当其中任何一台存储设备发生故障时，保证数据丢失量最少
- 同时，在链路正常的情况下，可以快速将应用系统切换至容灾存储，最大限度地降低由于存储系统故障造成的系统停机所带来的影响

综上所述，远程数据保护包能够保护医院数据在通常（如服务器失效、数据损坏、软件出错、病毒和终端用户差错等）情形下不受损失。同时，凭借其领先的持续数据保护技术，还使得系统可以抵御突发灾难事件，使整个数据中心免于停顿。

使用远程数据保护包，用户在能够使用简单并易于管理的方案代替复杂、低性能的数

据保护方案的同时，完成数据库级和文件级数据的远程复制，能够帮助医院大幅度降低容灾系统的建设及使用成本。远程数据保护包提供持续数据保护，能够快速恢复数据，无缝地与数据库及其他应用集成。

远程数据保护包，持续数据保护具备同步和异步复制方式，以下介绍二者的特点。

- 同步复制特点
—无数据丢失，所有写操作都由源同步到目标，有距离限制（500 米），可以基于高速 IP 或 FC 网络实施部署。
—支持变量更新，链路故障恢复后进行变量更新。
—不占用服务器资源，独立运作，与操作系统、应用等无关。
—简化管理，基于浏览器图形界面的设置及管理。

- 异步复制特点
—远距离复制技术，距离达到百公里，利用 IP 网络。
—自定义数据复制周期（分钟，小时，天）。
—不占用服务器资源，独立运作，与操作系统、应用和文件系统无关；有效带宽利用。
—简化管理，基于浏览器图形界面的设置及管理。

根据医院不同分类数据的特性及业务价值，相应推荐的容灾复制架构见表 8-3。

表 8-3　医院数据容灾复制架构

应用	数据类型	性能	容量	数据保护	连续性	典型存储架构			
						同步	异步	A/A	A/P
HIS	数据库	高	低	高	高	优选	—	—	优选
LIS	数据库	中	低	高	高	优选	—	—	优选
CIS	数据库	中	低	高	高	优选	—	—	优选
EMR	数据库/文件	中	中	高	高	优选	—	—	优选
RIS	数据库	高	低	高	高	优选	—	—	优选
PACS PIC	文件	中	高	高	高	—	优选	—	优选

容灾方案的拓扑结构如图 8-3 所示。

8. 虚拟化架构解决方案

随着医院信息化的深入发展，医院信息管理系统建设日趋完善。越来越多的需求被提出，随之产生的是各类纷繁复杂的医疗信息和医学影像信息。而且伴随着医院内业务科室要求的不断提高，这些医疗信息系统的分类也越来越细化。医院的信息系统向着专业化、明细化方向发展是医院未来发展的大趋势。

在医院的规模不断扩大的同时，医院对信息系统的要求也越来越高，这就使得医院的信息系统在规模和复杂程度上的管理难度不断提升。这些医院业务系统绝大多数是运行在基于 x86 架构的 PC 服务器上，这些服务器通常运行 Windows 或 Linux 操作系统，按照传统的应用部署方式，一个应用部署在一台物理服务器，那么医院的信息中心机房内运行着几十台甚至上百台服务器，面对如此庞大的服务器，如何有效地进行管理一直是医院信息

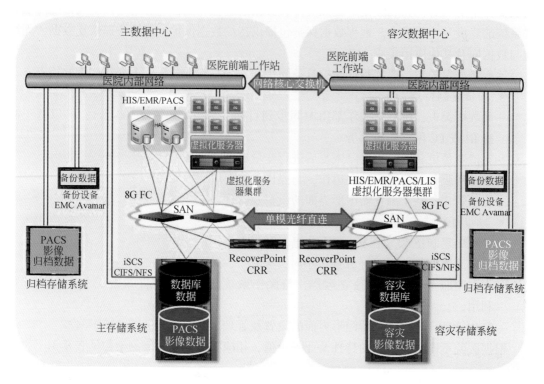

图 8-3   容灾方案的拓扑结构

工作者亟待解决的难题。目前，医院对于系统服务器的管理仍以手工管理为主，服务器故障节点比较多，一旦发生故障，宕机时间长，IT 人员维护工作量大。而通常医院的信息中心人员数量有限，且需要担负整个医院所有 IT 系统和设备的维护和管理，工作强度和压力非常大。

那么如何使医院快速部署医院信息系统基础架构？如何更加简单的使服务器的资源被更有效地利用起来？如何提高业务系统的安全性？这就成了医院当前最迫切需要解决的问题！

9. 服务器虚拟化的好处

为了更好地解决上述物理服务器与医院各业务应用系统之间的一一对应方式所造成的弊端，可以采用服务器虚拟化架构解决方案。该方案可实现：

- 服务器整合和基础架构的优化
- 消减物理服务器架构的成本
- 增强数据中心扩展性
- 改善操作的易用性和灵活性
- 增加应用系统的可用性并改善业务连续性
- 完善对桌面的管理和安全性

EMC 针对服务器虚拟化的集中存储解决方案：基于 EMC 多年来在医疗行业服务器虚拟化的经验，当前的医院在部署虚拟化体系架构时，对信息基础架构提出了新的需求。

本方案中，我们建议医院的虚拟化平台信息基础架构采用 SAN+NAS 集中存储方式，具体方案如下：

- 将每个虚拟机的操作系统创建在共享的 SAN 集中存储阵列上，以实现虚拟化环境的高可用和动态资源调配
- 将虚拟机上运行的数据库根据性能的需要通过 FC-SAN 或 IP-SAN 进行存储，并利用闪存盘（SSD）、SAS 盘和 SATA 磁盘实现分层存储
- 将虚拟机上运行的应用系统所管理的文件类型数据通过 NAS 进行整合，不仅可以提供高性能的文件共享。还可以实现集中的数据保护（备份和容灾）。将文件数据和虚拟机操作系统分析的存储方式，可以极大地提高应用的恢复速度——如果虚拟机出现问题，只需要恢复操作系统和应用，而不用恢复数据

8.4 医疗大数据分析

近年来，在国家卫生计生委的领导下和国家财政支出的支持下，绝大多数三甲医院和部分二级医院已经先后建立了先进的数字化信息系统和电子健康档案系统。但至今为止，大部分系统和数据仍然只限于内部使用。据了解，2010 年底，卫生部完成了"十二五"卫生信息化建设工程规划编制工作，初步确定了我国卫生信息化建设路线图，简称"3521 工程"，即建设国家级、省级和地市级三级卫生信息平台，加强公共卫生、医疗服务、新农合、基本药物制度、综合管理 5 项业务应用，建设健康档案和电子病历 2 个基础数据库和 1 个专用网络建设。由此可看出，今后的几年，随着云计算技术的成熟和实用化，大规模区域医疗信息系统和大型数据中心的建立将逐步展开。然而，随着海量医疗数据被保存下来，一个棘手的问题出现了：我们如何通过高效的分析这些数据来提供有价值的服务？面对大数据的挑战，不管是计算模型还是存储模型技术都有了超前的进步[1,2]。然而，仅凭借当前的技术，我们准备好面对医疗云上的大数据分析的挑战了吗？

本节旨在介绍区域医疗信息系统建设和大数据分析技术的发展，并总结出医疗云上的大数据分析面临的特殊挑战和提出初步解决方案。

8.4.1 医疗云的兴起

首先介绍一下我国医疗行业 IT 解决方案市场呈现的发展趋势。

1. 渐增的多样医疗数据源

医疗数据的生成和采集已经不再仅局限于医院这个单一环境。它还可以来自于体检中心、社区/乡镇卫生院、私人诊所、实验室检验中心、急救中心、家庭，随着物联网（internet of things，IoT）相关技术的发展，我们甚至可以说：个人医疗数据可以采自于任何适合的地方。

2. 医疗数据的高度集中化

区域医疗信息系统（regional health information system，RHIS）将逐步取代现有的基于医院的信息系统。并且，它将更广泛地覆盖一个特定区域内的所有医院、社区、急救中心、体

检中心、实验室检验中心、社会保险机构等。居民个人来自各个数据源的全周期医疗数据将集中保存在统一的区域数据中心中。医疗数据将不再只是某家医院独享的资源，而是与整个区域中的所有医疗机构共享，甚至可以与更上层的大区域级、国家级信息系统进行数据交换。

3. 从医疗信息系统到医疗信息服务

区域医疗信息系统的逐步建立将使先进的医疗信息服务的设计和开发变得更加便捷。例如，流行病分析、公共卫生事件预测、临床决策支持、慢性病管理、个性化的健康照护计划、日常卫生保健管理等。其原因是这些信息服务必须建立在数据集中化的基础上。这些服务的受众群体将是整个社会。

正是如上所述的发展趋势使得"医疗云（healthcare cloud）"的建立才会成为可能（图8-4）。试想一下：在不久的将来，我们可以通过手机统一查询在不同医院的就诊记录、生化检验结果、处方和收费清单；慢性病患者在家中可以自测血压、血糖等指标并通过无线网络上传到区域医疗数据中心，医生也可以远程分析患者自测数据判断其病情发展；大量的知识和规则从海量数据中自动提取出来，并用来协助社区及基层卫生机构的初级医生对患者做出准确的诊断和用药决策；各个社区居民的医疗数据将会自动汇总，并进行统计分析，用以进行流行病、慢性病的自动筛查、趋势分析和暴发预警，为公共卫生机构制订防治干预计划和行动提供有力的依据和参考；患者的症状、生命体征、检验检测结果、医疗影像、诊断、处方、医嘱、手术、住院和账单等全周期数据将会进行全方位的跟踪和分析，为新药开发、新治疗方案的设计提供支持。上述这些事例都将是我们通过医疗云可以逐步实现的。

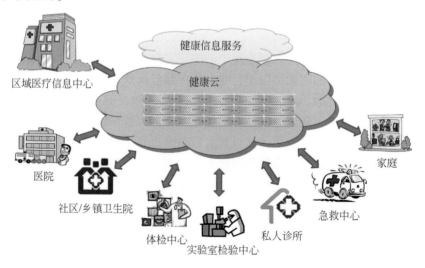

图8-4　医疗云示意图

当然，医疗云不是一天就可以建成的，这将是个阶段性的工程。除了国家政策和地方支持等外围因素之外，云计算和大数据技术将会起决定性作用。从构建底层云基础架构、云存储方案，到中层的云计算平台，最后到上层的云应用服务设计和开发，至少需要3～5年的长期规划。其中，医疗大数据部分更是纵向贯穿于云基础架构、云平台和云服务三层，需要整体设计和逐步实施。基于现有技术和需求，在本章中，暂且把医疗云简化定义为：基于区域医疗信息系统的医疗信息服务，并重点关注1～3年的市场需求。

8.4.2　医疗云上的大数据

由于医疗数据的一些特有的性质，给医疗云上的大数据分析也带来了特殊的挑战。

1. 医疗数据是持续、大量增长的大数据

根据估算，中国一个中等城市（一千万人口）50年所积累的医疗数据量就会达到10PB级。并且，随着时间的推移和业务系统的不断升级换代，医疗数据模式的一致性也无法保证。因此，每天都会有大量的数据持续不断地导入区域医疗数据中心，并且每当有数据模式更改，相关的历史数据也需要做相应的调整。所以，区域医疗数据中心并不是简单的传统数据仓库概念。相比之下，它的模式更灵活、写入和更新的操作更多，而对数据存储的水平可扩展性的要求也更高。

2. 医疗数据是关系复杂的多维数据

由于医疗数据是多种数据源数据的汇总，数据之间的关系非常复杂（图8-5）。例如，一个简单的实验室检验检测值，必须同时记录这个值对应的编码系统和编码、单位、检测时间、检验项目、标本编码，以及相关联的患者主索引号、就诊机构、申请科室、申请医师标识号、报告医师标识号、审核医师标识号、正常参考值等。一条检测记录就可以把患者、医生、医疗机构多个实体在不同层次上关联起来。而不同的医疗信息服务更需要从不同的视角来观察这些数据，如图8-5所示。例如，以患者为中心的服务需要把一个患者的全周期数据按照时间轴排列，并分析诊断、用药和患者生命体征、检验检测值之间的关联；以医生为中心的服务又需要把与一个医生相关的患者数据挑拣出来，并进行分类；以科室为中心的服务可能需要既从科室所属医生的角度，又要从在该科室就诊患者的角度进行分析；针对社区的服务可能需要统计整个社区居民某项指标（如血压、血糖）的达标率。总之，医疗数据的多维度多粒度为各种信息服务的多角度多层次分析提供了可能，但同时也为大数据分析带来了挑战。因为不可能为每一种信息服务存储一份特定的优化模式的数据，况且也无法枚举出所有可能的信息服务需求。这就需要医疗数据的存储模型能够适应灵活多变的多维统计分析需求。

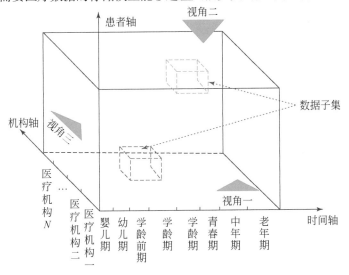

图8-5　多维医疗数据

3. 医疗数据是具有语义的数据

大家可能听说过语义网（Semantic Web），它是为让数据能跨应用进行共享和重用所设计的框架体系。可以把语义网简单地理解为：一个让机器（machines）读懂的维基百科（Wikipedia），主要包括了各种条目的定义及各个条目之间的关系。如果数据也采用这些条目和关系组织内容，那么机器就可以自动理解数据的语义，并推理出各种知识。所以建立语义网的关键就是如何制作一本百科全书（有个专有名词叫 Ontology）。由于医学是一门非常严谨的科学，其在全球的标准化水平很高，对疾病名称、药物成分、临床特征、仪器设备等都有严格的定义及关联描述。所以，语义网在医学领域得到了广泛应用。进而，医疗数据也越来越多地采用基于语义网的临床文档框架（CDA）格式的 XML 文档来保存。这些 XML 文档通过 Ontology 的解释，就变成了一个无比巨大的概念+事实+关系的网络。虽然机器能够读懂这个网络，并能够在上面进行逻辑推理，从而发现知识，但是其计算代价也是相当高的。当前的医疗系统通常会把复杂的临床文档解析成简单的属性值，并存入自定义的关系表中。这样做虽然会有大量的语义及关系的丢失，但却能够满足日常业务系统对数据处理性能的要求。但是对于未来的区域医疗信息系统来说，为了能够提供丰富全面的信息服务，必须尽可能地保留临床文档中的语义信息。这样，医疗数据分析的过程中就不可避免地需要对大量 XML 文档进行解析、对各种关系进行推理。这样的数据分析处理过程比我们之前提到的互联网数据处理要复杂得多。

通过上述的分析可见，简单地将现有的大数据技术套用在医疗云服务上是行不通的。我们需要充分考虑医疗云服务的特点和充分利用现有技术框架的灵活性，已达到最好的大数据存储、管理和分析性能。

8.4.3　医疗大数据分析解决方案

医疗云领域的大数据分析可考虑采用如下的初步解决方案：

（1）基于 Hadoop 生态系统构建医疗云数据中心，用以解决数据存储水平扩展的挑战。利用 MapReduce 并行处理批量事务的能力，从多个数据源（主要是医疗机构的各个业务系统）抽取数据、转换格式、并导入基于 HBase 的数据存储模型[3]。

（2）在数据存储模型的设计上，我们将充分借鉴已有的数据仓库中多维数据模型的设计思想，如星型模式和数据立方体的概念。在考虑应用需求的基础上，利用 HBase 中行键、列键、列族设计的灵活性，将多维医疗数据有效地组织在一起。而在索引技术上，我们会结合 RDBMS 领域的成熟技术，用以进一步提高 HBase 的查询性能。对于数据模式的更新，HBase 特有的多版本共存的特性正好成了解决问题的关键。

（3）为了保留医疗数据中大量的语义关系，我们将采用结构化数据+XML 文档混合存储的方式。在数据导入的同时，提取 XML 文档中特定的元数据，（如患者主索引、就诊科室、主治医师等），并将 XML 文档根据不同粒度打散成大小不一的子文档。根据不同粒度的查询条件，系统将自动选择相应的子文档进行进一步信息的解析，从而避免了为提取少量信息而不得不解析大量 XML 文档的问题。

（4）数据模型的接口将采用 Hive 提供的类 SQL 查询的方式。这样更有利于数据分析人员设计分析算法。同时，我们的系统中将嵌入多种数据挖掘算法供数据分析师使用。

综上所述，为解决医疗云上的大数据分析问题，必须同时利用 RDBMS 和 NoSQL 的优势，并且采用结构化和非结构化数据混合存储的形式，相互弥补缺陷，已达到最灵活和最高效的设计。而这套基于医疗云的大数据分析平台，也将有希望扩展到其他类似行业，如电信、能源、物联网和公共事业等。

在我国，医疗云的发展才刚刚起步。我们相信，在不久的将来，我国的区域医疗解决方案市场将会有突飞猛进的发展，文中提到的医疗信息服务将会真正走入我们的日常生活。为此，一些医疗行业企业已经走在了大数据技术发展的前列，旨在为医疗云的实现提供先进的技术支持。

8.5　医疗大数据的展望

8.5.1　医疗大数据的核心问题

通过大数据技术可以加速医学的猜想，发现到医疗实践的转化：借助于不断增长的医疗数据，大数据技术帮助人们存储管理好医疗大数据并从大体量、高复杂的数据中提取价值，相关的医疗技术、产品将不断涌现，将有可能给医疗行业开拓一个新的黄金时代。大数据技术在医疗行业的应用将包含以下方向：临床数据对比；药品研发；临床决策支持；实时统计分析；基本药物临床应用分析等。大数据技术在医疗领域的应用具有非常广阔的前景，但由于总体上讲行业对网络安全性、技术创新的重视不够，以及受制于落后的观念，大数据技术在医疗领域的应用还存在以下挑战。

1. 数据的整合问题

分散挂接于卫生信息共享平台下的各类医疗卫生机构中，产生了大量的异构数据，使得数据采集、整合变得十分困难，现有平台的数据质量并不理想。

医疗领域的数据量巨大，数据类型复杂。到 2020 年，医疗数据将增至 35ZB，相当于 2009 年数据量的 44 倍。另外，在医院，每个患者不但要经过辨证论治的个体化诊疗，还会经过各种理化检测进行疾病及其预后的诊断，所以不光有病历资料中包含的信息，还会有生化检查、多种影像或病理切片检查的生物学信息，数据类型十分复杂。这给数据的存储、分析、处理、传输等带来很大挑战。

在大数据时代，允许不精确的出现已经成为一个新的亮点，而非缺点。本质上讲，任何庞大的数据集都是由大量噪声和一些有意义信号共同组成的。显然，如果出错的信息主要是构成噪声的那一些，则忽略它们是没有任何问题的。所以，在这种情况下，识别哪些不精确数据事实上归属于噪声，从而可以忽略，本身就是一个重大的亟待解决的研究主题。

2. 大数据的挖掘利用及高效分析能力问题

当前区域卫生信息平台数据的利用主要分为直接利用和间接利用两大类。直接利用包括信息调阅共享、卫生服务智能提示与诊断辅助，还有各类基于信息共享的业务协同服务等。间接利用主要是根据卫生行政与管理需求，实现的业务数据（business information，BI）统计，绩效分析等。

　　采集到足够信息后，需要由相关领域的专业人士与信息技术专家一起对数据进行有针对性的归纳和分析，得出由大量新兴技术（如 Hadoop Map Reduce、内存数据库等）组成的高性能的专业的分析技术架构解决方案，而这种跨学科、跨领域合作能否顺利实现，是大数据技术实际应用中的重要问题。医疗卫生系统人员对于服务器中大量的医疗数据利用度不够，大部分还停留在关注数据的精确性，而非数据关联性的阶段。

　　3. 数据的安全保护

　　呈现指数级增长的医疗数据和应用产品，也给动态数据安全监控和隐私保护带来极大的挑战。网络和数字化生活使得犯罪分子更容易获得关于人的信息，也有了更多不易被追踪和防范的犯罪手段，大数据的保护越来越重要。

　　4. 数据的存储问题

　　不断膨胀的医疗信息数据中混杂着大量非结构化数据，分析数据来源日趋多样化，目前的存储架构已经无法满足大数据应用的需要，在处理和查询大数据集时更是力不从心。

　　目前医疗领域的决策往往是建立在经验或者传统数据粗糙的分析方法基础上的，而改变各层次决策者旧的决策习惯，使其学会利用大数据的分析结果进行决策，还有一段路要走。

8.5.2　医疗大数据的未来

　　随着医疗改革的深入开展，中国医疗行业信息化市场进入全面升级和高速发展的阶段。根据 IDC 最近发布的报告《中国医疗行业 IT 解决方案市场 2012～2016 预测与分析》[8]，2011 年医疗行业 IT 花费是 146.3 亿元，较上一年增长 28.9%。IDC 预测 2016 年医疗行业 IT 花费市场规模将达 339.9 亿元，2011～2016 年的年复合增长率为 18.4%，未来五年的增长速度仍会高于中国其他行业 IT 市场的平均增速（图 8-6）。基层医院信息系统的普及建设和全面升级，大型医院的数字化医院建设，区域医疗信息平台在全国范围内的扩展和公共卫生信息系统建设的启动，成为未来医疗行业信息化发展的四个主要驱动力量图。

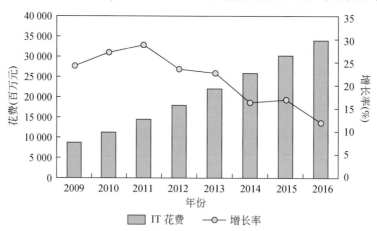

图 8-6　中国医疗行业 IT 解决方案市场规模（2009～2016）

资料来源：IDC《中国医疗行业 IT 解决方案市场 2012～2016 预测与分析》

2011 年中国政府在医疗改革中推出了多项重要措施,促进了医疗信息化的应用发展。"县医院能力建设"是自从医疗改革实施以来第一次明确由政府提供资金建设的项目,极大地促进了县级医院信息系统的普及和升级。

在医疗信息化解决方案不断发展的过程中,随着电子病历系统的普及,临床路径管理系统正逐渐成为下一个热点,预计未来几年将成为带动医疗信息化发展的重要解决方案。

随着大型医院信息化建设的深入,各类 IT 产品也将不断得到深入应用和升级,如移动终端设备市场经过几年的孕育已经进入高速增长阶段;医生对于医疗影像系统的使用日益熟练和深入,他们对于影像工作站计算机的需求也相应地不断升级。

从 2011 年开始,全国省级公共卫生信息系统的试点为未来几年医疗信息化市场的建设提供了新的发展空间,而全国范围内区域医疗信息系统仍然存在多种模式,预计未来几年不同的模式都会面临升级和进化。

公共卫生和区域医疗将承担一定范围内(如地级市范围内)的所有医疗机构的健康信息和医疗信息的数据交换和数据集成,用来支持医疗保障、保健、疾病控制、双向转诊、远程医疗等业务,业务需求量大、复杂性高。所以,其信息化平台需要能够支持大规模计算的基础架构,并能支持数量众多的医疗机构使用,云计算平台和云计算技术正在成为公共卫生和区域医疗系统平台的最好选择。

公共卫生和区域医疗解决方案市场是一个新兴的市场,吸引了非常多的厂商参与,包括传统的医院解决方案厂商和很多新进入该市场的厂商,电子病历厂商也逐渐向公共卫生和区域医疗领域渗透。

2011 年医疗改革深入展开,政府在政策和资金方面投入加大,县级医院信息化建设、电子病历系统、公共卫生管理系统和区域医疗信息系统的市场都保持了高速的发展,带动各类 IT 产品市场的高速增长。公共卫生和区域医疗系统建设思路逐渐明晰,云计算技术将会被广泛地作为公共卫生和区域医疗信息系统的平台技术,大型数据中心和大规模系统集成的需求将日益强烈,并不断成长为医疗信息化的新热点。

2012 年 IDC Health Insights 说明会阐释了中国医疗行业孕育的商机。研究发现中国医疗行业 IT 市场正面临极具发展潜力的商机,目前不仅是大规模 IT 基础架构确立的关键时期,还是医疗应用系统建立的初级阶段,数字化医院、区域医疗和公共卫生领域正在呼唤下一代医疗 IT 系统,为各种 IT 产品带来市场机会。研究还发现,医疗改革已成为促进 IT 应用的重要推动力,而且医疗改革措施的执行也已经离不开 IT 的支持。中国医疗行业解决方案与发达国家的差距正在缩小,一些中国本土厂商的部分应用系统已经具备国际水平,正准备参与国际市场的竞争。

参 考 文 献

[1] 岳小溪,吴芳茜. 大数据在医疗领域的五大发展趋势与面临挑战. http://news. hc3i. cn/art/201407/30579. htm[2014-7-14].

[2] 蔡佳慧,张涛,宗文红. 医疗大数据面临的挑战及思考. Chinese Journal of Health Informatics and Management,2013,(10)4:292-294.

[3] Chukwa. A large-scale monitoring system. http://wiki. apache. org/hadoop/ChukwaHBase[2014-7-14].

[4] Cowan IA,MacDonald SL,Floyd RA. Measuring and managing radiologist workload:measuring radiologist

reporting times using data from a Radiology Information System. J Med Imaging Radiat Oncol, 2013, 57 (5): 558-566.

[5] Ammenwerth E, de Keizer N. An Inventory of Evaluation Studies of Information Technology in Health Care. Methods info Med, 2005, 44 (1): 44-56.

[6] Eliot Marshall. Waiting for the Revolution. Science, 2011, 331 (6017): 526-529.

[7] Poon EG, Jha AK, Christino M, et al. Assessing the Level of Healthcare Information Technology Adoption in the United States: a Snapshot. BMC Medical Informatics& Decision Making, 2006, 6: 1.

[8] IDC 中国. IDC Health Insights 说明会阐释中国医疗行业孕育的商机. http://www. idc. com. cn/about/ press. jsp? id=NjA0 [2014-7-14].

第九章 临床数据挖掘

彭谨，江华，孙明伟，蔡斌，杨浩，曾俊

　　科研过程本质上就是一种对新知识的发现过程。对于普通临床工作者来说，能够在繁重的临床工作之余，从自己每天接触到的数据当中做出重要的科学发现，具有非常重要的现实意义。

9.1　什么是临床数据挖掘：基本理论与概念

　　对于临床医护人员来说，繁重的临床工作已经是一个巨大的挑战，而不断提高的科研要求，则带来了更大的挑战。传统、经典的生物医学研究（湿法实验）动辄一个实验数百个工时，数万元花费的投入，使得很多临床医护人员谈及科研就感到力不从心[1,2]。

　　然而，经典湿法实验只是科研工作中的一部分。科学研究，其本质无非是从纷繁芜杂的现象中总结规律并用以指导实践。在这个意义上讲，临床工作实践既是一个在科学规律指导下的生产实践，同时也为科学规律的总结提供了天然的材料。每天，我们的医疗工作都在产生大量数据（病历文书、检验化验、影像检查，以及病理检验等）。过去，人们对这些数据的认识往往限于："这些资料可以用来写一写个案总结，但是难以成为高质量的研究"。或许，在经典的、重视强假设和以随机对照设计为金标准的临床科研范式下，上述认识是有道理的。然而，正如我们在本书第一部分中所强调的，随着计算机技术的发展、数据科学的方法论渗入临床科学，上述观点的合理性受到了挑战。转而，另外一种观点逐渐得到越来越多的认可，此即：临床生产活动中产生的数据在科学性上完全不弱于任何经由设计（如 RCT、队列研究）产生的数据，很多情况下，由于这些数据来自于真实世界，使用恰当的方法和工具，进行总结分析后得到的结论，其可信度，反而可能更优于经典的临床试验[3]。

　　当然，想要实现对日常工作数据的重新认识，完成基于工作流数据的高质量临床科研，就不能将方法学局限于经典的统计工具，而必须引入全新的一整套研究范式，这就要用到数据挖掘、统计学习等数据科学的研究方法论和工具。一旦遍及全国的众多医院日复一日产生的海量数据能够被临床工作者进行深入研究，那么，我们的医疗生产力将获得极大的解放。正如美国国家科学院、国家工程院和医学科学院共同组成的美国国家研究委员会（National Research Council of the National Academies，United States）在其《海量数据分析前沿》（*Frontiers in Massive Data Analysis*）专题报告中所说，"如果我们能够有效利用海量数据，科学研究就有可能获得突破，而技术也将变得更具适应性、个性化和健壮性。试想，如果医疗保健系统能够持续维护每个人的信息……并且这些数据能够和其他人的数据，以及生物和医学的基础性研究成果相结合，那么就可以优化每个病人的治疗方案"[4]。

数据挖掘（data mining），是建立在计算机技术和数据科学理论基础上的一种数据分析流程和范式的总称。它指利用各种现有的统计学、模式识别及其他数学工具从数据库历史数据中获得新的知识的过程。从工作范式上，Mehmed Kantardzic 教授的下述论断做了鞭辟入里的概括："数据挖掘是一个迭代过程，在这个过程中，通过自动或手工方法取得的进步用'发现'来定义。在探索性分析方案中，无法预测出'有趣的'结果包含什么东西，此时数据挖掘非常重要。它从大量的数据中搜寻有价值的、非同寻常的新信息，是人和计算机合作的结果，它在人类专家描述问题和目标的知识与计算机的搜索能力之间寻求平衡，以求获得最好的效果"。

数据挖掘最初是因商业零售业和金融业的需求而发展壮大的。在这些行业中，识别客户的购买行为模式、预测市场走势包括客户分类，客户行为模式分析，以及销量预测。随着计算机模式识别技术的进步，越来越多的生物医学研究者开始利用数据挖掘技术对产生的大量临床数据进行分析。在过去的十余年中，美国国立医学图书馆数据库（PubMed）中含有"data mining"主题词的论文，其数量增加了10倍以上（图9-1）。

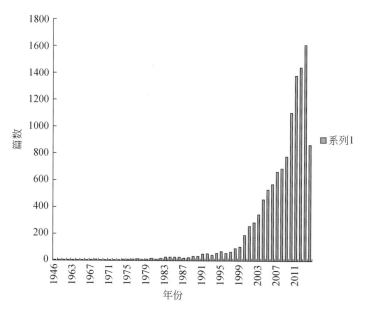

图 9-1　美国国立医学图书馆数据库（PubMed）中含有"data mining"主题词的论文数量随时间增加趋势

越来越多的研究者开始注意到，大量的临床数据中蕴含了反映临床医学客观规律的重要信息。从 1996 年开始，国际医学信息学协会［International Medical Informatics Association（IMIA）］开始设立智能数据分析和数据挖掘工作组（Intelligent Data Analysis and Data Mining（IDA-DM1），来协同相关工作。而早期某些主要基于数据分类的研究结果也逐渐开始在临床上应用。这些分类研究的结果往往可以筛选出某些尚未让人注意到的影响临床结局的风险因素。而这些风险因素在以往的基于假设检验的研究当中常常是人们根本没有提出假设的。这些依靠人类直觉判断未能提出假设的风险因素在不断提示我们：从发展趋势来看，现代临床医学数据科学正在经历一个从假设检验逐渐演进到数据挖掘的过程。而掌握了数据挖掘思想的临床工作者，必将站在这一类研究的最前沿。

9.2　数据挖掘的基本思路

大量数据产生及形成一门新的基于数据库对知识进行发现的学科，可追溯到半个世纪前。最早的数据挖掘技术常常用于零售业和金融行业。在 20 世纪 70 年代，当一些大规模公司如沃尔玛开始利用计算机来进行数据存储之后，这些商业机构开始发现，庞大的进货、销售及库存数据不仅仅可以用来进行财务分析，还可以用于发现顾客的活动模式、购物习惯等方面的知识[5-8]。利用大量顾客的个体信息，以及购物信息可以实现对于顾客行为模式的分类从而采取更有针对性的促销活动。而某些看似不相关的商品的采购模式往往具有内在的相关性。例如数据挖掘在零售业中的一个经常被论及的典型成功案例：啤酒和尿布的故事。

啤酒和尿布

使得"啤酒和尿布"故事成为一个商业成功案例的科学原理来源于一种数学算法：即关联规则挖掘[5]。其直观意义为顾客在购买某些商品的时候有多大倾向会购买另外一些商品。最经典的关联规则挖掘算法是 Apriori 算法[7]。它是一种挖掘单维、单层、布尔关联规则的算法，由 Rakesh Agrawal Rama 和 krishnan Skrikant 于 1993 年提出，其思想是利用已知的高频数据项集推导其他高频数据项集。

美国零售业巨头沃尔玛从 20 世纪 90 年代尝试将 Apriori 算法引入到 POS 机数据分析中，并获得了成功，于是产生了"啤酒与尿布"的故事。"啤酒与尿布"研究报告于 1998 年发表于著名的《哈佛商业评论》杂志。简述如下：沃尔玛的超市管理人员分析销售数据时发现了一个令人难于理解的现象：在某些特定的情况下，"啤酒"与"尿布"两件看上去毫无关系的商品会经常出现在同一个购物篮中，这种独特的销售组合现象引起了管理人员的注意，经过后续调查发现，这种现象通常出现在年轻的父亲的购买行为中。在美国有婴儿的家庭中，一般是母亲在家中照看婴儿，年轻的父亲前去超市购买尿布。父亲在购买尿布的同时，往往会顺便为自己购买啤酒，这样就会导致啤酒与尿布这两件看上去不相干的商品经常会出现在同一个购物篮的现象。如果这个年轻的父亲在卖场只能买到两件商品之一，则他很有可能会放弃购物而到另一家商店，直到可以一次同时买到啤酒与尿布为止。沃尔玛通过对销售数据进行挖掘，发现了这一独特的现象，开始在卖场尝试将啤酒与尿布摆放在相同的区域，让年轻的父亲可以同时找到这两件商品，并很快地完成购物；而沃尔玛超市也可以让这些客户一次购买两件商品、而不是一件，从而获得了更高的商品销售收入，这就是"啤酒与尿布"故事的由来。

上述例子告诉我们，很多时候，预先设定的假设并不能涵盖对事物间联系的研究的各方面，在我们的直观感觉之外，数据内部还隐含有大量未知而重要的信息需要通过新的研究范式挖掘出来。

9.3　临床数据挖掘的目的

数据挖掘既然是从大量的数据当中提取出知识的过程，那么挖掘成为可能的前提是有大量数据可供研究。近年来，大规模电子病案（EMS），检验实验室信息化系统（LIS）、影像系统（PACS）的普及应用，使得临床实践中收集的数据呈现海量暴发式增长（图9-2），这些数据中蕴含了大量的有用信息。但是，由于日常临床活动产生的可记录数据如此庞大，如果没有强有力的工具，要理解和从这些数据当中整理出有用的信息，仅凭人脑的直观经验和能力，是无法胜任的。

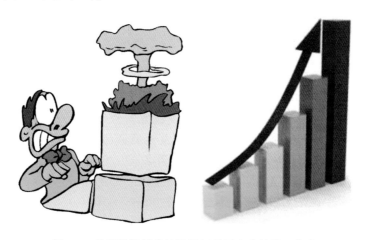

图9-2　临床数据暴发性增长超越了人脑的处理能力

考虑到上述客观现实，我们在"医疗大数据"这一宏大叙事下面临着一种很大的尴尬：经由各种途径搜集并存储在各医疗机构的大型数据库中的绝大多数数据，在缺乏系统性应用理论、工具和适当的人的情形下，实际只是有待开掘的数据矿藏，经年累月的不能被利用，很多机构花费巨资建立的数据仓库，甚而最终变为"数据坟墓"。越来越多的证据表明，日益扩大的临床数据和一线临床医生迫切需要新的医学知识和信息之间的鸿沟变得越来越大，而数据专家开发出来的各种数据挖掘算法与传统的卫生统计学家的统计学方法之间的差异也越来越大。这些扩大的鸿沟迫切需要临床医生和数据科学家携手合作，掌握和开发出各种数据挖掘工具，将存在于"数据坟墓"中的庞大信息转化为知识的宝藏。

9.4　临床数据挖掘的过程

数据挖掘的流程可以概括如下（图9-3）：

（1）数据清理和集成（消除噪声，把不同来源的数据集成在一起以供挖掘）。

（2）数据选择和变换（从数据库中提取需要的数据，并且变换成为可供分析的格式）。

（3）关系模式的发现（从上述数据中发现数据的规律和变化模式）。

（4）模式评估（评估发现模式的支持度和置信度）。

（5）知识表示与可视化。

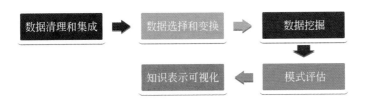

图 9-3　数据挖掘流程

对临床数据来说，上述过程分别对应：临床数据库数据信息的调用和整理，数据离散化处理，数据模式发现，数据模式有效性评估，以及形成可为临床工作者所理解的知识并能够应用于临床诊疗。上述过程涉及对多个学科的理论、技术及工具的集成应用，包括但不限于：数据库和数据仓库技术，信息检索，信号处理，经典统计学，模式识别，机器学习/深度学习/人工智能，高性能计算，数据可视化，以及时间序列分析。不难发现，所用到的工具几乎涉及现代应用数学的每一个分支。

通过数据挖掘，可以从海量的临床数据中获得有用的规律和知识，这些规律和知识可以进一步用于临床决策。从而实现从全新的临床数据科学视角进行临床信息管理，并真正实现精准化临床实践。更为重要的是，上述过程永远不会停止，只要有新的知识和临床经验随着新的数据产生，视角就会随之更新，从而使得临床医学这一门异常古老的学科获得新的前进动力。本章将按上述临床数据挖掘的流程，进行详尽讨论。

数据清理和数据集成图示如图 9-4。

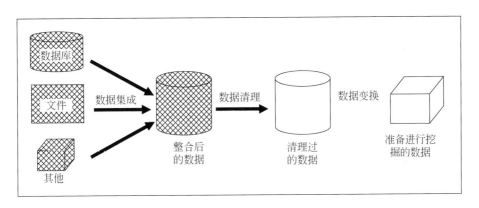

图 9-4　数据清理与数据集成

9.4.1　数据清理和数据集成的重要性

任何一家大中型医院在每一天的日常工作中都在产生海量的数据，这些数据的"大"，不仅体现在数量的巨大，更表现为数据存储格式的多样、数据源高度分散、随时间演变多端、安全性级别不同，总而言之，大数据的"大"即是对数量级的描述，更深层次的涵义是数据差异的巨大。显而易见，要想实现有效的大数据分析，首先要解决的问题，就是如何将这样大量且异质的数据统合在某种分析框架下。

解决这一挑战，数据科学发展了专门的技术：数据清洗（清理）（data cleaning）或曰数据集准备/数据转换[1-3]。对于大多数临床研究工作者来说，数据清理是一个陌生的概念。然而数据清理工作质量的高低，直接影响数据挖掘的最终结果，将之视为数据挖掘流程的最关键步骤之一都不为过。很多数据挖掘项目之所以难以得到令人满意的结果，实际上就在于对数据清洗的不重视。

根据研究目的、数据类型、数据量及数据库结构，数据清理的方法技术十分多样。实际上，数据科学发展的早期，科学家们最头痛的问题就是数据清理。例如，在电子病历系统（health information system，HIS）出现之前，需要雇佣大量的人力对纸质病历中的数据进行格式化，并且输入成为可供挖掘的电子数据的形式。

即使到了计算机和数据库技术已经大大进步的今天，虽然几乎所有可供研究的临床数据，都可以直接从电子病案系统数据库及其他类型的数据库当中调出来。研究者依然需要在数据的清理和转换方面花费大量的时间和金钱。

为什么会这样？因为，数据总是以一定的形式结构存储在数据库中的，而数据存储的形式是多样的。且不论不同的医疗机构所使用的信息系统往往是不相兼容的，就是在同一家医院中，不同部门之间的数据也往往是相互独立且不兼容的：如病案科使用病历信息系统（hospital information system，HIS）存储病例数据，检验科使用检验信息系统（laboratory information system，LIS）存储各种实验室理化检查资料，放射科使用影像归档和通信系统（picture archiving and communication systems，PACS）存储影像资料和检查报告，财务部则另有专门的会计信息系统……如此等等，不一而足。此外，虽然各家医院使用的上述系统都有同样的名字：HIS、LIS、PACS，但是并不代表它们就是同一物：有多种开发平台可以构建上述信息系统。上述数据库系统的不同，又可追溯到它们的底层开发语言的不同：数据库的开发平台的不同，数据的储存和调用形式又不同了。

简而言之，数据结构包括关系型数据结构，时间相关序列数据结构，数据流（连续的检测和图像），空间数据（各种地图），超文本和多媒体数据（网页、视频库）。数据清理就是将原始的数据结构转化为可供分析和处理的结构。例如，从海量的超文本网页数据当中，提取出患者提问和医生回答的关键词，并且对这些词语的次序，频率连接性进行分析，将非结构化的文本转化为结构化的数据表，并且还可以构建出可进一步分析处理的序列、图和网络，整理成便于挖掘的特定结构。上述过程的本质就是对数据进行去粗取精的过程。

数据清理除了要根据挖掘的目的对数据进行去伪存真，还需要实现另外一种关键性的功能：去粗取精。现实世界当中产生的数据极有可能会有丢失数据、不一致数据及噪声干扰等情况。低质量的数据将会导致低质量的挖掘结果。各种数据预处理技术可以对数据进行去噪[5-7]。来自不同数据源的数据可以通过规范化技术将其变成可以进行统一分析和处理的格式。经过上述过程，数据清理就能初步完成将有用信息从大量噪声中抽提出来的目的。

9.4.2　数据清洗的一般流程

数据清洗本质上就是一个识别信号，滤除噪声的流程。对于临床数据来说，噪声数据的识别可以有以下两种路径。

1. 基于专业知识的判别

专业的临床知识可以对于一些常见的数据进行识别，其道理是来自于现实生活中的数据总是必须符合客观的现实生活。对于临床研究者来说，就是通过自己的专业知识来剔除完全不符合客观规律的数字。例如，超过 300mmHg 的血压、超过 130 岁的年龄、超过 400kg 的体重等。这一类不符合客观规律的数据可以通过设定合理的挖掘阈值范围予以排除。

2. 数据分布的估计

临床数据千差万别，对于某些本身就处于研究范畴内的数据来说，如果没有充足的证据，要依赖专业知识来判断出某给定的数据是否属于不合常规的噪声，而不是一种"合理的离群点"就具有相当的难度。在这种情况下，就必须使用离散数学的原理和工具，通过分析数据的集中趋势和离散趋势特征，对数据分布的特点做出判断。

数据的中心趋势包括均值、中位数、众数（mode）和中列数（midrange）。而数据离中趋势的度量指标包括四分位数（quartiles）、四分位极差（inter-quartile range，IQR），以及方差。这些度量在统计学界已经被广泛应用。

在进行数据分布估计过程中，最直观的数据分布估计方法是利用不同数量或者不同类型数据产生的频率进行作图。最常见的数据分布包括正态分布和偏态分布，其中偏态分布又包括正偏态分布和负偏态分布。不同的分布状态下，均值、中位数和众数的位置各不相同。而这种不相同又可以转化为另外一种更为常用的数据分析方法箱线图（图9-5）：

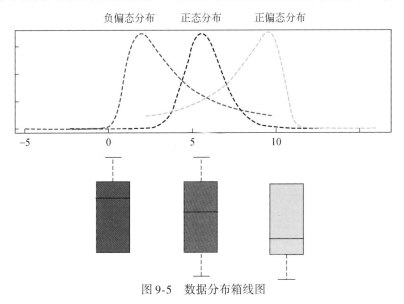

图9-5　数据分布箱线图

这就意味着在均值和众数已知的情况下，中位数可以做出一个大致估计。

中位数的计算原理非常简单：就是将所有数据从大到小排序，形成数列后找到居于序列正中的那个数，也就是所谓有序集的中间值。如果数据总数为偶数，那么则取中间两个值的平均值。但是，在面临大数据的处理的时候，对数十万甚至上百万的数据进行排序对于计算机的处理能力是非常大的挑战。这个时候可以使用一些近似方法或者分布式计算的方法来快速获得中位数，也可以用一些方法进行估计。

9.4.3 数据整合：形成数据立方及数据降维

任何一位来到医院的患者，都带有多种属性（图9-6）。这些属性中，有一些是对疾病诊断极其重要的，但更多的则可能是不相关或不重要的。例如，对于大多数成年患者来说，出生日期就是高度冗余的数据。有些冗余可以被相关分析检测到。对于连续的数据，可以通过计算患者两项数据之间的相关系数（pearson product coefficient）来估计他们的相关度。绝大部分的计算机软件包，从R语言到Excel都具有计算相关系数计算工具。我们在这里主要需要理解相关系数代表的意义。

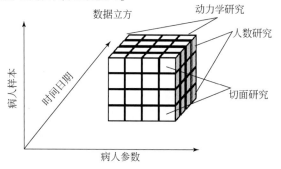

图9-6 数据整合与研究类型

一般来说，两个属性A、B之间的相关系数可以用R_AB来表示，如果R_A，B大于0，则AB是正相关，如果R_A，B小于0则AB是负相关（图9-7）。

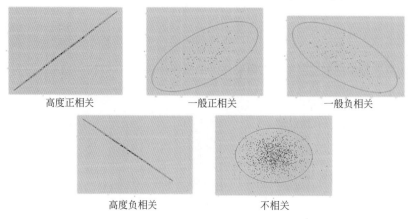

图9-7 相关性的类型

高度相关的数据一方面有可能意味着重要的科学发现，另一方面也有可能仅仅是单纯的冗余数据。

9.4.4　数据选择和变换

各种数据挖掘使用的很多统计学模型对于数据特征具有特定要求，如常规的正态分布假设检验（t 检验）要求数据本身或者处理之后的数据呈正态分布，而在对偏态分布的数据进行考察时，很可能需要将数据的原始值通过特定的标签进行替换。以上都是对数据进行变换。数据变换方法很多，应用最为广泛的方法包括平滑、规范化、离散化三种类型。

1. 平滑

举例而言，如欲考察特定季节对于心脏病患者入院人数的影响时，周一或者周末由于医生工作时间不同造成的入院人数波动可以被认为是一种噪声，可以用数据平滑的方法对数据进行处理。通过将数据恰当的分箱，然后用求均值的办法进行平滑。

2. 规范化

很多情况下，不同数据由于其单位不同，波动幅度不同，使得这些数据对于我们想要考察的结果的影响各不相同。一般而言，波动幅度大，绝对值相对较大的数据如不加处理，其在分析中会对于分析的结果构成不合理的高"权重"。为了避免这种绝对值变化对于挖掘结果造成较大影响，需要对数据进行规范化。规范化是指把属性数据通过合理映射变换，使之落入到一个特定区间，如–1 ~ 1，0 ~ 1，此时可以在不改变数据相互大小关系的情况下让数据大小对于分类结果的影响变得更小。常见的规范化有三种：最小最大规范化、Z 分数规范化及小数定标规范化。

（1）最小最大规范化

最大最小规范化是指利用数据变量最大值和最小值，以及其间的数据分布进行规范化的一种方法，其基本思路为首先指出数据变量的最大值和最小值，然后将最大值设定为 1 等特征性的数据，最小值设定为 0、–1 等数据，将所有的数据集内分布的数据规范化为 0–1 或者–1 ~ +1 之间的数据的一种方法。规范化之后的数据之间排位大小等关系不会发生变化，其基本分布特性也不会发生变化。也就是说，原有数据之间的联系特征不会有变化。

一个典型的最小最大规范化的公式为

$$X_{i,\,0\,\mathrm{tol}} = \frac{X_i - X_{\min}}{X_{\max} - X_{\min}}$$

用这种方法实现规范化之后数据的分布（图 9-8）。

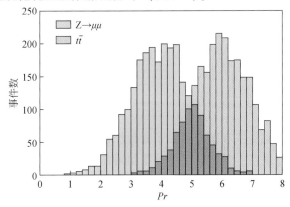

图 9-8　偏态分布规范为正态分布

从中可以看出，数据之间的相互关系不会发生变化，仅仅是数据被移动到了一个新的区间。

（2）Z 分数规范化

$$Z = \frac{x - \mu}{\sigma}$$

式中 x 表示原始数据，μ 表示平均值，σ 表示样本标准差。本质上 Z 分数规范化可以把偏态分布纠正为正态分布。标准化后的变量值围绕 0 上下波动，大于 0 说明高于平均水平，小于 0 说明低于平均水平。

（3）小数定标规范化

这种方法通过移动数据的小数点位置来进行标准化。小数点移动多少位取决于属性 A 的取值中的最大绝对值。将属性 A 的原始值 x 使用小数定标标准化到 x' 的计算方法：

$$x' = \frac{x}{10^{j}}$$

其中，j 是满足条件的最小整数。例如，假定 A 的值由 –9965 到 9176，A 的最大绝对值为 9965，为使用小数定标标准化，我们用每个值除以 10 000（即，j=4），这样，–9965 被规范化为–0.9965。这样的规范化可以让很大的数据直观地表现得更小更有利于后续处理，且仅改变坐标单位，完全不改变数据的分布曲线形状。

除了上面提到的数据标准化外还有对数 Logistic 模式、模糊量化模式等规范方法。

3. 离散化

如患者的年龄是一个从 0～120 岁的连续变量，但很多时候，为了统一数据的处理，可以利用区间标签，或者概念标签（0～28 天—新生儿，28 天～3 岁—幼儿，3～13 岁—儿童，13～18 岁—青少年，18～60 岁—成人，60～—老年）对年龄数据进行离散化。数据离散化可以使挖掘的结果更加容易理解。

通过上述数据变换的过程，各种数据将会被赋予相等的权重。经变换处理后的数据，适合用于各种基于距离度量的分类，如最邻近分类，k-means 聚类。对于各种非线性分类器的分类，如人工神经网络，数据的规范化可以让反复迭代的计算量明显下降，加快系统的学习速度。

一般来说，当数据选择、清理、变换、完成之后，所获的数据结构体就形成了可以进入到下一步直接进行挖掘处理的形态，这种数据结构体依赖于各种数据挖掘软件，算法的函数使用说明各不相同，因此在进行数据清理之前，仔细阅读进一步挖掘使用函数对于数据格式的要求是很有必要的。具体一点，就是在挖掘之前需要阅读你所使用的工具（R 语言工具包，MATLAB 相关函数的帮助文档等），并且确定数据的清理方案。

9.4.1.5　数据整理

对临床资料进行数据清洗和整理，除了对数据范围进行估计之外，一般来说，数据挖掘需要对数据分布进行观察。观察数据的分布很可能提示一些重要的原因。很多软件工具包都可以利用 multi-plot、QQ 图等结构对数据分布进行估计。例如，有如下一个数据表 9-1，该数据表分别代表了某项临床研究中患者握力、步速、体重、BMI（体质指数）

之间的关系。

表 9-1　某人体成分研究数据

握力（kg）	步速1（m/s）	步速2（m/s）	体重（kg）	BMI（kg/m²）	骨骼肌（kg）	体脂肪（kg）	去脂体重（kg）
27.1	3.2	3.32	50.4	19.81	21.54	10.3	40.1
34.4	3.21	3.44	60.3	19.69	28.11	9.6	50.7
35.6	3.65	3.01	63.7	22.7	31.06	8.8	54.9
36	2.78	2.86	68.6	24.6	29.83	15.4	53.2
28.4	4.08	4.27	46.9	18.32	21.52	7.3	39.6
49.3	4.16	4.41	64.2	23.84	27.15	15.7	48.5
34.1	3.48	3.3	51.8	19.03	23.1	9.7	42.1
32.3	3.17	3.31	49.7	20.16	20.98	10.9	38.8
42.1	2.93	2.96	71.3	21.93	34.22	10.1	61.2
29.6	3.04	3.07	71.9	24.65	31.05	16.8	55.1
18.7	4.26	4.06	46.3	19.27	17.04	14.2	32.1
47.6	3.27	3.11	71.5	23.97	31.03	16.4	55.1
24.2	4.51	4.41	55.2	21.32	23.09	12.9	42.3
29.1	3.98	3.62	51.5	19.15	20.18	13.9	37.6
25.1	3.18	3.4	55.5	22.2	20.1	18.2	37.3
40.9	3.17	3.4	63.7	22.7	31.1	8.8	54.9

　　可以首先通过观察这些变量的两两相关性来估计变量之间的关系和数据分布规律。利用散点图矩阵（scatter plot matrix）可以有效进行变量之间的相关性分析。

　　无论是在 Matlab 还是在 R 语言工具包中，都有相应的函数对上述数据进行展示，在图 9-9 当中可以看出，步速 1 和步速 2，体重和 BMI，骨骼肌及去脂体重都呈现明显的相关（红色圆圈），而去脂体重和骨骼肌更是高度相关（虚线圆圈）。利用类似的方法，可以对数据的分布特性和相关特性进行初步的分析，这种分析对于以后的数据挖掘思路的选择具有重要的作用。高度相关的数据有可能蕴含重要的临床信息。如果某一组数据当中大量数据两两之间都是高度相关，那么则意味着这些数据之间可能存在某种可以被线性方程表示出来的简单规律，这个时候，这些数据很可能通过主成分分析等线性手段进行降维和压缩。同时，对这些数据进行线性回归的时候需要防止"多重共线性"的问题。如果大量的数据之间都高度相关，这个时候从数据当中用多元回归的方法提取出来的结果就要慎下结论。例如，有研究通过多元回归分析全身几十项胸围、臀围之类的指标与心血管疾病发病之间的关系，结果发现，某些身体指标与心血管疾病发病率呈正相关，而某一些指标呈负相关。实际上，不管是正相关还是负相关，由于人体的胸围、臀围等指标本身就是一组相互之间高度相关的变量，因此获得的最后结果不管是正相关还是负相关，都要慎重下结论。

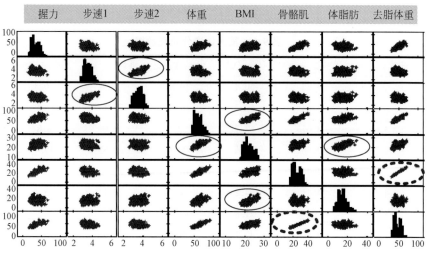

图 9-9　具有相关性的体成分及功能测量指标

9.5　数据挖掘与示例一

在完成数据的清洗和整理之后，下一步的工作则应该是找出数据中的客观规律。如果数据是呈现联系的，与时间高度相关的序列模式。则可以研究特定事件 A 出现之后很大程度上事件 B，或者事件组合 BC 可能出现，此时可以使用频繁模式挖掘的方法对数据进行整理。对于长期的时间序列，如果变量呈现出一定趋势的上涨或者下跌，则可以利用已有的知识，考虑各种影响变量变化的关系，进行动力学建模。如果序列在一定时间范围内呈现出上升下降的周期性波动，则可以考虑用各种波谱分析的方法对波动的周期进行分析。

9.5.1　频繁模式挖掘分析

作为临床医生，面临纷繁复杂的临床现象的时候，很容易面临的一个挑战就是对于各种先后发生的事情不清楚是否具有"真实"的相关性。某种治疗措施之后患者出现了某种反应，究竟是巧合，还是一种频繁发生的值得注意的现象，在海量的临床数据集中，还会有哪些频繁出现的模式存在。这些模式的结构是什么？如何找出临床数据集中这些不为人知的结构，以上这些问题都是属于频繁模式的挖掘问题。另外，频繁模式的挖掘对于数据分类，聚类及其他的挖掘任务也有帮助。具体频繁模式挖掘的方法较多，总体上，挖掘可以使用先构建关联规则（association rule），然后再利用数学工具来挖掘出关联规则的频繁性。一个典型的医学相关的规则研究如下所示：如何在大量病案文本数据分析研究的过程中发现反复出现的和患者病情有关的单词（找到这种规律极其有助于实现对患者进行精准导医和分诊）。

病案文本是医生对于患者病情的描述。典型的病案文本是非结构化的。也就是说，这些文本是由自然语言构成的描述患者病情的数据集。由于现代自然语言的特点，大量的类似"的""是""之"这样的虚词虽然频繁出现，但是对于患者病情的描述关系不大。另外一方面，特定一些描述患者病情的词语出现的频率很可能与患者病情密切相关。统计出这些词语之间是否带有某种"频繁模式"就需要更进一步的算法。表 9-2 给出一个这样的数据例子，我们可以把每一篇病案看成一个购物篮，这种例子通常被称为购物篮事项（market basket transaction）。购物篮当中的项目就是病案中出现的各种重要的表征患者病情的专业单词。针对大量的购物篮（病案）进行频繁模式挖掘就有可能获得关于医生对于特定疾病进行病案描述所得到的病情规律。

表 9-2　病案主题词的购物篮事项

编号	项目集合
1	｛发热，剑突下，腹痛，恶心，呕吐｝
2	｛发热，剑突下，腹痛｝
3	｛恶心，呕吐，发热｝
4	｛恶心，呕吐，发热，腹痛｝
5	｛发热，反跳痛，恶心，呕吐｝
6	｛恶心，呕吐，腹痛｝

从表 9-2 中可以提出如下关联规则：｛恶心｝ → ｛呕吐｝

从常识出发，也知道恶心和呕吐存在很强的联系，但是让计算机通过自动分析的方法获得这种联系依然是重要的。某些超越常识的联系往往意味着大量的临床病案数据中存在重要的关系，这种关系实际上也蕴含着重要的知识和信息。

在对上述的项目集合进行分析的时候，需要处理两个最关键的问题：第一，所发现的某些模式是虚假的，是由于干扰因素造成的；第二，如果数据量非常大（如历年积累的数万乃至数十万患者病案资料），那么逐字逐词的去查询单词关联的频繁出现就会消耗大量的计算开支。

为了防止这两个问题出现，一种合理的方法就是使用一种适宜的算法来找出哪些单词会频繁地出现，同时过滤掉那些虚假的模式。

要找出某个特定的组合如 ｛恶心，呕吐｝ 是不是在病案中频繁出现，很重要的是利用统计学原理证明 ｛恶心｝ 和 ｛呕吐｝ 的关联规则真实存在，而不是偶然发生的虚假模式。而要证明这一点，则必须计算出两种规则出现的支持度（support）和置信度（confidence）。所谓支持度。如果我们令

$$｛恶心｝ = X$$
$$｛呕吐｝ = Y$$

那么 X→Y 表示，X 和 Y 的关联规则，S（X→Y）表示称为支持度，也就是恶心和呕吐同时出现在数据集里面的频繁程度。但是必须注意，即使是 X 和 Y 在数据集里面出现的频率很高，也不能说明 X 和 Y 就存在关联。例如，在病案文本分析的时候测试 ｛患者｝ 和 ｛恶心｝ 也会有很高的出现频率，但这并不能说明单词 ｛患者｝ 和 ｛恶心｝ 一定存在关联，因此，还需要引入置信度（confidence）这一变量。置信度表明的是 Y 在包含 X 的

事务中的出现频率。综上，这两种度量的形式定义如下：

$$S(X \rightarrow Y) = \sigma(XUY)/N$$

$$C(X \rightarrow Y) = \sigma(XUY)/\delta(X)$$

其中 σ 为支持度计数，定义为包含特定项目的条目数量，如在表 9-2 当中，｛恶心，呕吐｝的支持度计数为 4，也就是说，总共有 4 项病案包含了 ｛恶心，呕吐｝ 这一组合。

利用支持度和置信度可以对关联规则进行有效分析，从理论上说，挖掘关联规则的一种原始方法是，计算每个项目可能的支持度和置信度。但是这种方法计算量相当庞大。排列组合表明，除开常见的虚词和助词，如果某种病案由 100 个常见的病案描述词汇组成，那么从这个病案当中可以提出的可能的规则总数就会高达 5.15×10^{47} 个。当然这些可能的规则中，相当大部分都仅仅只是一种可能性而已，会在以后的计算中被筛除。但是，如果我们用上述穷举的方法来计算每个可能规则的方法去找被到频繁模式，那么计算量将达到难以完成的程度。为防止这一现象的发生，需要利用适当的算法来快速找出一些完全不可能的关联规则，进而排除掉这些噪声。

9.5.2 Apriori 算法

要从海量的文本规则当中发现关联规则，很重要的是对于各种出现概率很低的频繁项进行筛选，常见的一种筛选方法被称为 Apriori 法。其主要思路是把所有的需要挖掘的数据项目分为以下两个主要的子任务：①找出频繁项集，目标就是先设定一个最小支持度的阈值，把所有不满足最小支持度阈值的项目过滤掉；②规则的产生，目标就是从上面满足最小支持度的项集当中，找出所有高置信度的规则，这些规则被称为强规则。

上面提到，要找出频繁项集，如果把各种可能规则的组合都计算进去，那么计算量将会变得非常大，因此 Apriori 算法可以首先通过一些先验概率的思想过滤掉某些项集。如在表 9-2 当中，｛反跳痛｝ 只出现过一次，因此它的支持度相当低，而任何其他含有 ｛反跳痛｝ 的规则支持度也不可能太高，因此我们如果对所有的项目进行排序筛选的时候，各种含有 ｛反跳痛｝ 的项目就可以被筛掉。[①]

接下来，对于各种规则当中 2 个项目组合的项集进行排序，筛掉那些出现的很少的项目。然后对于 3 个项目同时出现的项集进行考虑。其结果如图所示。

从图 9-10 可以看出，利用剪枝策略，候选集项目会逐渐减少，｛恶心，呕吐，腹痛｝这一频繁出现的模式就会被逐渐筛选出来。

有很多软件工具包可以实现 Apriori 算法，如 R 语言的 Arules 包，而在 MATLAB 和 Python 当中，该算法也已经有很多开源的代码可供下载。

---

① 当然这仅仅是针对我们这个例子而言，如果数据集足够大，｛压痛｝ 和 ｛反跳痛｝ 很可能有相当高的关联度。

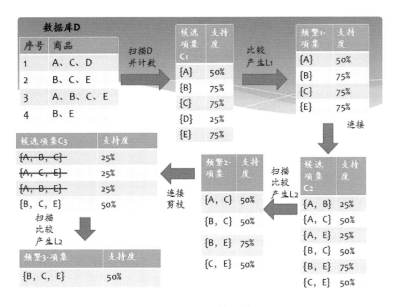

图 9-10 Apriori 算法流程

9.5.3 时间序列挖掘

临床数据挖掘的另外一个大类是和时间有关的序列挖掘,大量的具有时间序列特征的数据构成了临床数据中的很大一部分。这些数据的最重要的特征就是其变化往往会随着时间的变化而波动。上述波动受到季节、气候、经济周期、人类行为等多方面因素的影响。这些因素相互作用,使得这一类时间序列呈现非常复杂的变化规律。但是,变化再复杂并不等于没有规律。实际上,只要数据真实可信,证明某个过程没有规律(完全随机)同样也是为医学发展提供的重要的知识。大量急症患者入院数据由不同病种的各种疾病累积而成,患者数量不可能无限增长,因此它们会构成了上升-下降的波形结构。而在不同的时间尺度下,这些波形结构具有不同的周期特征。这种分析在时间上可以用分析数学当中的一些频谱分析手段进行特性刻画。

9.5.4 频谱分析

一段时间之内患者数量增加是一种在急诊科能够观察到的很常见的现象。由于季节、气候、疾病流行等因素,特定种类的患者会在一定时间范围内逐渐上升。在入院患者数量达到高点之后由于气候变化、疾病流行传播规律等原因,患者数量会逐渐下降。例如,急诊科医生都会意识到夜间酒醉后外伤收入患者较多。清晨则是入院急诊人数较少的时候。另外一方面,每年冬天呼吸道急诊患者数量较多,夏天消化道急诊患者入院较多。这种现象表明,在小尺度上这种上升或下降是一种动力学过程,可以用各种方程的定性分析来描述,如方程解的存在性、唯一性,以及各种解的相变条件。而在大尺度上,各种因素造成的周期性波动又会变成一种周期过程,可以用周期、频率、振幅等参数来进行分析。

要从复杂的患者入院数据的升降的原始数据中解析出上述可观察到的现象，需要有一种波谱解析方法对这样的不同时间尺度的数据进行解析。解析波谱数据的方法很多。但是其基本原理都是在不同的时域和频域上对上升下降的波谱数据进行分解。在本节给出一个例子，采用小波变换的方法来分析入院患者的波动数据。

小波变换是一种时频局部化的分析方法，本质上就是把一系列复杂的波动在时域和频域上同时进行分解。对信号的低频部分具有较高的频率分辨率和较低的时间分辨率，对于信号高频的部分则具有较高的时间分辨率和较低的频率分辨率。这种分解方法被誉为数学显微镜，我们可以根据以上理论建立起一个新的视角，在较长的时间范围内（低频部分），小波分析对于各种疾病谱的波动具有敏感的分辨能力，从而获得疾病谱变化的趋势性资料。而在较短的时间范围内，小波分析则可以进一步将疾病总体入院特征波动特征的细节（而不是趋势）区分开来。这种波动特征的细节往往表征了短时间内入院患者数量的剧烈变化，很可能和一些激烈的突发性灾害性事件有关。

利用小波分析来对 2007 年 1 月 1 日 0 点开始，2014 年 6 月 23 日 15 点结束，总共65 536小时，收治患者 23 795 例急诊入院数据进行频率分析，资料来自于四川省人民医院建立的急诊外科与创伤数据库。利用急诊患者入院的时间序列模式进行相似性度量，通过模式聚类将时间序列转化为项目序列。然后利用序列模式挖掘算法得到各种疾病的频繁模式，最后，通过这些频繁模式的时间变化趋势总结出疾病的各种规律。

9.5.5　示例一：2007~2014 年急诊入院病案数据分析

1. 数据集

临床资料：四川省人民医院 2007~2014 年所有急诊外科入院患者数据库导出数据，数据存储于四川省人民医院急诊外科与创伤数据库中，利用 SQL lite 查询语句导出数据，纳入所有入院并且有诊断结论的数据，获得的每个记录都包含一个唯一的病案号，患者入院出院时间、诊断、临床结局、接收医生及其他相关信息。将数据保存为 CSV 格式文件。利用 Excel 对数据进行清洗。在数据清洗过程中对重复数据进行去重。对缺失数据进行回归插补或者最近数据差补。

2. 数据清洗与预处理

整理好的数据首先进行样本分析，基于 ICD-10 标准，根据数据开头对疾病种类分布进行分析，并且画出饼图。利用特定时间段内发生的特定疾病数量以入院时间（精确到小时）为单位。以 9 小时为单位对入院序列进行累加。因此。以小时为单位形成连续波谱，将获得的数据导入 Matlab 小波分析工具箱（wavemenu），导入方法：首先将离散的疾病入院数据通过时间点采集的方法更改为连续的波谱信息，然后再利用 MATLAB wavelet toolbox 内的 GUI One Demensinal Wavelet 工具包对数据进行分段处理，最后利用 wavelet coefficient selection 1D 函数对特定波动频率模式下小波变换系数进行筛选。

初始选取小波基函数为 Haar 小波分解，分解层数为 5 层，计算重构的近似成分及细节函数 t 值。并且对每个分解层的波谱高度及其分布进行分段计数统计。并进行 Kolmogorov-Smirnov 假设检验，判断每层分解小波是否符合正态分布。观察小波变换系数与疾病周期之间的关系。最后，利用 K-means 算法找出分解尺度系数之间的关系，看看哪些尺度的分解系数之间的相似性。最后利用 Aprori 算法进行，频繁模式挖掘（frequent patterns mining）的图。挖出每个类季度数据变化的常见模式。

数据处理分析流程如下（图 9-11）：

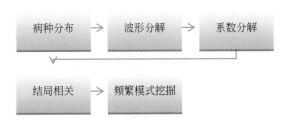

图 9-11 数据处理分析流程图

必须指出上述数据挖掘的流程每一步都可以获得新的知识，这些知识的重要性和完成这些流程的先后顺序无关。也就是说，并不是只有最后一步挖掘出的信息才是重要的知识。

3. 初步印象

通过上述数据挖掘流程，我们可以获得以下重要知识点。

1）病种分布

任何数据挖掘的第一步都是对数据的基本分布进行了解。对于急诊科的各种数据来说，研究者最常见的研究方向就是通过了解各种类型疾病入院的构成比来评估入院患者的疾病谱特征。对于疾病的分类，本身就是一个异常复杂的分类学问题，在这类我们采用 ICD-10 的疾病分类系统代码对疾病分类进行统计。

分类计数是一类统计学的最基本知识。最简单的分类计数可以用 Excel 软件里面的 Countif 函数进行区别。R 语言及 Matlab 语言当中，也有多个工具包可以完成分类技术，其中 R 语言常见的分类计数工具包是 Rlab 包当中的 count 函数。

病种分类数据如图 9-12 表示：

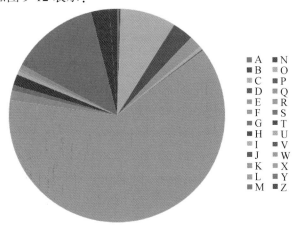

图 9-12 病种分类数据
字母为 ICD-10 疾病编码的首字母，如 A 表示肠道疾病，COO-D48 为肿瘤，
SOO-T98 为损伤、中毒和外因的某些其他后果

从中可以看出，从整体疾病种类分布的角度来看 ICD 开头为 K 类的疾病分类是最为常见的急诊入院疾病种类，它代表消化系统疾病。这一分类主要代表了消化系统的各种疾病，包括胰腺炎、胆囊炎、阑尾炎和腹部损伤等临床情况。

2）分类数据的解读

对于疾病分类数据进行解读是一项非常有挑战意义的工作。按照疾病谱构成比例来进行展示的数据很有可能对数据的分析者构成误导。例如，我们获得的这组数据来源于急诊外科，绝大部分的病案是属于 ICD-10 编码系统 K 开头的代表消化系统疾病的分类数据。这是否认为消化系统疾病就占据该医院急诊外科收治的最大宗呢？答案是不一定，这实际上还和急诊转诊制度有关。通过查阅医院的急诊转诊制度，如果急诊医生在外出救治患者过程中明确诊断患者有骨折或者严重的颅脑损伤，该医院可能直接将患者送入骨科或者脑外科，此时急诊科收入的数据里面骨科或者脑外科的患者构成比就会变得相对较少。因此，在数据挖掘过程中，分类构成比数据的解读更需要谨慎。

4. 换个视角看问题：基于 Haar 小波分解的基函数分解变换结果解读

利用小波工具包对数据进行分解，可以看出疾病入院病案的变化构成了一个非常复杂的逐渐上升的波谱。复杂的上下波动意味着入院的患者时多时少，形成波动。整体上逐渐上升则是意味着随着城市和医院规模的扩大，急诊外科每年收住的患者越来越多。

1）波动分层

利用小波分析（图 9-13 和图 9-14）可以把一个复杂的波动分解为 5 层，分别为 A_1 ~ A_5，每个函数又被分解为主波和噪声两个部分。如果设 S 为原始波谱，$S = A_1 + D_1$，主波 A_1 反映的是特定时间尺度下整个波动数据的趋势性变化。而"噪声"则反映的是波动数据在特定尺度下的细节特征。例如，A_1 主波尺度可以代表以 16 天为周期出现阶段性的波动，在以 16 天（约半个月）为尺度的视角来看，总体上入院患者的人数是越来越高的。而与之对应 D_1 的"噪声"则是反应在 16 天为周期的波动下，波动的变化是否剧烈。一般来说，对于一个较大的医院急诊科，上 16 天和第二个 16 天患者数量变化不会出现太大的波动，因此，16 天的波动"噪声"属于随机分布。反之，如果某个尺度下的"噪声"属于随机分布，那么就说明这个尺度下的噪声是一种随机过程，不太可能蕴含重要信息。当然，要判断一个波动过程是否是随机的噪声（一般称之为白噪声），并不能依赖实验者的观察，而是需要做一种名为 Kolmogorov-Smirnov 的假设检验，算出 P 值，一般认为 $P < 0.01$，则噪声为白噪声的可能性较大。

主波 A_1 可以进一步在 16 天的尺度上进行分解，$A_1 = A_2 + D_2$，此时 A_2 为 8 天尺度下的主波，$A_2 = A_3 + D_3$，A_3 为 4 天尺度下的主波，因此有：$S = A_1 + D_1 + D_2 + D_3 + D_4 + D_5$。

其中 A_1 是最大的主波，它代表较长时间段内模拟出的急诊科患者就医数量变化的基本趋势，根据 Haar 小波的属性定义，每个季度从 A_1 的尺度来看，可以分为 6 个周期，这些周期的上升下降可以通过频繁模式挖掘的方法总结出一些进一步的规律。

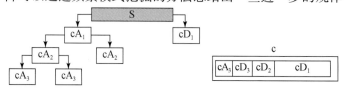

图 9-13　小波分析原理

从 D_1 开始，$D_1 \sim D_5$ 代表另外波谱分解的噪声部分。例如，D_3 这个层次上，2008 年 5 月 12 日前后出现明显波动。第三层波动噪声部分周期为 4 天，也就是说，类似 5·12 地震那样的单次特大规模的自然灾害发生之后，在以 4 天为尺度的视角对数据进行统计，数据波动最为明显。实际上，用比较小波分解系数大小的方法可以证明，5·12 汶川地震前后的 4 天之内，患者数量变化的剧烈程度是整个几年以来所有尺度分解系数当中最为明显的。

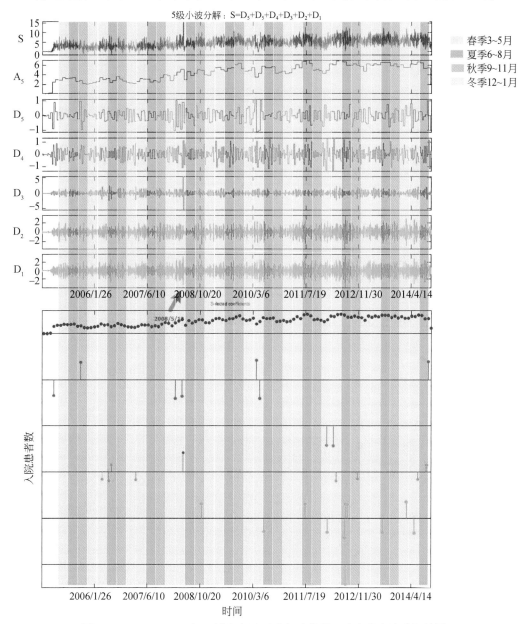

图 9-14　2006 ～ 2014 年四川省人民医院急诊外科入院患者小波分解结果

2）系数分解

当对一个连续函数进行小波分解的时候，除了小波本身的波形图像之外，还可以获得一组小波分析系数，这个分析过程被称为小波系列分解。分解的系数一方面可以用于复原原有的小波函数，另外一方面也可以用于特定尺度下的小波波形特征分析。不同尺度下小波系数分别反映了该尺度下"重要事件"的发生频率及模式。小波系数的大小可以直接表征在特定时间、特定小波分析尺度上变化程度的大小。如果我们把小波分解系数进行一次从大到小的排序，可以得到表9-3。

表9-3　经小波分解后重要事件系数及所在的小波尺度

系数	日期	小波变换	时间尺度顺序排列	事件
-4.66	2005/1/2	D_5	—	—
5.38	2005/9/15	D_5	—	—
-4.599	2008/2/19	D_5	—	—
-4.647	2008/5/2	D_5	—	—
5.425	2010/4/6	D_5	—	—
-4.599	2010/5/8	D_5	—	—
5.396	2014/9/24	D_5	—	特大车祸
-3.586	2012/1/30	D_4	—	—
-3.575	2012/4/3	D_4	—	—
-2.846	2006/4/7	D_3	—	—
-2.81	2006/6/10	D_3	3	食物中毒
3.158	2006/7/4	D_3	—	—
-2.834	2007/2/21	D_3	—	—
3.425	2008/5/14	D_3	1	5·12汶川地震
-2.811	2012/5/1	D_3	—	—
-2.855	2012/11/17	D_3	—	—
2.847	2014/6/16	D_3	—	—
3.156	2014/9/4	D_3	—	—
2.315	2008/11/4	D_2	—	—
1.713	2010/6/19	D_2	—	—
2.309	2011/7/12	D_2	—	—
-1.703	2012/2/5	D_2	—	—
-1.575	2012/7/22	D_2	2	7·22特大车祸
2.308	2012/7/30	D_2	—	—
2.3	2012/8/15	D_2	—	—
-1.694	2013/7/13	D_2	—	—
2.359	2014/2/26	D_2	—	—
-1.683	2014/5/13	D_2	—	—
0.575	2012/7/27	D_1	—	—

从中间可以看出，对于不同时间尺度的系数可以进行排序处理。排在前三位的分别是5·12汶川地震、7·22特大车祸及10·23崇州食物特大中毒。这些事件散在分布于不同

尺度的波动中，可以被直接筛选出来。

5. 小结

从上述分析过程中，可以看出在较长时间范围内，疾病的发展同时受到多个时间尺度的影响，这种影响是一种典型的多尺度（multiple scales）现象。利用小波分析可以根据不同的时间尺度把急诊入院的病案信息的变化趋势分解出来。这种趋势的分解有助于我们合理分配急诊资源。可做好周期性疾病入院人数的增加或减少的抢救准备，依照季节特征合理安排卫生资源。同时制订好应急方案，准备好急诊资源的冗余配置。对突发大型公共卫生事件有所应对和准备。

总之，大数据分析能够在多个时间尺度上获得疾病谱发展、变化的重要信息。这些信息表明，看似随机的急诊数据当中，蕴含着多种不同时间尺度的周期性的变化。利用小波变换和频繁模式挖掘能够将这些信息分别提取出来。这些信息在不同的时间尺度上反映了城市人类活动模式、经济增长、人口数量变化，乃至大规模社会事件等重要信息。基于这一类数据分析所带来的基于这些数据制订出的卫生资源方案对于更加科学的卫生行政决策至关重要。

9.6 数据挖掘与示例二：分类挖掘

对复杂事物进行分类是人类最原始的本能之一，对于数据科学的研究来说，分类也具有相当重要的意义。数据科学本质上是为了获得新的知识，如果我们想进一步思考新的知识有什么用这一哲学问题的时候，很容易就得出这样一个结论：只有那些以前未知的，可以用于帮助人类预测、指导和改造这个世界的知识才能算是新的知识。而要通过客观规律对未知世界进行预测，利用恰当的分类则可能对世界进行进一步分析。

早期人类可以通过事物的各种属性进行分类。如将人按照性别分为男性和女性，将疾病按照症状特征分为发热性疾病、肿胀性疾病等。某些古代的医学体系则可以将患者的各种症状体征按照寒热，或者阴阳五行进行分类。这些分类的目的是希望通过分类获得对于疾病转归、治疗、预测等方面的信息。例如，"寒"症应该吃什么药，"热"症应该如何处理等。然而，单纯依靠某些属性进行分类预测往往不能获得良好的预测效果。一方面这是因为我们对于这些属性背后的本质过程还是知之甚少。解决这种知之甚少的局面需要科学家通过自己的努力对各种分类属性背后的运行原理进行还原，把统计学过程逐渐转化为知道其原因的动力学过程。而另外一方面，随着现代复杂系统知识的进步，人们逐渐发现很多复杂过程本身就是无法进行单纯的动力学还原。此时要获得更好的分类则需要对获得的数据进行更为优美的统计学划分。不恰当的分类有可能将人类对于疾病的认识导入歧途。而要获得上述更加恰当的统计学分类，对数据进行综合考察要比单纯的依赖某个属性对事物进行分类效果要好得多。多个属性都会对结果产生影响，那么这些属性当中哪些相对重要，哪些则不那么重要，或者哪些在特定条件下会变得更加重要。需要建立一套良好的分类系统对可考察的属性和临床结局进行描述，需要一套恰当的统计学分类方法，这套分类方法就是复杂分类系统的基础（图9-15）。

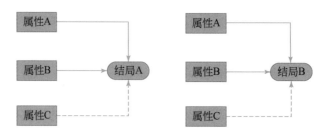

图 9-15　不同的属性对于结局具有不同的影响（需要建立一个恰当的统计学模型来描绘这一过程）

9.6.1　训练集和预测集

用于建立模型，发现其规律的数据集一般称为训练集。例如，2000 名急诊入院患者病历，其中有 50 人死亡，其余康复出院，我们想找出这 50 名死亡者都具有哪些共同特征。哪些因素可以提前表征死亡，那么这 2000 人（含 50 名死亡者），就是一个典型的训练集。任何可以区分开这 50 名死亡者和 1950 名康复出院者的数学模型都可以称为分类器。而训练集就是这 2000 名用于产生分类器规则的样本。

如果纳入的参数足够多，要从 2000 名患者当中利用入院数据区分出 50 名死亡患者总是可以的。但是构成这种区分的分类器参数有时反应的的确是造成死亡的重要因素，有时仅仅是因为巧合。要计算出分类器的真正效能，很可能需要再找一批样本，将它们的信息带入到分类器的参数中，看看分类器能否预测出这些样本的结局。这就涉及计算出分类器的工作效能这一重要的问题。

纳入研究的样本总是有限的。如果我们想判断出一种生成分类器的方法是否合理，可以先用一部分样本作为训练集，获得分类器之后再用另外一部分样本作为测试集进行检验。例如，2000 名患者当中找出 1900 名患者进行训练，获得训练结果之后再用剩下的 100 名患者进行测试。接下来把这 100 名患者纳入训练集，然后另外划出 100 名患者进行测试。这样总共训练-测试 20 次。这个时候获得的结果如果都比较稳定，则可以认为分类器分类结果比较稳定。把这样的不断改变测试集-训练集进行分析的方法称为交叉验证（cross validation）。

控制系统的鲁棒性研究是现代控制理论研究中一个非常活跃的领域，鲁棒控制问题最早出现在 20 世纪人们对于微分方程的研究中。Black 首先在 1927 年他的一项专利上应用了鲁棒控制。但是什么叫做鲁棒性呢？其实这个名字是一个音译，其英文拼写为 Robust，也就是健壮和强壮的意思。控制专家用这个名字来表示当一个控制系统中的参数发生摄动时系统能否保持正常工作的一种特性或属性。就像人在受到外界病菌的感染后，是否能够通过自身的免疫系统恢复健康一样。

20 世纪 60～70 年代，状态空间的结构理论的形成是现代控制理论的一个重要突破。状态空间的结构理论包括能控性、能观性、反馈镇定和输入输出模型的状态空间实现理论，它连同最优控制理论和卡尔曼滤波理论一起，使现代控制理论形成了严谨完整的理论体系，并且在宇航和机器人控制等应用领域取得了惊人的成就。但是这些理论要求系统的模型必须是已知的，而大多实际的工程系统都运行在变化的环境中，要获得精确的数学模型是不可能的。因此很多理论在实际的应用中并没有得到很好的效果。

9.6.2　评估预测器预测的工作效率

判断分类器的工作效率需要使用召回率和准确率两个变量。

召回率（Recall，R），又称"查全率"。

准确率（Precision，P），又称"精度"、"正确率"。

以判断患者是否死亡的分类器为例，可以把分类情况用表 9-4 表示。

表 9-4　对患者死亡进行预测的分类器

	实际死亡	实际未死亡
分类为死亡	A	B
分类为未死亡	C	D

注：A：正确分类，命中死亡；B：错误分类，判断为死亡实际未死亡；C：错误分类，判断为未亡实际死亡；D：正确分类，判断未死亡，实际也未死亡。

如果我们希望这个分类器对于死亡的判断能力非常高，也就是追求判断为死亡的命中率越高越好。更一般的说法，对于特定临床结局的判断能力越强越好，评价这个分类器能力的指标被称为召回率，也被称为"查全率"，即 Recall = A/（A+C），召回率当然越大越好。

如果我们希望分类器对于死亡的预测能力更高，也就是分类为死亡的人死亡的概率最大。或者更一般的说法，对于特定临床结局的预测能力越强越好，这是追求"准确率"，即 Precise = A/（A+B），越大越好。

在上面那个表格当中，由于样本总数一定，因此 A+B 和 C+D 的总数也是一定的，我们把改变分类规则，让 A+B 逐渐增大叫做判断标准放宽。将 C+D 数量增大叫做判断标准收严。

很容易可以看出，召回率反映的是在实际死亡的样本当中，分类为死亡的人所占的比例。如果我们把分类标准放宽，A+B 变得很大，C 会减小，甚至 C=0，直到"宁可错杀一千，也不放过一个"，有点危险的人统统算成死亡的人，则很可能获得较高的召回率。但是此时，准确率会逐渐降低。

准确率则是在判断为死亡的样本中，真实死亡的人所占的比例，如果我们把分类标准定得很严，仅把哪些生命体征极为微弱，伤情特别严重的人纳入判断为可能死亡的组，在这种情况下，准确率会变得很高，分类器判断为死亡的人大多活不了，但是此时分类器的召回率就会小得不可接受。因此，要对分类器的工作效能进行判断，需要同时考察准确率和召回率。两者均高，则分类器更好。

在不改变分类器基本性能的情况下，仅仅改变纳入参数的标准，就可以在同一数据集里面多次检查统计率和召回率，最后获得准确率（P）和召回率（R）之间的曲线。这条曲线上的每一个点和坐标（1，1）之间的距离可以用来判断出分类器的性能，如果这条曲线当中某一个点通过了坐标（1，1）也就是准确率和召回率都达到100%，那么此时分类标准就被称为"完美分类标准"（图9-16）。

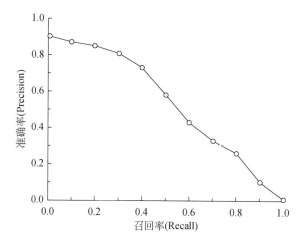

图9-16　召回率与准确率的关系

一般来说，如果分类器的目的是进行死亡筛查，找出那些有可能死亡的患者重点关注，那么此时应当重视召回率（查全率），这样可以避免忽视那些有可能死亡的患者。而如果分类器的目的是为了做疾病诊断，那么则应该注意准确率，把太多的没有病死风险的患者判断为有风险则有可能影响用户对分类器的信心。

如果同时对召回率和准确率都有所要求，可以用经验测度值 F 来表示系统的工作效能。

$$F = 2 \times P \times R / (P + R)$$

F 值越接近1，则系统的工作效能越高。

9.6.3　ROC 和 AUC

ROC 的全名叫做接收器工作特性曲线（receiver operating characteristic）。它由两个指标构成：

（1）真阳性率（true positive rate，TPR）= A/A+C，TPR 代表能将正例分对的概率，也就是上面提到的查全率。

（2）假阳性率（false positive rate，FPR）= B/（B+D），FPR 代表将负例错分为正例的概率。

在 ROC 空间中，每个点的横坐标是假阳性率，纵坐标是真阳性率，这也就描绘了分类器在真阳性率和假阳性率之间的一个连续的权衡过程。ROC 的主要分析工具是一个画在 ROC 空间的曲线——ROC curve。根据分类结果计算得到 ROC 空间中相应的点，连接这些点就形成 ROC curve。ROC 曲线起点是（0，0），意味着某种异常严格的标准，使得没有任何样本被判断为阳性。终点是（1，1）意味着某种异常宽松的标准，使得任何样本不管真假，都被判断为阳性。实际上（0，0）和（1，1）连线形成的 ROC curve 就是一个随机分类器。一般情况下，这个曲线都应该处于（0，0）和（1，1）连线的上方

（图 9-17）。

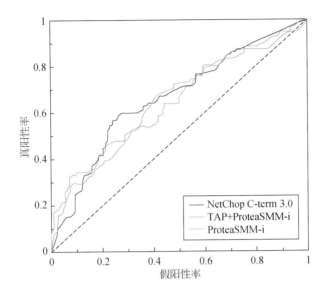

图 9-17　使用不同分类方法的 ROC 曲线

　　用 ROC curve 来表示分类器性能直观好用。可是，人们总是希望能有一个数值来标志分类器的好坏。

　　于是 AUC（area under Roc curve）就出现了。顾名思义，AUC 的值就是处于 ROC curve 下方的那部分面积的大小。通常，AUC 的值介于 0.5 ~ 1.0，较大的 AUC 代表了较好的性能。如果 AUC 的值仅仅只有 0.5，那么则意味着这个分类器的性能和随机抛硬币类似。

　　建立好上述预测分类器之后，需要评估它的预测工作效率，也就是对于给定的入院患者数据，我们建立起来的分类器在多大程度上能够正确预测临床结局。

　　对于分类器或者预测器进行功能评估有一个很重要的因素是要防止"过度分类"。没有任何两个患者的入院数据是完全相同的。如果在已知临床结局的情况下去建立起一个区别患者生存和死亡的模型，如果纳入足够多的入院数据，很可能建立起一套非常"完美"的分类器，把已有的数据代入这个分类器可以准确判断临床结局。但是如果一旦有新数据进入这套分类器，那么判断结果往往就有可能出错。造成这种现象的原因是因为分类器构建出来的目的不是对已经发生的事情进行分类，而是对未发生的事情进行预测。纳入过多的变量，通过"事后诸葛亮"似的过程来对样本进行分类很有可能把一些在统计学上和样本结局相关，但实际上只是巧合的变量计算入数据建模当中，从而使得分类器的判断准确率变得很高。

　　有两类方法可以防止过度分类，一类是将数据训练集和测试集彻底分开，用新获得的数据来进行区分模型的准确性检验。而另外一种方法则是在构建训练集的时候进行交叉验证。所谓交叉验证就是，用所有数据的一部分用作训练集。另外一小部分作为验证集。计算出分类器准确度。然后把原来作为验证集的数据纳入训练集，从训练集当中新画出一部分样本作为验证集。最后直到所有的样本都有机会纳入训练集和验证集当中。这样的一个过程就称为交叉验证（cross validation），交叉验证可以在样本有限的情况下获得尽可能稳定的分类结果。

9.6.4　实际操作——利用统计分类器进行分类

利用统计分类器。所谓分类,本质上就是利用统计学方法按照预后分为可能死亡的和尚安全的两类,或者将患者划分为可能产生不良结局(如多器官功能不全,MODS)和不会产生 MODS 的两类。如果我们在统计学上建立起一套判别规则,使之能够把入院数据和临床结局在统计学上联系起来。那么上述分析过程则有可能为判定患者死亡或者发生 MODS 的风险奠定基础。必须指出,把入院数据和临床结局在统计学上联系起来说明的是两者之间是相关关系,而不是因果关系。但是如果考虑到时间发生的先后关系。这种相关关系对于进一步探究临床结局产生的原因依然是重要的。

如果要建立单独的某一些变量与临床结局有很多种方法,来构建多元的统计学分类器。一种方法是利用模式识别的思路对患者进行划分。模式识别的核心思想是将患者的病情(就创伤而言,包括受伤时情况、特定时点的生理生化指标)视为不同的、可区分的模式,随着治疗干预措施的实施,伤情模式随之发展变化,最终导致患者出现生或者死的最终结局。在这个意义上,由各种指标共同组成的伤情模式较之单一指标更能提供多维度、立体的预后预测信息。

另外一种对于疾病患者入院之后的结局进行提前预判的方法就是回归。回归的本质是假设入院数据与临床结局之间存在潜在的关系,这种关系能够通过线性或者非线性的函数表示出来。找出这些关系与临床结局之间的关系具有两重重要意义:可以找出哪些入院数据与临床结局之间的关系更为密切,从而为进一步研究打下基础;可以通过入院数据对临床结局进行预测,在概率意义上给出特定临床结局发生的可能性。不管是模式识别,还是回归分析,输入参数都是一系列表征输入样本特征的数据。这样的一串数据往往被称为向量。而输出的如果是分类信息则被称为模式识别。如果输出的也是一个连续数据,则被称为回归。实际上,如果是分类信息,只要给分类信息的每一个种类加上一个概率参数,离散的分类信息也就可以转化为连续的属于某一类的概率信息。

常见的分类方法包括有监督分类和无监督分类(图9-18)。所谓有监督分类,是指在知道结果的情况下,对样本进行分类。有监督分类由于同时指导样本的各种参数信息和数字化的结局,本质上就是对样本和结局之间进行矩阵的相关性分析。

而对于无监督分类来说,由于不知道数据的结果,因此必须依据矩阵数据本身的分布特性进行区分。各种无监督分类分出来的都是样本与样本之间区别最明显的(但不一定是最重要的)特征。而有监督分类最需要注意的是防止"过度分类"的问题。

监督分类(supervised classification)又称训练场地法,是以建立统计识别函数为理论基础,依据典型样本训练方法进行分类的技术。所谓典型样本就是已经知道了最终归属的样本。例如,已经获得了 200 个轻伤患者和 200 个重伤患者的各种资料,想通过统计识别函数判断轻伤和重伤在入院病情上的区别。这种分类就叫做有监督分类。因为此时 400 人的判定结局是已知的。可以通过各种泛函尽量把样本的数据向结局进行映射,有时候还可以利用计算机的高速计算能力对于函数结果进行不断校正。而无监督分类则意味着在结局还没有出来的情况下,利用计算机的计算能力自动找出各样本之间的区别和联系,看看通

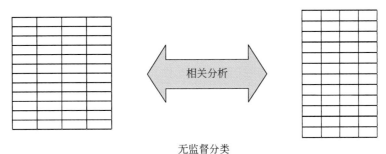

无监督分类

有监督学习 VS.无监督学习

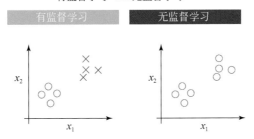

图 9-18 有监督分类和无监督分类

过纳入的各种变量在哪些程度上能够分出种类。无监督分类包括主成分分析、分级聚类、K-means 聚类，以及基于 SOM 元胞自组装机的分类系统。

1. 主成分分析

主成分分析是最经典的基于线性分类的分类系统。这个分类系统的最大特点就是利用线性拟合的思路把分布在多个维度的高维数据投射到几个轴上。如果每个样本只有两个数据变量，这种拟合就是 $a_1x_1 + a_2x_2 = P$，其中 x_1 和 x_2 分别是样本的两个变量，而 a_1 和 a_2 则被称为载荷（loading），计算出的 P 值就被称为主成分。实际上，当一个样本只有两个变量的时候，主成分分析本质上就是做一个线性回归。公式 $a_1x_1 + a_2x_2 = P$ 本质上就是一条直线（图 9-19）。

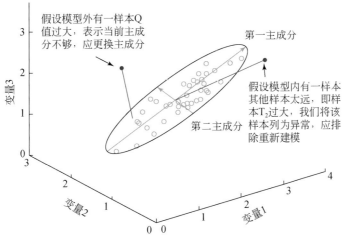

图 9-19 主成分坐标旋转图
资料来源：PLS 工具箱参考手册

如果一个样本有 n 个变量，那主成分就变为

$$a_1x_1 + a_2x_2 + \cdots\cdots + a_nx_n = PC_1$$

其中 PC_1 称为第一主成分，而且，我们还可以获得一系列与 PC 这个直线正交的其他轴，如

$$b_1x_1 + b_2x_2 + \cdots\cdots + b_nx_n = PC_2$$

PC_2 被称为第二主成分。

以此类推，若令 $\begin{bmatrix} a_1 & a_2 & \cdots\cdots & a_n \end{bmatrix} = A$，$\begin{bmatrix} x_1 & x_2 & \cdots\cdots & x_n \end{bmatrix} = X$

$$A^TX = PC$$

此时向量 A 称为主成分的载荷（loading），计算出的主成分的值 PC 称为得分（score）。

2. 主成分分析举例

作为一个典型的降维方法，主成分分析在数据降维方面非常有用，而且也是所有线性降维方法的基础。很多时候，如果我们拿着一个非常复杂的数据不知所措的话，可以先考虑用主成分分析的方法对其进行分解，找出数据当中的种种趋势。在这里，我们利用数据挖掘研究当中非常常见的一个数据集对主成分分析的使用举例如下：

1996 年，美国时代周刊（Times）发表了一篇关于酒类消费，心脏病发病率和平均预期寿命之间关系的科普文章，当中提到了 10 个国家的烈酒，葡萄酒和啤酒的人均消费量（升/年）与人均预期寿命（年）、一级心脏病发病率（百万人/年）的数据，这些数据单位不一，而且数据与数据之间仅有间接关系。因此直接相关分析不能获得重要且有趣的结果。另外一方面，总共只有 10 个国家作为样本，各种常见的抽样和假设检验在这方面也没有用武之地，我们看看用何种方法能够从这个简单的数据表中获得重要知识。

作为数据挖掘的第一步，首先应该观察数据的总体分布情况。无论是 Excel 软件，还是 R 语言，我们都能够很方便地从下表中获得表征数据分布的条形图（表9-5）。

表 9-5　酒类消费数据集

国家	烈酒消费（公升/年）	红酒消费（公升/年）	啤酒消费（公升/年）	预期寿命（年）	心脏病发病率（百万人/年）
法国	2.5	63.5	40.1	78	61.1
意大利	0.9	58.0	25.1	78	94.1
瑞士	1.7	46.0	65.0	78	106.4
澳大利亚	1.2	15.7	102.1	78	173.0
英国	1.5	12.2	100.0	77	199.7
美国	2.0	8.9	87.8	76	176.0
俄罗斯	3.8	2.7	17.1	69	373.6
捷克	1.0	1.7	140.0	73	283.7
日本	2.1	1.0	55.0	79	34.7
墨西哥	0.8	0.2	50.4	73	36.4

从图 9-20 中可以看出，总共 10 个国家，有 5 类数据，由于各类数据性质各不相同，因此数值上大小也很不相同。各类数据看起来分布也没有明显规律。如果仔细观察，顶多能够获得俄国人心脏病发病率较高，捷克人啤酒消费量较高，法国人葡萄酒消费量较高这样的一般性结论。而且由于数据性质不同，但有一些已知的重要变量，如烈性酒消费量，在图中显示得并不明显。显然，如果不进行深入的分析，只是将这些数据"画"出来，固然是直观了（这种情况下，我们只能说数据的可视化做得很好），然而并不能帮助我们理解到数据之间的关系，并形成新的知识。

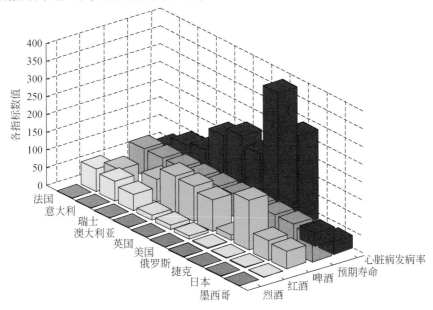

图 9-20　国别酒类消费量与预期寿命及心脏病发病率的可视化

那么，我们对这组数据进行分析，看看会得到什么样的结果。

有很多软件可以对数据进行主成分分析，从 SAS，SPSS 等经典统计学软件，到 R 语言，Matlab 等数学分析软件。因此，完成主成分分析并不困难，重要的是需要正确理解主成分分析的结果并且了解它对数据挖掘及模式识别的影响。我们现在从数据本身的角度来分析主成分分析法能够获得的各种信息。

首先，在完成主成分分析之前，一般需要把数据进行中心化。所谓中心化，是指将所有分布的数据取消因为量纲不同，互相变异。

如果完成主成分分析，可以得到表 9-6。

表 9-6　主成分分析结果

协方差特征值（X）	主成分变异（%）	累积方差（%）	校正标准差	交叉验证均方根误差
2.3014	46.0276	46.0276	0.69696	1.4511
1.6057	32.1148	78.1424	0.44353	1.7551
0.58424	11.6847	89.8271	0.30258	3.6918
0.42221	8.4443	98.2713	0.12473	21.6468
0.086433	1.7287	100	2.861E-15	21.6468

在表 9-6 中，很重要的是特定主成分的变异度（variance this PC）这个变量，这个变量代表的就是生成的这根主成分轴能够代表整个数据分布多少的变化。而在上表中，第一主成分占据了 46.02% 的变异，第二主成分占据了 32.11% 的变异。说明这些数据的分布是有规律的，在某一个方向上的投影比另外一些方向大。其中有 46.02% 的变异是落在第一个方向上的。要理解特定主成分的变异度，可以参考图 9-21。

一个二维样本，那么主成分计算公式为 $a_1x_1+a_2x_2=PC$，它所能够代表的数据就需要通过整理获得一个数据结果：如果 x_1 和 x_2 的分布如图 9-21 所示，那么获得的第一个主成分会占据 97% 以上的变异。而与之正交的第二主成分，则只可能获得少于 3% 的变异，反之如图 9-22，则第一主成分可以代表 70.3% 的变异，而第二主成分（与第一主成分正交）则代表 29.6% 的变异。

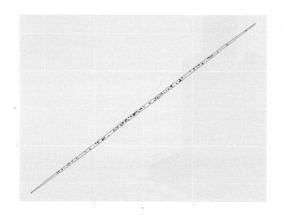

图 9-21   第一主成分变异度>97%   图 9-22   第一主成分变异度>0.3%

反之，可以想象，如果上图的散点分布为类似随机打靶一样的球形，那么无论坐标轴如何旋转，两个主成分所占的变异依然是 50%。此时进行主成分分析就没有太大的意义。因为两组随机分布的数据内无法找出重要的信息。

如上所述，由于主成分本质上是一种对于数据分布的拟合，这种拟合的结果刚好在某一方面可以对数据的分布特征（特别是变异程度）进行描述，我们自然就会很感兴趣主成分是如何计算出来的。在很多主成分分析里面可以导出载荷（loading）进行计算：计算结果一般可以用表 9-7 表示：

表 9-7   主成分分析结果 2

	第一主成分 (46.03%)	第二主成分 (32.11%)	第三主成分 (11.68%)	Q 残差 (10.17%)	T 平方检验 (89.83%)
烈酒	-3.458964338207E-01	-5.680919448155E-01	0.214391080836	1.616237328762	1.953345344946
红酒	4.450394524233E-01	-3.783631226272E-01	0.617713498575	0.822477146498	2.891154932399
啤酒	-7.396122081167E-02	7.244048393302E-01	0.424780191034	0.354252438668	2.842683376497
寿命预期	5.849799128031E-01	8.642298147150E-02	0.269427614166	1.422547209831	1.689046677538
心脏病	-5.784667512397E-01	4.337726017205E-02	0.565187622091	0.362301486416	2.623769668620

从图中可以看出载荷的数量等于考察样本的参数数量，它意味着：

$$PC1 = -Liquor * (0.345) + Wine * (0.445) - Beer * (0.073) + LifeEx * 0.58 - HeartD * 0.57$$
$$PC2 = -Liquor * (0.57) - Wine * (0.38) + Beer * (0.72) + LifeEx * (0.086) + HeartD * (0.043)$$
$$PC3 = Liquor * (0.21) + Wine * (0.61) + Beer * (0.42) + LifeEx * 0.26 + HeartD * 0.56$$

这三个主成分占据了所有数据变化的90%以上的变异。

其中第一个主成分的值同葡萄酒消费量成正相关，而同啤酒和酒精消费量呈负相关，与预期寿命呈正相关，与心脏病发病率呈现负相关。它意味着至少从这个数据表上来看，某个国家的葡萄酒饮酒越高，那么这个国家的预期寿命越长，心脏病发病率越低。我们不妨将其命名为健康饮酒指数。

第二主成分与酒精和葡萄酒消费量呈负相关，与啤酒消费量呈正相关。同时与预期寿命和心脏病发病率都呈现微弱的正相关。这个主成分反应的主要是某种与啤酒消费的生活习惯。说明啤酒消费可以抑制红酒和葡萄酒消费。且啤酒消费对于健康在正面和负面的影响都不大。我们不妨将其命名为啤酒指数。

第三主成分和所有变量都呈正相关，代表了矩阵10%所有的变异程度。实际上很可能代表的是居民的一般饮酒状况和热量摄入情况。可以设想，居民经济状况好，热量摄入高，就更容易获得各种酒精饮料，人均寿命也会较高，当然作为富贵病的心脏疾病发病率也会较高。我们不妨将这个成分命名为一般经济指数。

理论上还可以提取出第四、第五成分，但是这些主成分和整个系统的变异程度关系不大，也很难说明问题（图9-23）。

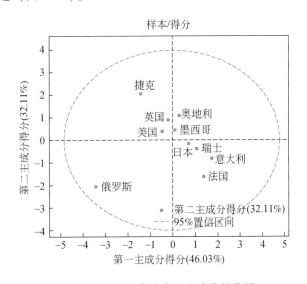

图9-23　各国酒类消费量主成分得分图

既然获得任何一个国家的 Liquor/Wine/Beer/LifeEx/HeartD 参数就可以使用上述系数做出主成分，那么不妨将上述每个国家的第一主成分、第二主成分计算出来，将第一主成分的值作为横坐标，第二主成分的值作为纵坐标。这样，10个样本（国家）就变成了分布在平面上的10个点。这样的根据主成分的值画出来的图称为得分图（score plot）。得分图可以反映出样本国家的区分情况。

从得分图上可以看出，在健康饮酒指数和啤酒指数这两个方面，各个国家还是有区别的。总体上说俄罗斯是一个另类，在健康饮酒指数和啤酒指数上和其他国家都不太一样。

除开俄罗斯，捷克、法国等9个国家在得分图上排列成一道从第二象限到第四象限的线状结构，捷克代表高啤酒指数，低健康指数，反之法国、意大利则代表低啤酒指数，高健康指数。最后，美国、墨西哥、日本等国处于原点附近，说明这几个国家的两项指标（健康指数和啤酒指数）绝对值不大，处于各项指标的均衡状态。

利用主成分分析的得分图可以获得样本之间的信息，我们知道每个样本都是由数个变量属性特征构成的，如果我们想知道这些属性特征之间的关系，则可以利用载荷（loading）图来对图像特征进行描述（图9-24）。

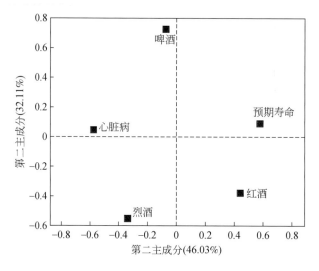

图9-24　变量/载荷图

载荷图本质上描述的是构成第一主成分和第二主成分的线性方程的系数，如 Wine 的系数就是0.45和-0.38，从主成分的计算方法可以看出，载荷的绝对值越大，对于主成分的影响就越大。而这种影响则可以通过载荷所代表的点到原点之间的距离来进行衡量。如果某个点在进行主成分分析之后位置在原点附近，则说明这个特征属性的波动对于样本之间的区别贡献不大。从上图中可以看出，载荷图上每个属性都分布在不同的方向，这就意味着这些属性相互之间并没有太大的相似性。但是根据这些属性的分布方向，也可以找出很多重要信息：

首先在第一主成分（横坐标）上，预期寿命和心脏病发病率刚好处于两级，这说明，对于健康饮酒指数来说，预期寿命和心脏病分别处于相反的两个方向。心脏病发病率越高，预期寿命也就越低，反之亦然。而在第一主成分上，烈酒（liquor）和葡萄酒（wine）也处在两个相反方向。这在一定程度上说明，烈酒消费量很可能和健康负相关，而葡萄酒呈现正相关。啤酒则不太相关。当然，相关性并不等于因果性，对于这种分析，我们不能轻易得出烈酒有可能造成预期寿命降低的结论。对于啤酒、烈性酒和葡萄酒三种酒类，它们的分布刚好在三个不同的方向上，且各自与原点的距离都非常相似，这说明这三种酒的消费量相互之间没有相关性。根据图上分析，可以得出如下结论：如果仅考虑这三种酒的话，三种酒的总消费量对于各个国家酒类消费总量的贡献是差不多的。总有一种酒类会占据消费的主导性地位，且与其他两种酒的消费无关。存在没有特别酒类偏好的国家（如美国、墨西哥），但不存在没有国家偏好的酒。如果某种酒没有特别的国家偏好，世界各国消费量都差不多，那么这种酒就会分布在原点附近。

对于主成分分析的模式识别来说，当把载荷图和得分图结合起来的时候，我们有可能获得更多的信息。

对于国家来说，在主成分得分图上的分布方向代表了国家的特征，如俄罗斯的分布方向是左下，那么哪一类变量对于左下分布的贡献最大？很自然，我们可以发现心脏病发病率 HeartD 和烈性酒消费量 Liquor 这两个变量对于俄国的"离经叛道"最为重要。可以说，就是这两个方向上的变化把俄罗斯推离了主要国家分布。实际上这个现象也和其他的研究，以及我们的直观印象相符合，俄罗斯人确实很喜欢喝烈性酒。利用类似的思路我们可以发现，如果一个国家的心脏病发病率较高，那么心脏病发病率就会推动该国向数轴左边移动。反之预期寿命越长，我们可以想象有一股力把国家推向右边。啤酒消费量则可以看成一股向上方的力量。在啤酒、葡萄酒、预期寿命三股力量的驱动下，捷克、奥地利，到法国、意大利形成一个从左上到右下的趋势。这种趋势下寿命逐渐延长，葡萄酒消费量逐渐升高，啤酒消费量逐渐下降。当然，必须指出的是，上述趋势依然描绘的是针对数据本身的一种相关性而非因果性分布，不能轻易得出多喝葡萄酒有利于延长寿命的结论。

在图 9-25 中，我们还可以看到，美国、英国、奥地利及墨西哥在得分图上较近。从饮酒习惯上说，英美生活习惯较为接近比较好理解，但是墨西哥实际上和英美在饮酒模式上还是有重要差别的，此时我们有两个方法可以对墨西哥的情况进行考察，第一是加入第三主成分，将三个主成分的值放入到一个三维空间坐标中进行考察。

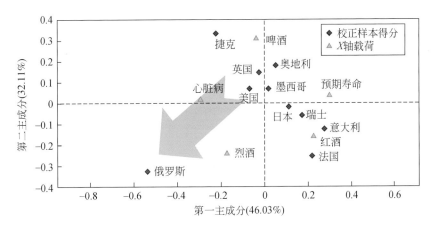

图 9-25　酒类/变量的双标图

此时加入第三个主成分之后，可以发现墨西哥实际上在三维空间中与英美具有相当远的距离（图 9-26）。这说明单看饮酒健康指数和啤酒指数，墨西哥人与美国相似，但是，如果开始计算国民的饮酒量，以及与之相关的一般经济指数，墨西哥人就和英美具有较大的差异了。在进行主成分分析的过程中，还有一个指标可以显示样本距离第一主成分和第二主成分形成的平面的距离，这个指标被称为 Q 残差。

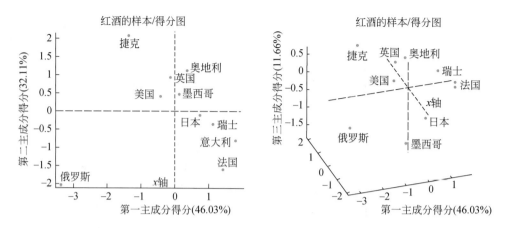

图 9-26 主成分分析得分图（二维及三维）

对 Q 残差作图可以得到图 9-27 和图 9-28。

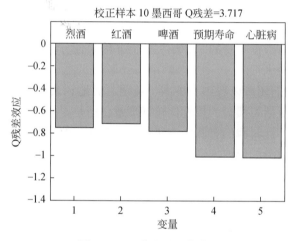

图 9-27 Q 残差图（载荷）

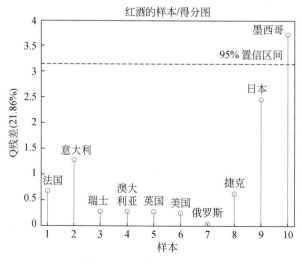

图 9-28 Q 残差图（得分）

从图中可以看到，如果把第一、二主成分看成一个平面 Q 残差本质上就代表各个国家在一、二主成分形成平面的距离。墨西哥离开这个平面的距离相当远。这说明在所有考察国家当中，墨西哥由于其一般经济情况和其他国家不太一样，以至于第三主成分到了不得不被考察的地步了。那么让墨西哥偏离一、二主成分平面的最主要的原因是什么呢？一方面我们可以直接去看第三主成分的系数，第三主成分所有的值都是正值。而墨西哥在第三主成分的轴上向负方向远离原点非常明显，直觉墨西哥的各种值都比较低，我们也可以直接通过矩阵变换的方式由计算机计算出墨西哥的 Q 残差，并发现对于墨西哥来说所有的 Q 残差都是负的，这就意味着墨西哥偏离主平面的原因是它所有的值都比其他国家要小。

从上述的分析可以看出，主成分分析是基于线性判别的复杂模式识别的基础。就最开始的数据表上来说，我们知道关于饮酒模式每个国家都是独一无二的。但是哪怕是通过直觉也能感受得到，从酒类的消费来说，俄罗斯人、墨西哥人和英国人、美国人确实有些不一样。熟知这些国家饮酒信息的人可以通过模糊的语言从很多方面描绘出来，从而形成一种模式判别。而根据数据和恰当的数学分析重新理解这种模式判别则需要强有力的数学工具，主成分分析就是这样一种数学工具。如果有一个国家在饮酒数据分布上和俄罗斯很相似，将这个国家的数据带入上述分析所获得的线性方程组，计算获得的第一、二、三主成分也会比较相似。因此我们就可以用客观的计算代替普通人对于复杂模式进行主观判断。

3. 主成分回归

了解主成分分析的基本原理之后，研究者自然可以想到，可以通过提取的主成分来和一些重要的临床结局进行回归。此时这种回归的信息就有可能给复杂临床问题的处理带来新的知识。例如，在上面的例子中，传统的思路是利用还原的方法分别考察某种酒的饮酒量和我们感兴趣的某种临床结局之间的相关性。但是，如果我们能够通过计算获得复杂指标与临床决策之间的关系，如在判断急诊患者应该接受哪一种治疗方案方面，就可以做出如下应用。

2008 年的 5·12 地震给中国西部的急诊医疗途径带来了巨大的挑战。在短短的数天时间内，大量的急诊患者涌入成都市的各家医院急诊科。医生在尽力救治患者的同时也积累了海量的数据。当我们拿到这些宝贵的数据的时候，就希望通过对这些数据的学习和挖掘得到更多的新的知识，这些新的知识有可能意味着在未来遇到上述紧急情况的时候带来更多更好的救治措施。

（1）问题提出

医疗资源总是有限的，要利用手中有效的医疗资源取得最佳的抢救结果，一个很重要的问题就是如何快速对患者基本情况进行判断，优先抢救那些处在危急当中又有希望救治成功的患者。当灾难来临之时，一个匆忙的急诊科医生要快速对患者状况进行正确判断有时候并不容易。已有的知识表明，灾难后严重创伤的患者进入医院之后死亡时间有两个高峰，第一个高峰是入院后的 48 小时，此时患者往往会因为伤情太重而死亡。入院时患者往往呈现神志不清无法诉说病情的状态，医生需要及时地通过各种入院查体手段将这些患者同其他一些伤情不那么重的昏迷患者区别开来。第二个高峰则是入院后的 1~2 周，此时很多患者因继发的感染和内环境损害造成多器官功能不全（MODS）状态，一旦进入到这种状态，则患者死亡的可能性会迅速增加，因此，如何及时预测出这两种状态就是临床研究的当务之急。

如何通过患者的入院数据将患者进行分为"极危险"和"相对安全"的，就是预测分类的典型例子。建立起一个联系起患者【入院数据】和【临床结局】之间的数学模型，即【分类器】（classifier），就未来将要收治的患者进行临床转归判断而言，这是一种对于未来的预测，所以能够用于预测未来入院数据与临床结局之间关系的分类器又被称为预测器（predictor）。

本质上，预测器是一种建立一个映射 $Y=f(X)$，其中 X 是输入信息（如描述患者病情的入院数据）而 Y 则是连续的或者有序的患者的临床结局。预测器就是用种种方法（只要准确度高，有时候没有搞清楚具体原理都行）通过对患者基本情况的学习找出最佳应对策略。

（2）举例：如何建立地震伤重伤入院患者预后判别器

以 2008 年 5 月 12 日发生的四川汶川 8 级地震为例，受伤人员多达 374 141 人，参与救治的现场医疗队多达上千支，动员了数千家现场和后方医疗机构接收患者。近年来已经陆续发表了很多探讨地震伤医疗救治的论文。这些研究中的大多数是描述性的伤员流行病学特征分析，有一些采用了单因素分析技术对影响患者结局相关的临床指标进行逐项筛选。地震伤员的临床结局受到多种暴露因素的共同影响，这些暴露因素之间往往存在相关性。欲全面、准确地获取地震伤致死相关因素，进而开发具有较高实用性的预后预测模型，必须建立起新的模式判别的思路。建立能够从入院数据区分开死亡或 MODS 的预测器。

（3）入院数据

研究对象来源于四川省医学科学院·四川省人民医院 2008 年 5 月 12 日～5 月 20 日期间收治的所有汶川地震伤员，总计 2316 例。

在 88 项入院临床记录中，通过筛选并整理出患者的年龄，性别及入院时的首日临床资料，包括收缩压、舒张压、心率、GCS 评分、pH、BE、$PaCO_2$、PaO_2，实际 HCO_3^-、标准 HCO_3^-、WBC、HGB、BUN、Cr、BK、首日补液、首次手术时间共计 19 个变量作为暴露因素。死亡及发生 MODS（MODS 诊断标准采用 1995 年全国危重病急救医学学术会议标准）。

患者入组及结局情况见图 9-29。

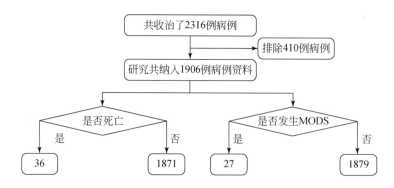

图 9-29　四川省人民医院 2316 例地震伤患者研究纳入流程

3.4　基本模式识别思路

实际上，传统的统计学分析也有一些工具来对这种多元的数据进行整合分析，其中最为经典的多元分析工具就是 Logistic 回归。多元线性回归是通过建立如 $y=a_1x_x+a_2x_2+\cdots+a_nx_n$ 这样的线性公式来完成回归的。如果令：$A=[a_1,a_2,\cdots,a_n]$，$X=[x_1,x_2,\cdots,x_n]$，那么公式也可以写成 $Y=A^TX$，这个时候的 Y 一般是连续变量。但如果我们需要的是通过线性的方程式判断离散属于 0 或者 1 的情况，如生存（1），死亡（0）或者有 MODS（1），无 MODS（0）这些情况，那么数学上就会证明应该使用如下形式：

$$f(x)=g(A^TX)=\frac{1}{1+e^{A^TX}}$$

这里函数 g 被称为 sigmoid 函数。找出这个系数 A 矩阵就可以获得结果是否发生（一般 0 为不发生，1 为发生）的预测，这种判断被称为 Logistic 回归。

　　Logistic 回归是临床医师和研究者们最熟悉的一种回归算法，应用也极为普遍。但是实际上，这种回归面临着相当大的局限性，最重要的一个限制就是 Logistic 回归的变量都应该符合某种随机分布，（二项分布，泊松分布，或者正态分布）。

　　另外一个重要的限制则是，Logistic 回归也必须考虑多重共线性的问题，上述这些问题我们都会在下面的例子当中讨论。

　　当使用经典的假设检验、Logistic 回归，以及模式识别的方法来对同一组数据进行分析的时候，可以得到如下的结果：典型的假设检验对比如表 9-8。

表 9-8　生存组与非生存组对比

	生存组（$n=1883$）	非生存组（$n=36$）	P
年龄（岁）	43.4（27~60）	55.8（40.7~71.3）	0.001
性别（M/F）	945/938	20/16	0.638
转运方式（救护车/非救护车）	29/1890	1/35	0.942
收缩压（mmHg）	121（110~130）	113（101~127）	0.135
舒张压（mmHg）	73（65~80）	72（60~80）	0.690
心率（次/分）	85（78~90）	103（80~126）	0.001
GLASCOW	15（15~15）	13（4~15）	0.002
pH	7.39（7.35~7.45）	7.35（7.26~7.49）	0.531
BE（mmol/L）	-2.0（-5.1~1.2）	-4.4（-13.3~4.35）	0.472
$PaCO_2$（mmHg）	38.2（32~41）	42.5（31~40）	0.450
PaO_2（mmHg）	91.7（62~79）	103.5（68~123）	0.509
实际 HCO_3^-（mmol/L）	22.7（18.5~25.9）	20.8（9.8~29.4）	0.558
标准 HCO_3^-（mmol/L）	23.1（20.3~25.4）	21.2（14.3~28.2）	0.498
WBC（$\times10^9$/L）	8.02（5.4~9.4）	12.3（7.4~14.1）	0.008
HGB（g/L）	111.7（94~131）	116.8（88~149）	0.469
BUN（mmol/L）	6.79（4.15~7.55）	10.3（6.5~11.8）	0.014
Cr（μmol/L）	88.7（65.9~91.1）	165.3（86.1~206.3）	0.002
BK（mmol/L）	3.9（3.6~4.2）	4.5（3.5~5.0）	0.063
首日液体（ml）	5682.7（1416~7675）	3436.8（1332~4263）	0.129
首次手术时间（h）	198.0（43~237）	24.9（7.5~38.0）	<0.001

从统计中可以看出：总计 1906 名病例，生存并没有发生 MODS 共计 1851 例，发生 MODS 共计 27 例，死亡 36 例。因 MODS 加重到 MOF 而死亡一共 8 例，MODS 病死率 29.6%。

上述这些由经典假设检验得出的结论非常重要，但是我们从中间能够得出的结论要么是资料的分布比较均衡，如年龄和性别均无统计学差异；要么是一些理所当然的结论，如生存组与非生存组在 GLASCOW 评分有显著性差异，死亡病例 GLASCOW 评分显著低于生存组。要么是某些成分需要进一步分析研究，如 BUN、Cr、血钾均有显著性差异；首次手术时间有显著性差异。

我们能否利用上述数据从概率上对未来是否会发生死亡或者 MODS 进行进一步的预测呢？常规的检验方法完成这个部分的工作相对比较困难。

类似的结果在对 MODS 组与普通生存组的对比中也可以发现（表9-9）。

表 9-9　MODS 与无 MODS 生存组对比

	组（$n=1851$）	MODS/MOF（$n=27$）	P
年龄	43.6(27~60)	51.4(42.5~63.0)	0.062
性别(M/F)	943/928	12/15	0.674
转运方式(救护车/非救护车)	29/1842	0/27	0.890
收缩压（mmHg）	121(110~130)	124(108~135)	0.498
舒张压（mmHg）	73(65~80)	80(70~86)	0.097
心率（次/分）	72(70~88)	107(85~131)	0.001
GLASCOW	15(15~15)	15(11~15)	0.011
pH	7.39(7.35~7.45)	7.37(7.39~7.46)	0.579
BE（mmol/L）	−2.0(−5.1~1.2)	−5.6(−12.4~1.3)	0.115
PaCO$_2$（mmHg）	38.2(32~41)	33.9(29.0~40.8)	0.286
PaO$_2$（mmHg）	91.7(62~103)	120.1(56.2~166.0)	0.167
实际 HCO$_3^-$（mmol/L）	22.7(18.5~25.9)	19.1(12.4~24.4)	0.094
标准 HCO$_3^-$（mmol/L）	23.1(20.3~25.4)	20.2(14.8~25.7)	0.116
WBC（×10^9/L）	8.0(5.4~9.3)	11.9(7.8~13.6)	0.006
HGB（g/L）	111.7(94~131)	115.2(88.2~150.3)	0.632
BUN（mmol/L）	6.8(4.1~7.5)	15.7(9.5~19.7)	<0.001
Cr（μmol/L）	88.7(65.9~91.1)	193.4(102.2~270.0)	<0.001
BK（mmol/L）	3.9(3.62~4.21)	4.7(3.95~5.43)	<0.001
首日液体（ml）	5682.7(1416~7675)	5362(1458~7219)	0.832
首次手术时间（h）	198.1(43~237)	248(56.5~376.5)	0.444

注：表中数据表示均数（中位数），括号内是 25% 和 75% 分位数。

而如果利用 Logistic 回归，则可以通过对回归系数的分析结果

在上述关于 Logistic 回归的模型中，最有趣的是 e^{A^TX} 这个值，它本质上是等于该参数事件发生或者不发生的概率的比。

以死亡为例，如果死亡发生的概率为 p，那么没死亡的概率就是 $1-p$，死亡/生存（odd）$= p/(1-p)$，这样的变换就将离散型结局变量（0 或者 1 的因变量）转换为一个连续的数值（$0\sim1$ 之间的一个比值），从而满足了建立回归方程对因变量的基本要求。odd 也称为优势比，其构造直观地反映了结局事件发生与否的概率构造，于是回归方程需采用乘数形式：

$$\text{odd} = \frac{p}{1-p} = e^{A^T X}$$

一般来说我们更为习惯的是加数模型，因此，通过一个对数变换可以得到一个更为容易计算的形式：

$$\log\left(\frac{p}{1-p}\right) = a_1 x_1 + a_2 x_2 + \cdots + a_n x_n$$

就这样，Logistic 回归就把死亡或者生存的概率与一系列的入院参数联系起来。

多元 Logistic 回归分析表明对死亡风险最大的暴露为年龄、HGB、首日补液（表9-10）。

多元 Logistic 回归分析表明对发生 MODS 风险最大的暴露为 GLASCOW、PH、BE、$PaCO_2$、WBC、HGB、Cr、首日补液（表9-11）。

表 9-10　因素与死亡结局回归分析 OR 值

	OR（95% CI）	P
年龄	1.018（1.006 ~ 1.030）	0.002
HGB	1.007（1.001 ~ 1.013）	0.029
首次手术时间	0.997（0.992 ~ 1.001）	0.134
首日补液	1.000（1.000 ~ 1.000）	0.004

表 9-11　因素与 MODS 结局回归分析 OR 值

	OR（95% CI）	P
性别	0.053（0.002 ~ 1.329）	0.074
GLASCOW	5.995（1.422 ~ 25.275）	0.015
pH	2.306（1.128 ~ 4.715）	0.022
BE	0.637（0.435 ~ 0.932）	0.020
$PaCO_2$	0.796（0.662 ~ 0.956）	0.015
PaO_2	1.035（0.985 ~ 1.086）	0.096
WBC	0.534（0.317 ~ 0.901）	0.019
HGB	1.085（1.018 ~ 1.156）	0.013
Cr	1.011（1.001 ~ 1.021）	0.038
首日补液	1.013（1.006 ~ 1.021）	0.01

Logistic 回归虽然可以用线性的方法表示死亡或者生存的概率，但是在本例中，我们会发现这种方法直接作为一种预测工具没有太大价值，因为结果并没有更新已知的知识，获得的结论都是曾经的研究中早已发现的，但是，现在这样的数据集是否还蕴含了更多的有待挖掘的信息呢。这时，我们就必须引入新方法了。采用偏最小二乘距离分析（PLS-

DA）进行多元回归聚类分析。PLS-DA 方法可以利用提取主成分的思想建立影响患者预后的因素与患者预后数值之间的线性方程组。我们发现，当提取第一主成分和第二主成分的线性方程组的时候，预后良好患者、MODS 患者、MOF 患者和死亡患者计算出的结果在平面中的分布最具明显区别。由于 PLS 的固有特性，其回归结果与真实临床结局之间的残差平方和明显小于 Logistic 回归所获得的残差，因此 PLS 拟合的更加精准（图 9-30）。

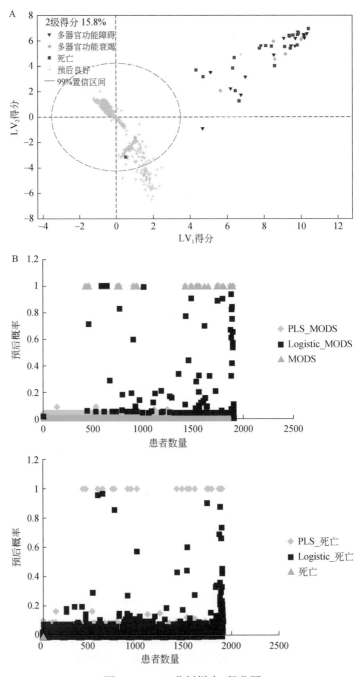

图 9-30　PLS 分析样本/得分图

A. 以 PLS 第一主成分和第二主成分作图，大部分预后良好患者，位于第二和第四象限，

MODS、MOF 以及死亡患者位于第一象限；B. PLS 分析残差明显好于 Logistic 回归

　　不同因素对于疾病预后的影响不同，PLS 方法的特点之一就是对各变量的预后具有很强的解释能力，并且能够起到重要的变量筛选作用。为了获得影响疾病预后各因素的重要程度，我们以死亡、MODS 为结局分别获取影响疾病预后的各因素的 VIP 值，如图 9-31、表 9-12、图 9-32。

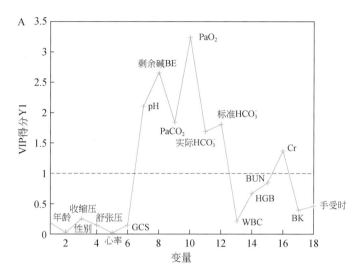

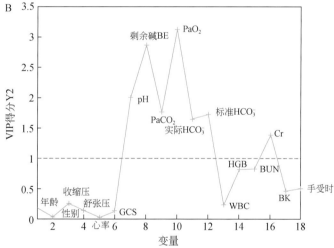

图 9-31　去掉首日补液量之后

A. 以 MODS 为结局的 VIP 图；B. 以死亡为结局的 VIP 得分图

表 9-12　主成分回归最终结果

	第一主成分得分（10.96%）	第二主成分得分（15.80%）	因素对死亡的标准偏回归系数	因素对 MODS 的标准偏回归系数	死亡 VIP 得分	MODS VIP 得分
年龄	0.107	−0.306	−0.11	−0.117	0.55	0.57
性别	0.037	−0.146	−0.025	−0.026	0.03	0.03
收缩压	−0.31	0.241	−0.062	−0.064	0.60	0.59

续表

	第一主成分得分（10.96%）	第二主成分得分（15.80%）	因素对死亡的标准偏回归系数	因素对 MODS 的标准偏回归系数	死亡 VIP 得分	MODS VIP 得分
舒张压	−0.31	0.246	−0.058	−0.059	0.59	0.59
心率	−0.27	0.228	−0.036	−0.036	0.39	0.39
GCS	0.015	−0.187	−0.069	−0.073	0.19	0.20
pH	0.219	−0.328	0.0029	0.0014	0.21	0.22
剩余碱 BE	−0.060	0.0058	−0.029	−0.030	0.05	0.05
$PaCO_2$	0.217	−0.333	−0.012	−0.014	0.22	0.23
PaO_2	0.221	−0.310	0.0057	0.0044	0.22	0.22
实际 HCO_3^-	0.211	−0.341	−0.008	−0.010	0.20	0.21
标准 HCO_3^-	0.210	−0.336	0.0013	0	0.20	0.20
WBC	−0.15	0.1125	−0.031	−0.031	0.14	0.14
HGB	−0.19	0.1535	−0.0506	−0.051	0.28	0.28
BUN	−0.07	0.0751	0.0005	0.0011	0.02	0.02
Cr	−0.08	0.0868	−0.006	−0.006	0.03	0.03
BK	−0.14	0.116	−0.031	−0.032	0.14	0.14
手受时差	0.053	−0.046	−0.033	−0.035	0.057	0.060
首日补液	0.613	0.260	0.5630	0.589	14.79	14.73

注：VIP 是重要性投影指标，评价因素对结局的影响重要程度。

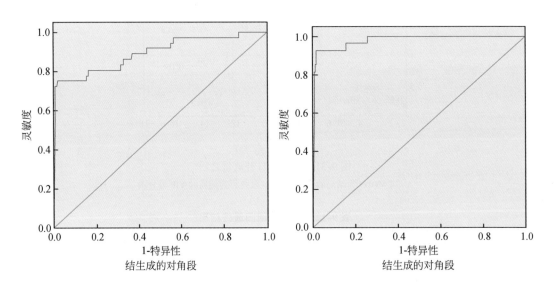

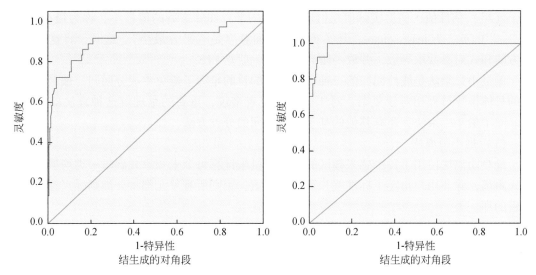

图 9-32　主成分回归分析的 ROC 曲线

左：病死预测；右：MODS 预测；绿线为随机判断 ROC 曲线

4. 其他有监督学习的方法

对于任何一种学习方法，最核心的就是构造出一个目标优化函数，也可以称为误差函数或者风险函数，一般用 L 表示。对于模式聚类方面的问题而言，损失函数的因变量为分类变量，即 0，1 型。

4.1　最大似然法

最基本最直接的有监督学习方法就是最大似然法。本质上最大似然法就是利用已知的结果逆推结果输入参数的方法。例如，我手里已经拿到了数百个死亡患者的样本，如果能够假设这些患者的年龄、性别、血压、各种昏迷评分等因素都是随机分布的（这一点不容易实现，所以最大似然法应用起来需要小心）。最大似然估计就是去找到患者各个样本的估计值，使得前面已经获得结果的值发生概率最大。本质上最大似然法就是求样本所有观测的联合概率最大化，观测联合概率是个连乘。例如，GSW 评分<8，死亡概率在40%，肥胖者 BMI>28，死亡概率为 20%，那么如果同时出现深度昏迷和肥胖，死亡概率就会变为 $1-(1-0.4)\times(1-0.2)=52\%$。如果有数十个独立因素，而这些因素和结果已知，各种独立因素对于死亡影响的叠加本质上是一个连乘的过程。只要取对数，就变成了线性求和的过程。此时如果通过输入的各因素的参数求导数，并令一阶导数为零，就可以通过解方程（组），得到优化的最大似然估计值。最大似然函数一般形式上表示为如下形式：

$$L(\theta|X)=P(X=x|\theta)$$

最大似然法试图从大量的样本数当中通过观察获得与临床结局最相关的参数，但其核心思想依然是处理由连乘转化为线性方程组。实际上相当一部分的有监督学习都是基于这类线性方程的求解或者探寻两个矩阵的相关性而成的。

4.2　最小二乘

找到一个（组）估计值，使得实际值与估计值的距离最小。本来用两者差的绝对值汇总并使之最小是最理想的，但绝对值在数学上求最小值比较麻烦，因而替代做法是，找一个（组）估计值，使得实际值与估计值之差的平方加总之后的值最小，称为最小二乘。"二乘"的英文为 least square，其实英文的字面意思是"平方最小"。这时，将这个差的平方的和式对参数求导数，并取一阶导数为零，就是 PLS。

偏最小二乘法是线性回归的一种，它出现的目的是为了避免主成分回归。偏最小二乘法的具体推导过程相对较复杂，对于临床研究者来说，重要的是理解这种算法的基本概念。除了最小二乘法，还有其他的基于线性空间的分类方法，如：

（1）最小距离法

最小距离法使用了每个感兴趣区的均值矢量来计算每个未知象元到每一类均值矢量的欧氏距离，除非用户指定了标准差和距离的阈值，否则所有象元都将分类到感兴趣区中最接近的那一类。

（2）马氏距离法

马氏距离法是一个方向灵敏的距离分类器，分类时将使用到统计信息，与最大似然法有些类似，但是该算法假定了所有类的协方差都相等，所以它是一种较快的分类方法。

（3）余弦定理分类

余弦定理分类是一个基于物理的波谱分类法，它是用 N 维角度将象元与参考波谱进行匹配，此方法将波谱看成是空间中的矢量，矢量的维数就等于波段的个数，通过计算波谱间的角度，来判断两个波谱间的相似程度。

（4）费歇尔线性判别法

费歇尔线性判别法是一种应用广泛，具有较高判别能力的多元逻辑概率判别方法。

（5）最近邻分类器

算法思想：将要测试的记录与训练集的每条记录计算距离，然后选择距离最小的 K 个，将 K 个记录中的类标号的多数赋给该测试记录，如果所有的类标号一样多，则随机选择一个类标号。该算法的变种：先将训练集中所有的记录中相同类标号的记录算出一个中心记录，然后将测试记录与中心记录算距离，取最小的 K 个就行（这个方法大大减少了计算量，原来的算法计算量太大了）。

最近邻分类器的特征：最近邻分类器基于局部信息进行预测，而决策树和基于规则的分类器则试图找到一个拟合整个输入空间的全局模型。正因为这样的局部分类决策，最近邻分类器（K 很小时）对噪声非常敏感。

5. 贝叶斯分类器

贝叶斯定理是一种对属性集合类变量的概率关系建模的方法，是一种把类的先验知识和从数据集中收集的新证据相结合的统计原理。贝叶斯分类器有两种实现：朴素贝叶斯和贝叶斯信念网络。贝叶斯定理（朴素贝叶斯分类的前提假设是属性之间条件独立）如下：

$$P(Y \mid X) = P(X \mid Y)P(Y) / P(X)$$

（1）朴素贝叶斯分类分类思想

假设上式中的 X 为要分类的记录，而 Y 是训练集中的类标号集合，要将 X 准确分类就必须对特定的 X 和所有的分类标号 y_i，让 $P(y_i \mid X)$ 最大的 y_i 为测试记录的类标号。由上式知道要让左边最大就是让后边最大，而因为 X 是特定的所以就是使 $P(X \mid Y)P(Y)$ 最大。此时的 y_i 即为测试记录的类标号。而要计算 $P(X \mid Y)P(Y)$，因为各个属性是独立的，所以直接乘即可。

问：在计算 $P(X\,|\,Y)P(Y)$ 时假设出现某项是零了怎么办？

答：有两种方法：第一，拉普拉斯校准或拉普拉斯估计法。假定训练数据库 D 很大，使得需要的每个计数加 1 造成的估计概率的变化可以忽略不计，但可以避免概率值为零的情况（如果对 q 个计数都加上 1，则我们必须在用于计算概率的对应分母上加上 q）。第二，条件概率的 m 估计。$P(X_i\,|\,Y_i)=(nc+mp)/(n+m)$，其中 n 是类 y_i 中的实例总数，nc 是类 y_i 的训练样例中取值 x_i 的样例数，m 是称为等价样本大小的参数，而 p 是用户指定的参数。如果没有训练集（即 $n=0$），则 $P(x_i\,|\,y_i)=p$。因此 p 可以看作是在 y_i 的记录中观察属性值 x_i 的先验概率。等价样本大小决定先验概率 p 和观测概率 nc/n 之间的平衡。

（2）朴素贝叶斯分类器的特征

面对孤立的噪声点，朴素贝叶斯分类器是健壮的。因为在从数据中估计条件概率时，这些点被平均。通过在建模和分类时忽略样例，朴素贝叶斯分类器也可以处理属性值遗漏问题。面对无关属性，该分类器是健壮的。如果 xi 是无关属性，那么 $P(X_i\,|\,Y)$ 几乎变成了均匀分布。Xi 的条件概率不会对总的后验概率产生影响。相关属性可能会降低朴素贝叶斯分类器的性能，因为对这些属性，条件独立假设已不成立。

（3）贝叶斯信念网络（BBN）（该方法不要求给定类的所有属性都条件独立，而是允许指定哪些属性条件独立）

这个方法不要求给定类的所有属性都条件独立，而是允许指定哪些属性条件独立。贝叶斯信念网络建立后主要有两个主要成分：一个有向无环图，表示变量之间的依赖关系；一个概率表（每个节点都有），把各节点和它的直接父节点关联起来。

（4）贝叶斯信念网络主要思想

根据已经建立好的贝叶斯信念网络和每个节点的概率表来预测未知记录的分类。主要是按照已建立好的网络根据节点的概率计算先验概率或后验概率。计算概率的方法和前面的朴素贝叶斯计算过程相差无多。

（5）贝叶斯信念网络的建立

网络拓扑结构可以通过主观的领域专家知识编码获得，由于要寻找最佳的拓扑网路有 d! 种方案计算量较大，一种替代的方法是把变量分为原因变量和结果变量，然后从各原因变量向其对应的结果变量画弧。

（6）贝叶斯信念网络的特点

贝叶斯网路很适合处理不完整的数据。对属性遗漏的实例可以通过对该属性的所有可能取值的概率求或求积分来加以处理。因为数据和先验知识以概率的方式结合起来了，所以该方法对模型的过分拟合问题是非常稳健。

6. 人工神经网络（ANN）

（1）ANN 由相互连接的结点和有项链构成。

1）感知器。

感知器的一般模型如图 9-33 所示：

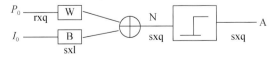

图 9-33　感知器的一般模型

分类思想：$A_j = \text{Sum}(W_i * P_i) + B$，其中 A_j 为特定的类标号，W_i 为输入向量的权重，P_i 为输入属性的值，B 为偏置因子。用这个模型就可以对未知的记录分类。其中的激活函数的用处是：将某个 A_j 的计算值映射到相应的类标号中。在训练一个感知器时，最初将所有的权重随机取值，而训练一个感知器模型就相当于不断的调整链的权值，直到能拟合训练数据的输入输出关系为止。其中权值更新公式如下：$W_{j(k+1)} = W_{jk} + r(y_i - y_{ik})X_{ij}$。其中 W_k 是第 k 次循环后第 i 个输入链上的权值，参数 r 称为学习率，X_{ij} 是训练样例的 X_i 的第 j 个属性值。学习率值在 0～1 之间，可以用来控制每次循环时的调整量。自适应 r 值：r 在前几次循环时值相对较大，而在接下来的循环中逐渐减少。

2）多层人工神经网络

一个多层人工神经网络的示意图 9-34：

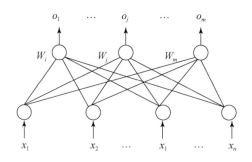

图 9-34 多层人工神经网络示意图

ANN 学习中的设计问题：确定输入层的结点数目；确定输出层的结点数目；选择网络拓扑结构；初始化权值和偏置（随机值）；去掉有遗漏的训练样例，或者用最合理的值来代替。

目前人工神经网络最为常用的是三层结构，即输入层、中间层（或者称为隐藏层）、输出层。

（2）ANN 的特点

至少含有一个隐藏层的多层神经网络是一种普适近似，即可以用来近似任何目标函数；ANN 可以处理冗余特征，因为权值在训练过程中自动学习，冗余特征的权值非常小；神经网络对训练数据中的噪声非常敏感，这也导致了神经网络算法的过拟合问题十分明显，在建立神经网络模型时尤其需要重视过拟合问题带来的偏差，噪声问题的一种方法是使用确认集来确定模型的泛化误差，另一种方法是每次迭代把权值减少一个因子；ANN 权值学习使用的梯度下降方法经常会收敛到局部最小值，避免方法是在权值更新公式中加上一个自动量。

7. 支持向量机（SVM）

它可以很好地应用于高维数据，避免了维灾难问题，它使用训练实例的一个子集来表示决策边界，该子集称作支持向量。SVM 寻找具有最大边缘的超平面（比那些较小的决策边界具有更好的泛化误差），因此也经常称为最大边缘分类器。最大边缘的决策边界的分类思想：在线性可分的情况下就是要学习（找）到这个最大边缘的决策边界（通过线性规划或拉格朗日乘子来求得），当然也允许有一定的误差（可以有少量的结点分在了它不该在的类，但只要在能够容忍的范围就行），然后利用这个最大边缘的决策边界来分类，结果落在一边的为一类，在另一边的为另一类；在线性不可分的情况下，将原来的数据从原先的坐标空间 X 转换到一个新的坐标空间中，从而可以在变换后的坐标空间中使用一个线性的决策边界来划分样本的类标号（主要技术包括非线性变换、核技术和 Mercer 定理）。

（1）SVM 的特点

1）SVM 学习问题可以表示为凸优化问题，因此可以利用已知的有效算法发现目标函数的全局最小值。

2）通过对数据中每个分类属性值引入一个哑变量，SVM 可以应用于分类数据。

（2）组合方法

聚集多个分类器的预测来提高分类的准确率，这些技术称为组合或分类器组合方法。

组合分类器的性能优于单个分类器必须满足两个必要条件：基分类器之间应该是相互独立的（轻微相关也行）；基分类器应当好于随机猜测分类器。

（3）构建组合分类器的方法

通过处理训练数据集。根据某种抽样分布，通过对原始数据进行再抽样来得到多个训练集（如有放回随机抽样）。一般得到的训练集和原始数据集一样大。然后使用特定的学习算法为每个训练集建立一个分类器（装袋和提升是两种处理训练集的组合方法）。

通过处理输入特征。通过选择输入特征的子集来形成每个训练集。对那些含有大量冗余特征的数据集，这种方法的性能非常好（随机森林就是一种处理输入特征的组合方法，它使用决策树作为基分类器）。

通过处理类标号。这种方法适用于类数足够多的情况。这种方法先将所有的类划分为两个大类，然后将两个大类的每个大类划分为两个次大类……预测时按照前面的分类遇到一个分类结点得一票，最后得票数最多的那个就是最终的类。

通过处理学习算法。如果在同一个训练集上用同一个学习算法得到的分类器模型不一样，就可以多做几次以建立多个基分类器。

组合方法对于不稳定的分类器效果很好。不稳定分类器是对训练数据集微小的变化都很敏感的基分类器。不稳定分类器的例子包括决策树、基于规则的分类器和人工神经网络。

8. 不平衡类问题

有时候需要准确分类训练集中的少数类而对多数类不是太关心，如不合格产品对合格产品。但是这样建立的模型同时也容易受训练数据中噪声的影响。

新定的指标（过去的指标不顶用，如：准确率不顶用）：真正率（灵敏度）、真负率（特指度）、假正率、假负率、召回率、精度。

接受者操作特征（ROC）曲线是显示分类器真正率和假正率之间的折中的一种图形化方法。在一个 ROC 曲线中，真正率沿 Y 轴绘制，而假正率沿 X 轴绘制。一个好的分类模型应该尽可能靠近图的左上角。随机预测分类器的 ROC 曲线总是位于主对角线上。

ROC 曲线下面积（AUC）提供了评价模型的平均性能的另一种方法。如果模型是完美的，则它在 ROC 曲线下方的面积等于 1，如果模型仅仅是简单地随机猜测，则 ROC 曲线下方的面积等于 0.5。如果一个模型好于另一个，则它的 ROC 曲线下方的面积较大。

为了绘制 ROC 曲线，分类器应当能够产生可以用来评价它的预测的连续值输出，从最有可能分为正类的记录到最不可能的记录。这些输出可能对应于贝叶斯分类器产生的后验概率或人工神经网络产生的数值输出。

9. 代价敏感学习

代价矩阵对将一个类的记录分类到另一个类的惩罚进行编码。代价矩阵中的一个负项表示对正确分类的奖励。算法思想：将稀有的类标号预测错误的代价权值设为很大，则在计算总代价时，它的权值较高，所以如果分类错误的话，代价就较高了。代价敏感度技术在构建模型的过程中考虑代价矩阵，并产生代价最低的模型。例如，如果假负错误代价最高，则学习算法通过向父类扩展它的决策边界来减少这些错误。

代价敏感学习的主要思想是改变实例的分布，而使得稀有类在训练数据集得到很好的表示。有两种抽样方法：第一种选择正类样本的数目和稀有样本的数目一样多，来进行训练（可以进行多次，每次选择不同的正类样本）。第二种复制稀有样本（或者在已有的稀有样本的邻域中产生新的样本）使得和正类样本一样多。注意，第二种方法对于噪声数据可能导致模型过分拟合。

10. 多类问题（结果类标号不止两个）

解决方法：第一，将多类问题分解成 K 个二类问题。为每一个类 y_i Y（所有的类标号集合）创建一个二类问题，其中所有属于 y_i 的样本都被看做正类，而其他样本都被看做负类。然后构建一个二元分类器，将属于 y_i 的样本从其他的类中分离出来。[称为一对其他（1-r）方法]。第二构建 $K(K-1)/2$ 个二类分类器，每一个分类器用来区分一对类 (y_i, y_j)。当为类 (y_i, y_j) 构建二类分类器时，不属于 y_i 或 y_j 的样本被忽略掉 [称为一对一（1-1）方法]。这两种方法都是通过组合所有的二元分类器的预测对检验实例分类。组合预测的典型做法是使用投票表决，将验证样本指派到得票最多的类。

纠错输出编码（ECOC）：前面介绍的两种处理多类问题的方法对二元分类的错误太敏感。ECOC 提供了一种处理多类问题更鲁棒的方法。该方法受信息理论中通过噪声信道发送信息的启发。基本思想是借助于代码字向传输信息中增加一些冗余，从而使得接收方能发现接受信息中的一些错误，而且如果错误量很少，还可能恢复原始信息。具体：对于多类学习，每个类 y_i 用一个长度为 n 的唯一位串来表示，称为它的代码字。然后训练 n 个二元分类器，预测代码子串的每个二进制位。检验实例的预测类由这样的代码字给出。该代码字到二元分类器产生的代码字海明距离最近（两个位串之间的海明距离是它们的不同的二进制位的数目）。纠错码的一个有趣的性质是，如果任意代码字对之间的最小海明距离为 d，则输出代码任意 $(d-1)/2$ 个错误可以使用离它最近的代码字纠正。注意：为通信任务设计的纠正码明显不同于多类学习的纠正码。对通信任务，代码字应该最大化各行之间的海明距离，使得纠错可以进行。然而，多类学习要求将代码字列向和行向的距离很好地分开。较大的列向距离可以确保二元分类器是相互独立的，而这正是组合学习算法的一个重要要求。

11. 展望：从统计过程到数学分析——动力学过程

患者入院之后的所有的病理生理学指标构成了患者当时的状态（status）。所谓动力学过程，就是通过一系列的内环境相关因素加上各种外界环境参数最后对患者未来的状态进行计算和预测。这是对患者最后结局进行预测的最理想方法。遗憾的是，实际的临床过程当中，有可能影响最后结局的患者基本状态，输入的各种参数实在是太复杂了。很有可能某些参数还不能建立起来。在这种情况下，理想的动力学过程到目前还没有办法建立。在第一部分中，我们已经提出了一些相对简化的模型和过程，对于一些病理过程比较清楚的结论进行分析。但是在大多数情况下，特别是对于病情进展快速，影响因素过多时。因此，对于急诊外伤患者来说，建立起一套动力学过程依然是不现实的。

人体是一个复杂的系统，对这个复杂系统的扰动必然让人体从方方面面都出现各种适应不良。要对各种复杂疾病进行准确判断并且找出相应的临床应对方案，必须对其进行诊断，必然是用一些临床可观察、可测度的指标来建立一种客观的度量，此即精确定量诊断。其本质，从数学上看，任何一种有效的疾病诊断或病情评估，都是一种函数映射。是将从患者处采集到的包括症状、体征及各种生化-生理指标在内的数据映射（map）为评分，再用该评分来决定（determine）患者是否存在某种疾病。用数学语言描述，上述过程是定义一个泛函，且该泛函将测量数据映射到具有可测性的空间中，并在该可测空间中定义疾病边界条件的过程。简而言之，只有满足了上述条件的疾病诊断，才可称为数学上经证明的、精密"可测"的诊断。然而，很遗憾，现有的绝大多数诊断工具，都无法满足上述条件。发展一种基于数学分析的疾病诊断体系，将是未来的趋势。有兴趣的读者，可以参看本书第七章。

<h2 style="text-align:center">参 考 文 献</h2>

[1] 江华，杨浩，杨瑾，等. 循证医学方法学在人工智能时代背景下面临的挑战. 中华危重病急救医学杂志，2015，27（9）：709-711.

[2] 曾俊，杨浩，江华. 创伤性休克复苏研究的挑战与机遇：大数据分析、计算机科学、系统生物学与创伤科学的融合. 创伤外科杂志，2013，15（2）：34-37.

[3] 江华，杨浩，曾俊，等. 分析肿瘤学. 肿瘤代谢与营养电子杂志，2015，2（2）：26-30.

[4] 美国国家学术院国家研究委员会. 海量数据分析前沿. 北京：清华大学出版社，2015.

[5] Mehmed Kantardzic. 数据挖掘：概念、模型、方法和算法. 第2版. 北京：清华大学出版社，2013.

[6] Miotto R，Li L，Kidd BA，et al. Deep patient：an unsupervised representation to predict the future of patients from the electronic health records. Sci Rep，2016，6：26094.

[7] 钱光超，贾瑞玉，张然，等. Apriori算法的一种优化方法. 计算机工程，2008，34（23）：196-198.

[8] 陈龙. 金融高频数据的关联规则增量算法改进研究. 吉林大学，2010，34（23）：196-198.

第十章　R 语言：下一代生物医学研究和临床数据挖掘的重要工具

杨浩，彭谨，周志远，孙明伟，冯金周，曾俊，江华

10.1　R 语言概述

随着大数据时代的到来，数据挖掘和模式识别已经逐渐成为新的医学科学研究范式。临床大数据集具有自身的特点：此即数据格式多样、复杂且难于统一，常规的商业化统计分析软件难以适应临床数据挖掘的任务需要。R 语言是一种应用范围极其广泛、发展极其迅速、功能极其强大的统计和数据挖掘软件。本章为临床研究者和医务人员从事数据挖掘工作介绍了 R 语言的特点。与 SPSS、SAS 等常规商业数据分析软件相比，R 语言的优点包括：良好的编程性；R 语言本身体量小，功能强大，且具有易于扩展性开源社区的大量开发者提供了很多先进和实验性的统计模块及算法包；良好的交互界面；支持几乎所有数据格式的载入；良好的数据管理；绘图功能强大；强大的并行计算与大数据处理能力；用户社区活跃，高水平的使用者多；免费。由于以上优点，R 语言可以很好地与临床数据挖掘研究相结合，为医学统计的发展提供动力，并推动循证医学和转化医学在 21 世纪的发展。

1. R 语言的缘起及其对下一代系统生物医学研究的意义

R 语言是一种应用范围极其广泛、发展极其迅速、功能极其强大的统计和数据挖掘软件。其源起可追溯到 1993 年，时为新西兰奥克兰大学教师的 Ross Ihaka 和 Robert Gentleman 在讨论实验室教学计划时，产生了想要在 S 语言基础上开发一款嵌入式小软件的设想[1-2]。S 语言是贝尔实验室于 20 世纪 70 年代中期开发的一款统计软件，全称是 Statistical Computing Subroutines（SCS，S）。S 与 SAS 等同时代出现的商业统计软件相比，最大的优势是具备灵活的交互性，但其不足在于需要进行大量编程。R 语言的产生，正好弥补了 S 的不足：R 语言的原理基于 SCS，但编程大为简化，交互性进一步增强[2]。R 语言从其诞生之初，就坚持走开源路线，很快就有许多既精通统计学又擅长编程的软件开发者、统计学家加入到 R 语言的后继开发中。到 1997 年，R 语言加入了 GNU 协议[1]。GNU 是 "GNU's Not Unix" 的递归缩写，是自由软件使用项目，目的在于让软件可以自由地被 "使用、复制、修改和发布"。

1997 年对 R 语言的发展具有里程碑意义，在加入 GNU 的同时，R 语言建立了核心开发团队，标志着 R 语言从一个两人兴趣小组，正式成为一个完整的、并不断延展的工程项目。值得一提的是，S 语言的三位创始者之一：John M. Chambers 也加入了 R 语言核心开发团队。1998 年，S 语言之父 John M. Chambers 获得了美国计算机协会（ACM）授予的软件系统奖。ACM 的软件系统奖意味着 S 语言被计算机科学领域认可为一项重大创新，这一点从 ACM 授予的授奖词就可看出，ACM 这样肯定 S 语言，"S 语言永久地改变了人

们对数据分析、可视化以及处理的方式，S 语言是优雅的、广为接受的、不朽的软件系统，它具有概念框架的全面性，我们要对 John Chambers 的洞察力、高雅趣味以及不懈努力致敬"。所以，我们可以说，滥觞于 S 的 R，不仅仅是一个统计软件，它已经成为整个计算机编程的一个里程碑。

到 2014 年 7 月，R 语言版本已经更新到了 3.1.1[3-5]，其在 CRAN（The Comprehensive R Archive Network，cran.r-project.org）上可以下载使用的扩展工具包（packages）超过 5000 种，提供的统计分析工具涵盖了统计检验、回归分析、模式识别、时间序列等。同时，由于不同的学科对统计分析有各自独特的需求，R 语言还陆续推出了各种专业学科的分析工具包。与生物医学研究相关的很多工具包都被整合到 R 语言的 Bioconductor 项目中。此外，还有一些独立于 Bioconductor 项目的生物信息学工具包，包括：用于流行病学研究的专门分析工具 epicalc，以及有名的聚类算法工具 e1071 等。这些工具包为各个领域的研究者提供了强大而且方便的分析工具，极大地减少了为开发统计方法所需要的编程能力和开发时间。

如今，R 语言的使用者可以非常方便地获取并调用其他开发者上传的工具包，得到其需要的最终结果，同时也可以查看和修改其他开发者提供的工具包，使之更加符合使用者需要。因此，R 语言具有很好的代码重用性，其扩展性、易于维护与可调适性、灵活性都是同类商业软件无法比拟的。

近年来，计算生物学及生物信息学（computational biology and bioinformatics，CBB）的快速发展，与 R 语言的 Bioconductor 项目有极为密切的联系。R 语言推出 Bioconductor 项目的目的，是为了降低研究者的入门门槛，提高开发效率。而采用了 R 语言的 CBB 研究，其论文结果可重复验证性高，研究具有开放透明的特色。这在一定程度上引领了现代生物医学数据分析发展的大趋势。

2. R 语言与 SPSS、SAS 等传统统计软件的比较

（1）R 语言具有良好的可编程性，而其用户界面的友好性不输于 SPSS，强于 SAS，同时其为开源、免费软件。

（2）R 语言本身体量小，功能强大，且易于扩展性 R 语言开源社区的大量开发者提供了很多先进和实验性的统计模块及算法包，其中有些统计模块是 SPSS/SAS 等商业软件无法及时提供的。商业软件 SPSS/SAS 具有大公司病的通性：对用户的需求漠不关心，反应极慢，不适应科研发展的快速需要。

（3）R 语言是一款脚本语言，具有良好的交互界面。通过输入命令行，可以直观且快速地获得结果，并以统计学家/研究者习惯的风格呈现在屏幕上。SPSS/SAS 界面更新慢、输出的结果十分凌乱，缺乏美感。

（4）R 语言几乎支持所有数据格式的载入。R 语言不仅可以灵活方便地读取文本文档，也可以读取 xls、sav、stata、xml 等流行软件的数据文件。

（5）R 语言作为可编程语言具有风格的优美性，清晰方便的数据管理。它提供两种编程风格，既可以基于面向过程也可以基于面向对象。对于简单的统计算法的编程可以使用面向过程；对于复杂的统计算法开发，R 语言提供了面向对象的 S3 和 S4 类方法。

（6）R 语言可以出色地绘制出各种统计图表，功能十分强大。R 语言提供的基础库函数及其他开发者提供的绘图包（如 ggplot、ggplot2、lattice 等通用绘图包，以及 KEGGgraph、RBGL 等专用绘图包）足以满足各类研究者的可视化需求。

（7）R 语言具有十分优秀的并行计算性能（通过调用 snow、parallel 并行计算包）。SPSS/SAS 用于常规统计尚不输于 R 语言，然而，一旦进入到临床大数据分析，两大商业软件在计算性和操作性上的劣势便显现出来，高下立判。

（8）用户广泛参与的开发：R 语言是一款有坚实群众基础的软件，SPSS/SAS 则不然。反映在用户数上的差异：已有的调查发现，SPSS 和 SAS 主要由生物医学研究者在使用，但其用户社区活跃度最低[5]。反映出 SPSS 和 SAS 的功能应用开发陷于停顿。以前 SPSS/SAS 在与 R 语言论辩时，常常使用的一个论点，是它们都由大公司、大团队开发，比之于小制作的 R 语言，有其团队优势。然而，时易世移，经过十余年发展，R 语言的 5000 多个软件包，数以万计的社区开发者，良好可持续的开发文化，早已将恐龙般的两大商业软件开发团队远远抛在身后。换而言之，SPSS/SAS 代表的是 20 世纪垄断企业的作风，而 R 语言则属于 21 世纪[6]。

3. R 语言和现代生物医学发展趋势的关系

（1）现代生物医学的方法论基础变革：从基于假设检验的统计分析演化为基于数据挖掘的知识发现。20 世纪 80 年代以来，在"循证医学"（evidence-based medicine）研究范式的引领之下，医学取得了许多重大进展，推动了临床实践的规范化。EBM 研究哲学的根基源于临床医生经验、观察来提出各种假设和猜想，并经由假设-演绎法来做检验。其最引人瞩目的方法论基石——随机对照实验（randomized control trial），可概括为猜想—搜集数据—假设检验—得出结论。但是，这种方法论，在面对疾病，尤其是癌症等一系列有着异常复杂内在机制的疾病时，其内在缺陷也是不可忽略的：由于试图通过随机分组方式来简化影响干预效果的复杂性，从而可以使用简单的统计手段来考察很少的一些影响因素对于干预和临床结局的影响。但是，这就使得 RCT 本质上成为一种"黑箱研究"，此即轻视在临床环境的研究中充分、全面考察机制，将特定干预（如抗生素、抗肿瘤药）通过此种简单相关性与临床结局挂钩。研究者未尝不知道相关性与逻辑因果有区别，但由于有各种应用上的便利性，往往在结果解释时故意混淆概念，化相关为因果。以 RCT 为其支柱的循证医学，使得临床实践几乎被大型 RCT 的结论主导，但当出现结果相反的 RCT 时，就会给临床医生造成极大困惑。Meta 分析作为一种解决此类挑战的方法已经十分流行。但 Meta 分析从诞生开始，就被异质性挑战缠身，其结论，十之八九还要乞灵于"更多、更大样本的 RCT"，从而进入了一个死循环。破解这一难题，需要另觅蹊径。

（2）进而言之，在临床上，我们第一次有可能、也有能力去考察全集。传统临床研究设计方法论产生的前提，正在于彼时无法处理海量的临床数据，无法考察全集而必须抽样。无论 RCT 还是队列研究，究其根本，其核心技术关键都是围绕恰当抽样设计的。但由于各类疾病本身的复杂性和患者之间巨大的内在差异性，RCT 及队列研究所能揭示的真相是有限的。当然，可以通过扩大样本量来减少异质性，但随着样本量扩大而带来的异质性减少却是边际递减的，而成本却呈数量级上升。

随着计算机科学的进步，我们对临床数据的记录和处理能力已经远非 20 世纪 80 年代的研究者所能想象。但是，利用计算机工具对这些海量的数据进行数据清洗、建模和计算，旧有的、适用于传统临床设计的统计工具是不堪胜任的。这需要由功能更为强大的计算机语言来实现。这种语言不仅仅可用于假设和猜想的验证，还可以在没有假设和猜想时，基于对数据进行模式识别提取出海量临床数据中存在的重要信息。这种模式识别分析方法对分析工具的灵活性要求很高，传统固定的分析软件难于实现。因此，R 语言比已有的商业化软件如 SPSS 和 SAS 更适用于临床数据挖掘的新分析模式。

现代数据科学从整体上正在向人工智能和机器学习过渡。

海量数据的产生，还对计算机统计算法提出了新的要求，此即统计分析的参数选择从基于研究者/统计学家的主观经验逐渐过渡到客观的智能化、自动化选择。这就为临床数据分析引入了一个全新的计算机研究领域——机器学习。TOM Mitchell 在 1997 年对机器学习曾经进行了如下的定义："机器学习是对能通过经验来自动改进的计算机算法的研究。"（Machine learning is the study of computer algorithms that improve automatically through experience）[7]。机器学习不仅是要求对已经存在的数据进行分析和知识挖掘，还要求计算机能够通过对已有数据的学习来实现临床上对各种趋势的预测。研发临床机器学习系统，关键是构建有效的、可自动更新的临床知识库。开发此类具有自动优化功能的机器学习系统，其工作量极其庞大，任务具有碎片化性质，现有的商业开发模式无法完成。显然，只有功能异常强大，用法灵活，且有全球最优秀的科学家和程序员进行有效社区支撑的情况下才能完成。

综上，我们可以合理地推论，医学统计的未来工具，非 R 语言莫属。今天开始进入医学研究的年轻科学家，应该勇于探索，不懈学习 R 语言编程技巧，非如此，则不能成为转化医学时代的优秀科学家。

10.2　R 语言基础与入门

10.2.1　R 语言数据类型

R 语言是一种脚本语言，相对于 C/C++、java 等通用高级编程语言来说 R 语言属于数据分析科学专业领域的语言，其优势在本章第一节已经有详细介绍。本节的任务，是为有志于生物医学研究，尤其是基于临床环境开展科研工作的新一代医生科学家及研究人员提供如何使用 R 语言的基础知识。考虑到读者中大多数可能此前并没有接触过编程，而 R 语言的学习曲线又相对陡峭，入门难度相对较大。针对这一实际情况，本节进行了有针对性的调整，简化了一些过于繁琐的细节。与之相对应的，我们以医学研究的实例为中心，读者只要跟从本节的顺序，通过学习和模仿给出的实例，可以较快地入门，从而掌握使用 R 语言进行统计计算和图表可视化的能力。

需要强调指出的一点是，R 语言作为数据科学的重要专属研究工具，其数据结构是经过专门设计的，这是 R 语言与其他统计分析软件包最大的不同之一。因此，在学习和使用 R 语言的过程中，深刻理解 R 语言的数据结构是至关重要的。

从现在开始，我们和读者们一起来逐步了解 R 语言的数据结构。

1. 向量（vector）

向量就是由多个数字或者字符有序排列而成的数据集合。向量的生成函数为 c( )。

示例：

```
> x=c(1,2,3)
> x
[1] 1 2 3
```

其中，>是 R 工作板的命令输入提示符，光标在之后闪烁表示等待输入命令。第一句表示我们定义了一个向量 x，并用函数 c( ) 向 x 赋值，第二句是打印 x，第三行为系统返回结果。向量里面的元素索引可以使用 [ ]。

```
> x[2]
[1] 2
```

注意：向量里包含的所有元素的数据类型必须一致，否则 R 将隐式的强制类型转换。

2. 因子向量（factor）

因子向量是一个特殊的向量，它将向量中的元素赋上分类标签，可以对名义变量、分类变量进行便利地处理，这点将在后面的 logistic regression 中看到。

因子向量定义函数使用 factor( )。

```
> y=as.factor(c(1,1,2,3,1,2,3,2,3,1,2))
> y
[1] 1 1 2 3 1 2 3 2 3 1 2
Levels:1 2 3
```

因子变量 y 的 level 值包含 3 个等级，这样就将向量 y 转换成为有 3 个分类的名义变量。

3. 矩阵（matrix）

矩阵是一种数字常用的数据结构，实际上这是一张 $n \times m$ 的二维数据表。

```
>m=matrix(c(1,2,3,4,5,6),2,3)
>m
1    1  3  5
2    2  4  6
```

4. 数据框（data. frame）

数据框是 R 语言使用最频繁的一种数据结构，它就是一张 n 行 $\times p$ 列的二维数据表在 R 语言中的结构。

```
> d=data.frame(x=c(1,2,3),y=c("a","b","c"))
>d
  x y
1 1 a
2 2 b
3 3 c
```

对于数据框中的元素索引采用 [,] 双元形式。

```
>d[3,2]
[1] c
Levels:a b c
```

注意：数据框中的变量 *y* 保存的是字符型数据，在数据框中将被默认强制类型转换为 factor，所以我们看到输出中第三列有 Levels。我们强烈建议不要让 R 语言进行强制类型转换，而是在需要时我们显式的转换数据类型。在此，我们需要在 data. frame（）中对参数 stringsAsFactors 设置为关闭，代码如下：

```
> d=data.frame(x=c(1,2,3),y=c("a","b","c"),stringsAsFactors=F)
> d
  x y
1 1 a
2 2 b
3 3 c
```

5. 列表（list）

列表是 R 语言的万能容器，可以存储所有类型的数据，甚至包括 list 本身。R 面向对象化编程时就是利用 list，并进行了一定程度的封装。

10.2.2　R 语言基础函数

了解了 R 语言的基本数据结构，要实现数据分析工作，还需要了解一些常用的函数，在本小节中将简要介绍常用的一些基础函数（表 10-1，表 10-2）。

表 10-1　数学运算与常用函数

命令符	注释	示例
+	数学+	2+3
−	数学 −	4−1
*	数学乘法运算	2＊5
/	数学除法运算	5/2
^	数学乘方运算	5^4
sqrt（）	数学开方运算	sqrt（16）
%%	取余数	5%%3
%/%	取商	5&/&3
&	逻辑与运算	2 & 0
|	逻辑或运算	0 | 3
abs	取绝对值	abs（−15）
exp	数学指数运算，以自然对数 e 为底	exp（2）
log	数学对数运算，以自然对数 e 为底	log（5）
sin	正弦函数	sin（pi/2）
cos	余弦函数	cos（pi/6）
tan	正切函数	tan（2＊pi）
asin	反正弦函数	asin（0.5）
acos	反余弦函数	acos（1）
atan	反正切函数	atan（10）
!	阶乘函数，或者是逻辑运算取反	9!
		! 4
%＊%	矩阵乘法	A %＊% B

表 10-2　常用基本函数

命令符	注释	示例
sum	求向量所有元素的和	sum（1：10）
prod	求向量所有元素的乘积	prod（1：10）
max	求向量中最大值	max（1：10）
min	求向量中最小值	main（1：10）
which	返回特定值在向量中的位置	which（1：10==4）
length	返回向量包含元素的个数	length（1：10）
dim	返回矩阵、数据框的尺寸	dim（x）
mean	返回向量的平均值	mean（1：10）
median	返回向量的中位数	median（1：10）
summary	返回向量的简单统计描述	summary（1：10）
var	求向量的方差	var（1：10）
cor	求向量的相关系数	cor（1：10，41：50）
sd	求向量的标准差	sd（1：10）
round	返回保留 n 位小数	round（pi，2）
rev	返回向量的倒序排列	rev（1：10）
sort	排列向量	sort（1：10，decreasing=T）
rank	返回向量中元素的秩	rank（20：30）
scale	中心化与尺度化	scale（1：10，center=T，scale=T）
cumsum	累积和	cumsum（1：10）
match	按向量匹配查询	match（2：3，1：10）
%in%	同 match	2：3 %in% 1：10
choose	求组合数	choose（5，2）
na. omit	忽略向量中的缺省值	na. omit（x）
unique	去掉重复值返回向量	unique（1：10）
table	交叉表	table（c（1，2，3，1，2，3））
sample	随机抽样函数	sample（1：10）
rbind	按行合并	rbind（a，b）
cbind	按列合并	cbind（a，b）

10.2.3　类与泛型函数的介绍

一个类对象决定了处理它的一个泛型函数，反之，一个泛型函数决定了处理特定类对象时的作用。换言之，就是泛型函数针对不同的类对象，完成类似的任务，但是，其内核作用方式可能存在较大的差别。这样做的好处在于，不需要为每一种类型的对象实现完成同样任务的方法，这样做既冗余也没有必要，使用这些方法也会十分繁琐，不利于后续开发。我们总是认为对于执行同一种任务，仅仅使用一个命令名字的方法就可以了，让计算机来帮助使用者自动的分辨何种类型对象需要调用何种相应的函数来完成任务。

基于上述思想，R 语言的开发者们提出了 S3 类和 S4 类型的概念，这种思想也是源自于目前流行的面向对象编程思想。

S3 类是 R 语言内核就带有的，它把一个 list 的属性赋值为 class，并设计了其他泛型函数在接收到该 class 类型名字的 list 时，自动地将调用设定的方式处理该 class 类型的函数。查看一个类所有的泛型函数可以调用 methods() 方法，其代码如下：

```
methods(class="lm")
```

运行结果如下所示：

```
 [1] add1.lm*          addterm.lm*        alias.lm*
 [4] anova.lm          attrassign.lm*     boxcox.lm*
 [7] case.names.lm*    confint.lm*        cooks.distance.lm*
[10] deviance.lm*      dfbeta.lm*         dfbetas.lm*
[13] drop1.lm*         dropterm.lm*       dummy.coef.lm*
[16] effects.lm*       extractAIC.lm*     family.lm*
[19] formula.lm*       hatvalues.lm       influence.lm*
[22] kappa.lm          labels.lm*         logLik.lm*
[25] logtrans.lm*      model.frame.lm     model.matrix.lm
[28] nobs.lm*          plot.lm            predict.lm
[31] print.lm          proj.lm*           qr.lm*
[34] residuals.lm      rstandard.lm       rstudent.lm
[37] simulate.lm*      summary.lm         variable.names.lm*
[40] vcov.lm*
```

与之对应的是，如果要查看一个泛型函数可以处理的所有类对象名，也可以调用 methods() 方法，不过这里传入参数将变为函数名，实现方法如下：

```
methods(plot)
```

一般泛型函数的函数主体比较简单，往往在查看这类函数时，有一个 UseMethod() 方法，这就说明该函数是一个泛型函数，可以对该函数采用上面提到的 methods() 方法来查看函数的使用对象类型名字。

如果要查看其中的源代码，需要使用 getAnywhere() 函数，而不能像普通函数直接在控制面板中输入函数名查看。

由于 S3 类是比较早期的 R 面向对象的类对象，所以，S3 在很多基础函数中十分普遍，如 summary() 函数、predict() 函数等均是 S3 对象泛型函数。但是，由于 S3 对象仅仅是在 list 类型数据上附加了 class 属性，使得其成为了"类"，但是这样的封装方式并不是一个安全的做法，因为对于 S3 类对象内的元素的访问和修改方法是可以直接利用 $ 符号或者 [] 下标系统进行索引和访问修改的。

目前，对于类对象开发方面普遍接受的类对象为 S4 类型对象，该类型具有更加安全、封装更好、更符合现在的开发思想。

对于 S4 类型对象，内部元素采用 slot 替代原来的属性 $ 引用，连接符号使用@ 替换了原来的 $，且不再能使用下标系统对元素进行访问。

S4 类型的构造方法为

```
setClass(Class, representation, prototype, contains = character(), validity,
access, where, version, sealed, package, S3methods = FALSE)
```

其中，Class 为字符串，对象 class 的名字 representation 为一个 list 结构，并且其中的变量名将成为 S4 对象中 slot 的名字。

示例代码如下：

```
setClass("trackMultiCurve", representation(x="numeric", y="matrix", smooth="ma-
trix"), prototype=list(x=numeric(), y=matrix(0,0,0), smooth=matrix(0,0,0)))
```

上述代码构造了一个名为"trackMultiCurve"的类型数据，其中有 3 个 slot 分别是 x，y，smooth。

如果需要查看一个类的结构定义，则可以调用 getClass() 函数，它的使用方法为

```
getClass("trackMultiCurve")
```

显示结果如下：

```
Class"trackMultiCurve"[in".GlobalEnv"]

Slots:

Name:       x       y   smooth
Class:numeric  matrix  matrix
```

在声明完成了一个类的定义后，就需要实例化该类，这是因为前面的代码仅仅是定义了一个抽象的类的结构。这就类似于建造一栋大楼，首先是在图纸上将大楼的结构详细画出来，然而此时大楼并没有开始建造，这就等价于此处的类，仅仅只是将类的结构框架搭好了。现在就需要按照这个结构框架开始建造"楼房"了，即实例化类对象。使用 new() 函数就可以动态生成一个类对象。

```
t1<-new("trackMultiCurve")
```

通过 new() 函数，就生成了一个"trackMultiCurve"类型的对象 t1，现在就可以对 t1 进行泛型函数操作了。

现在，如果要对类添加新的泛型函数，则需要调用 setMethod() 方法，其代码如下：

```
setMethod(f, signature = character(), definition, where = topenv(parent.frame()),
valueClass = NULL, sealed = FALSE)
```

其中，f 表示函数名，为类添加的函数名称，这里需要时已经定义的函数 signature 表示与函数 f 一致的类型参数。

查看函数的参数与类的关联情况使用函数 showMethods( )，其代码如下：

```
showMethods(f=character(),where=topenv(parent.frame()),classes=NULL,in-
cludeDefs=FALSE,inherited=! includeDefs,showEmpty,printTo=stdout(),fdef)
```

10.2.4　文件读写

1. 文件的读取操作

读者应该还记得，在第一节中已经提到 R 对于数据具有极好的兼容性，能够支持几乎所有常见的数据表，包括文本文档（txt）、xls、sav、stata、xml 等。上述功能的实现，是由文件读写命令来执行的。通过提供丰富的文件读写命令，使用者可以轻松地将各类数据载入到 R 的工作空间中。下面将介绍几种常用的文件读取命令。

read. table( ) 函数可以直接读取整个数据框，外部文件常常要求具有数据框的格式，一般要求为第一行应该是数据框的各个变量名。

```
read.table(file,header=FALSE,sep="",quote="\"",dec=".",row.names,col.
names,as.is=! stringsAsFactors,na.strings="NA",colClasses=NA,nrows=-1,skip
=0,check.names=TRUE,fill=! blank.lines.skip,strip.white=FALSE,blank.lines.
skip=TRUE,comment.char="#",allowEscapes=FALSE,flush=FALSE,stringsAsFactors
=default.stringsAsFactors(),fileEncoding="",encoding="unknown")
```

read. table 函数接受的参数中，file 为数据源，包含绝对路径和文件名；header 为逻辑变量，是否将第一行读取为变量名；sep 为分隔符定义，table 一般默认为 \ t，如果是 csv 文件可以用 "，"；na. string 为读取数据中的空值，以 na 填充；stringsAsFactors 为逻辑开关，默认将读取的字符类变量强制类型转换为 Factor 变量；encoding 为编码格式，一般默认为 "utf-8"。

scan( ) 函数基本与 read. table 使用类似，不过其更加灵活。

```
scan(file="",what=double(),nmax=-1,n=-1,sep="",quote=if(identical(sep,"\
n"))""else"'\"",dec=".",skip=0,nlines=0,na.strings="NA",flush=FALSE,fill=
FALSE,strip.white=FALSE,quiet=FALSE,blank.lines.skip=TRUE,multi.line=TRUE,
comment.char="",allowEscapes=FALSE,fileEncoding="",encoding="unknown",text)
```

2. 文件的写操作

write 函数可以将 R 中的对象写入到指定的文件中，其调用语法为

```
write(x,file="data",ncolumns=if(is.character(x))1 else 5,append=FALSE,
sep=" ")
```

x 为需要写到文件的对象；file 为写入的目标文件，如果文件名不存在则自动创建该文件并写入对象，需要包括文件名和绝对路径。ncolumns 为写入的列数；sep 为写入元素之间的分隔符。

cat( ) 函数类似于 write 函数，但是其更加灵活方便。

```
cat(...,file="",sep=" ",fill=FALSE,labels=NULL,append=FALSE)
```

cat 函数结合了 print 和 write 函数，既可以在屏幕输出，也可以写入文件。且其最大的特点在于可以混合写入，即在 cat 函数中允许以多种方式的变量和分隔符等混合写入文件。

10.2.5 使用 R 语言实现数据可视化

R 语言提供了非常丰富的数据可视化底层函数，以方便编程人员的自定义开发，即使没有专业计算机绘图人员的帮助，只要掌握了一些基本的函数，临床研究者也能做出满足研究需要的统计图和表。

图形工具可以分为交互式和批处理方式，多数情况下，我们推荐采用交互式的图形界面工具。R 语言中有一个图形设备驱动，调用该驱动将会打开一个图形窗口用于显示图形。

1. 利用 R 语言原生作图函数

R 语言提供的最为常用的图形函数为 plot( ) 函数，它是一个泛型函数，图像的实际产生方式取决于传入的第一个参数类型。

```
plot(x,y)如果x,y是向量,则plot将作出x,y的散点图
plot(x)如果x是一个时间序列,则将产生一个时间序列图
plot(f,y)如果f是一个因子变量,y是一个数值向量,则生成盒形图
plot(...)如果plot接收了特定类型的对象,则会隐式(计算机专业的专用术语,指在后台运行,而不提示使用者)的调用其作图方法进行作图例如plot.svm方法将svm对象采用plot.svm作图方法产生图形
```

paris(*x*) 将能产生 *x* 的列之间两两成对的散点图矩阵，该作图函数适用于数据探索，和相关性探索分析（图 10-1）。

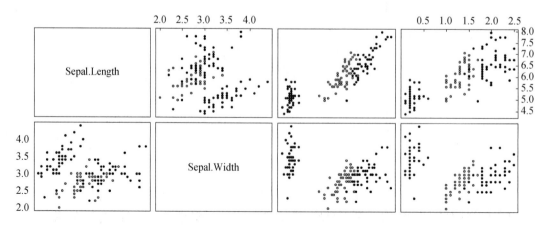

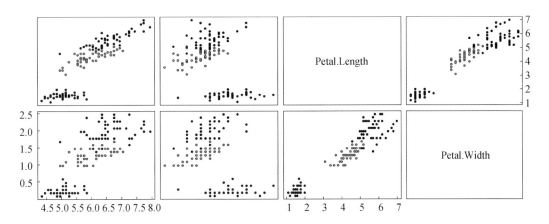

图 10-1　配对图，由 paris 函数生成的两两成对的散点图（Anderson's Iris Data-3 species）

hist（x）为数据对象 x 作出直方图，用于分布探索和检验，常常在 hist 的基础之上再叠加核密度曲线，用于做出数据 x 的分布曲线（图 10-2）。

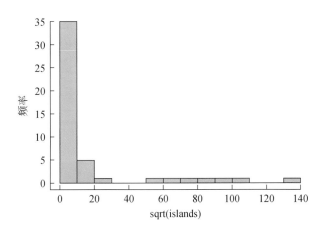

图 10-2　直方图，由 hist 函数生成的用于展示数据分布

contour（x，y，z）用于作等高线图（图 10-3）。

image（x，y，z）用于作彩色图像（图 10-4）。

2. 高级图形参数

add=T 强制函数以低级绘图函数的形式运行，在当前的图形上加载新的图形元素。

axes=F 禁止产生坐标轴，当需要用 axis 函数绘制自定义的函数轴时，需要首先调用该函数来禁止原生的坐标轴。

xlab/ylab 设定 x，y 轴的标签。

main 设置图形标题。

sub 设置图形的子标题，放置于 x 轴底部。

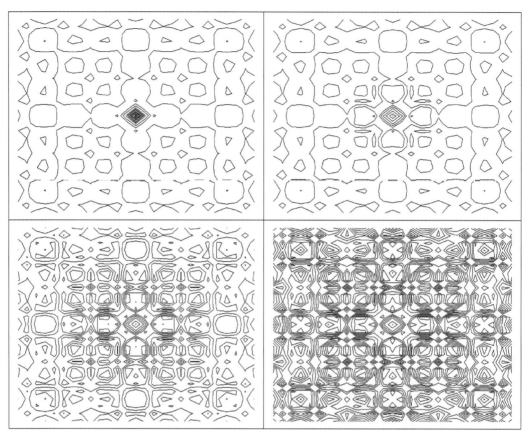

图 10-3　等高线图（用 contour 函数生成）常用于数据探索

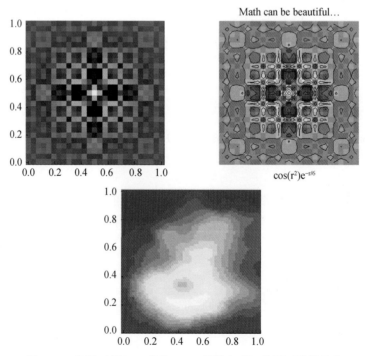

图 10-4　热图（用 heat 或者 image 函数生成）常用于数据分布

3. 低级图形参数

points 画散点。

lines(x, y) 在当前图形上增加直线将 x, y 连接起来。

test(x, y, labels) 在图形上的 x, y 坐标上添加文本标签 labels。

legend(x, y, lengend) 在当前图形上添加图例，并放置在图形的 x, y 坐标上。

title(main, sub) 为图形添加标题。

axis( ) 添加坐标轴。

10.2.6 R 语言 package 引用与帮助（help）文档

学习 R 语言最重要的一点就是学会看帮助（help）文档，通过 help 文档可以迅速学习到大量的 package 和函数方法的使用。

R 语言中有详尽的在线 help 文档和离线 help 文档，对于 R 语言基础函数可以直接在控制面板中输出"? +函数名"，返回结果为该函数的介绍（description）、调用方法（usage）、参数（arguments）、返回值（value）及示例（examples）。读者可以通过查阅这些函数的文档来学习如何使用这些函数来完成特定的统计任务。

R 语言的帮助文档并不止于如上方式，它还提供了更加灵活和全面的帮助。试想，如果使用者需要执行某一个统计任务，但是又不知道在 R 语言中是哪一个函数可以完成这项任务，这时通过"? +函数名"的方式就无法提供帮助了。因此，R 语言提供了"?? +关键词"这样的模糊查询功能，同时，还可在 R 语言官方网站上使用其在线查询功能进行检索。

此外，帮助命令 help 也是十分有用的，它包含了"?"的功能，并且它还提供了一些查询参数，使用者可以利用 help 函数来查询一个 package 包的使用文档，而不仅仅只是查询一个函数的文档。

提示：R 语言提供的帮助文档中，我们强烈推荐仔细阅读 example，通过阅读和模仿 example 可以快速让初学者上手。同时结合 google 和 R 语言官方提供的在线搜索文档和一些 R 语言社区来获得更多的帮助。

10.2.7 重要的 packages 简介

如前所述，经过十余年发展，R 语言的开发者们已经开发出 5000 多个可用于各种数据分析任务的软件包（packages），这些软件包构成了 R 语言强大的应用能力。我们在本小节介绍一些对于临床系统生物医学研究非常有用的 packages。

1. ggplot2

ggplot2 是 R 语言中一个非常有特色的数据可视化 package，它可以绘制出非常美观的图形，并以更高效开发的代码为使用者提供了可视化的强力工具。掌握该绘图包不仅能为开发者提供强大的图形工具，还能通过学习 ggplot 的编程思想提供自身的编码能力。

ggplot2 采用了图层的方式来构造图形，因此我们可以先从最低级的图层开始，首先绘制基础数据，然后不断添加图形的注释和统计结果和美化，这种绘图方式在 ggplot 中一致的体现，它的结构化思维可以锻炼使用者的结构化分析思维。

ggplot2 有两种作图方式，第一种为利用 qplot() 函数直接作图，该方式快速便捷，一步到位式，在系统后台生成了一个图形对象包括了数据、映射、图层、标度、坐标和分面。这样做的局限性在于 qplot() 函数只能传入一个数据集和定义一组图形属性，如果要设定多种图形属性或者是调用多个数据集就需要采用后一种绘图方式；第二种为采用 ggplot() 函数，该函数将构造一个绘图对象，这个对象包含两个基本属性：数据；图形属性映射。构造语法如下：

```
p<-ggplot(mydata,aes(color="red",size=2))
```

其中，mydata 为数据集变量，aes() 为图形属性设置。该 ggplot 对象 p 仅仅还只是一个绘图对象，如果要将其可视化则还需要再添加绘制图层的步骤。一个简单的图层添加方法就是设定一个几何对象，如给图形添加一个点的几何对象，即散点图绘制方式：

```
p<-p+layer(geom="point")
```

这里用 "+" 来添加一个图层 layer() 就是被添加图层的属性设置。

ggplot2 的第一个作图函数 qplot()，它是快速作图函数，利用它可以最快便捷式地做出各种图形图像。qplot() 函数前两个参数与 plot() 一样，均为 x-y 轴参数，后面还可以添加各种图形属性，如图形的形状、颜色、大小和透明度等。qplot() 语法如下：

```
qplot(x,y=NULL,...,data,facets=NULL,margins=FALSE,geom="auto",stat=
list(NULL),position=list(NULL),xlim=c(NA,NA),ylim=c(NA,NA),log="",main=
NULL,xlab=deparse(substitute(x)),ylab=deparse(substitute(y)),asp=NA)
```

ggplot2 package 采用了一种新的作图方式，其中最大的特点就是引入了图形属性映射函数 aes()，该函数用来建立数值变量与图形属性的对应，这样使用者在作图时能够将抽象的图形属性简化为简单的数值和字符。aes() 语法如下：

```
aes(x=var1,y=var2)
```

aes 也可以接受更为灵活的输入方式，如变量的函数值，多项式等。

注意：在 ggplot2 中，我们传入的参数需要是指定数据集内的变量，而不是外部数据集的引用变量，因为这样无法将绘图需要的数据封装到一个对象中。图形属性映射可以在绘图初就事先定义，也可以在绘图后，调用 "+" 来添加。

在构造完成了 ggplot 对象后，我们就可以通过调用几何对象的方法进行可视化。如上介绍的 "+" 将以添加图层的方式进行几何对象图层的添加。

几何对象的语法均是以 geom_开头的函数，后面接的是不同几何图形的英文表示，常见的几种几何对象语句如下：

```
geom_abline    线性拟合直线
geom_area    画出以 y 轴方向的面积图
geom_bar 柱形图
geom_bin2d    2D heatmap
geom_blank    添加空图层
geom_boxplot    盒形图
geom_contour    等高线图
geom_density    核密度曲线
geom_density2d    2D核密度曲线
geom_dotplot    点图
geom_errorbar    误差线
geom_histogram    柱形图
geom_hline    水平线
geom_jitter    扰动散点图
geom_line    散点连线
geom_path    路径图
geom_point    散点图
geom_smooth    添加光滑拟合曲线
geom_text    文本注释
```

下面以一个例子来说明如何应用 ggplot2 package 的两种作图方法进行数据可视化。首先列出 qplot( ) 函数的调用方法：

```
qplot(x,y=NULL,...,data,facets=NULL,margins=FALSE,geom="auto",stat=
list(NULL),position=list(NULL),xlim=c(NA,NA),ylim=c(NA,NA),log="",main=
NULL,xlab=deparse(substitute(x)),ylab=deparse(substitute(y)),asp=NA)
```

x，y 为 x-y 坐标轴，接收列向量数据表示为 x，y 轴数据。

data 为数据集，qplot 函数的源数据。

facets 为分面。

margins 为留边设置。

geom 为集合对象，一般默认为散点图。

stat 为统计变换方法。

log 为坐标轴对数化。

main 为图形的标题。

xlab，ylab 为图形的 x 坐标轴和 y 坐标轴命名。

利用 qplot( ) 函数进行的快速作图：

```
qplot(1:10,rnorm(10),colour=runif(10))
```

下面再利用 ggplot 逐步构造的方法进行作图：

```
p<-ggplot(mydata,aes(x=var1))
p<-p+layer(geom="bar",geom_params=list(fill="red"))
```

如上代码，我们将构造一个 ggplot 数据对象 p，并通过添加一个自定义的图层将 p 以条形图的形式展示出来。

2. Meta package

Meta 分析可能是现今的临床研究者最常用到的研究方法，目前最流行的 Meta 分析软件包当属 Cochrane Collaboration 开发的 Review Manager（简称 RevMan）。RevMan 与 R 同属开源软件，经过多年推广，已经广为接受。但是 RevMan 的缺点也非常突出：操作繁琐，使用不方便。R 提供的 Meta Package 则更为简便易用。

Meta 分析的模型主要分为固定效应模型和随机效应模型两类，其主要区别在于假设不同固定效应模型的假设为所有研究的效应量均相等，都是总体真实值的一个正态分布下的随机抽样；而随机效应模型的假设为所有的研究存在噪声干扰。其中的噪声干扰的强度在 Meta 分析中称之为异质性，通过对异质性的考察来判断应该选用的假设，因此模型的选择关键在于异质性大小的评价。描述异质性的常用指标为 τ^2 和 I^2 两种，这两种统计量分别描述了异质性的真实方差大小和相对变异大小，分别适用于不同的样本方差环境。这里主要讲解如何运用 R 软件中的 package 来执行一个 Meta 分析，因此这里仅仅简介 Meta 分析的一点必要背景知识。

R 语言为 Meta 分析提供了功能十分强大，操作简单的分析包——Meta package。

首先下载 meta package，实现方法在 R 控制面板中输入命令：

```
install.packages(pkgs=meta)
```

即可以使用 meta 包提供的 Meta 分析相关函数进行分析计算了。

这里主要介绍 Meta 分析的主要函数：

```
metabin(event.e,n.e,event.c,n.c,studlab,data=NULL,subset=NULL,method=
ifelse(tau.common,"Inverse","MH"),sm=ifelse(! is.na(charmatch(method,c("
Peto","peto"),nomatch=NA)),"OR","RR"),incr=0.5,allincr=FALSE,addincr=
FALSE,allstudies=FALSE,MH.exact=FALSE,RR.cochrane=FALSE,level=0.95,level.
comb=level,comb.fixed=TRUE,comb.random=TRUE,hakn=FALSE,method.tau="DL",
tau.preset=NULL,TE.tau=NULL,tau.common=FALSE,prediction=FALSE,level.
predict=level,method.bias=NULL,title="",complab="",outclab="",label.e="
Experimental",label.c="Control",label.left="",label.right="",byvar,bylab,
print.byvar=TRUE,print.CMH=FALSE,keepdata=TRUE,warn=TRUE)
```

metabin 函数是处理离散资料的，对应于处理连续资料的函数是 metacont，其参数类似。

event. e 为实验组出现事件数。

n. e 为实验组总事件数。

event. c 为对照组出现结局事件数。

n. c 为对照组总事件数。

method 为计算方法选择，一般常用的 tau. common 和 MH 方法。

sm 一般选取 RR 或者 OR。

处理连续变量的 Meta 方法采用如下命令：

```
metacont(n.e,mean.e,sd.e,n.c,mean.c,sd.c,studlab,data=NULL,subset=NULL,
sm="MD",level=0.95,level.comb=level,comb.fixed=TRUE,comb.random=TRUE,hakn=
FALSE,method.tau="DL",tau.preset=NULL,TE.tau=NULL,tau.common=FALSE,
prediction=FALSE,level.predict=level,method.bias="linreg",title="",
complab="",outclab="",label.e="Experimental",label.c="Control",label.
left="",label.right="",byvar,bylab,print.byvar=TRUE,keepdata=TRUE,warn=
TRUE)
```

其中，重要参数如下：

n. e 表示在观实验组中的样本量。

mean. e 表示在实验组中的效应均值。

sd. e 表示在实验组中的效用量的方差。

n. c 表示在对照组中的样本量。

mean. c 表示在对照组中的效应均值。

sd. c 表示在对照组中的效用量的方差。

计算示例代码如下：

```
data(Fleiss93cont)
meta1<-metacont(n.e,mean.e,sd.e,n.c,mean.c,sd.c,data=Fleiss93cont,sm="SMD")
meta1
```

运行结果如下所示：

```
SMD            95% -CI % W(fixed)% W(random)
1 -0.3399 [-1.1152;  0.4354]    11.54       11.54
2 -0.5659 [-1.0274;-0.1044]    32.58       32.58
3 -0.2999 [-0.7710;  0.1714]    31.23       31.23
4  0.1050 [-0.4954;  0.7455]    18.02       18.02
5 -0.7346 [-1.7575;  0.2883]     6.63        6.63

Number of studies combined:k=5

                    SMD        95% -CI       z  p.value
Fixed effect model   -0.3434 [-0.6068;-0.08] -2.5555   0.0106
Random effects model -0.3434 [-0.6068;-0.08] -2.5555   0.0106

Quantifying heterogeneity:
tau^2=0;H=1 [1;2.1];I^2=0% [0% ;77.4%]
```

```
Test of heterogeneity:
    Q d.f.  p.value
3.68    4  0.4515


Details on meta-analytical method:
- Inverse variance method
- DerSimonian-Laird estimator for tau^2
```

forest（Meta）将 Meta 对象以森林图的形式展示出来（图 10-5）。

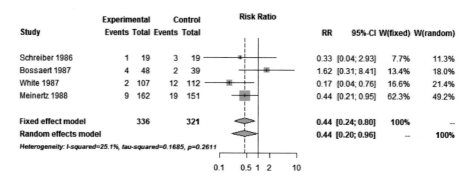

图 10-5　森林图形式

3. amap package

amap package 是多元统计分析工具扩展包，它主要提供了三种重要的多元统计分析工具，包括主成分分析（principal component analysis，PCA），层级聚类（hierarchical clustering，H-cluster），K 均值聚类（K-means clustering，K-means）。

主成分分析是一种有效的处理高维问题的降维技术（对 PCA 的详细介绍参见第九章），它的核心思想是通过考察高维数据中的一个超曲面，使得该曲面能够最大地保持原始数据集的信息，并将所有数据投射到该超曲面上，该算法保证只需要考虑该曲面上数据的相互关系，从而将复杂的高维问题降维到了可以处理的低维空间中处理。

PCA 技术的数学表述为，数据集的最大信息翻译为数学语言，即求解一个优化过程，其目标函数为数据集方差，该优化过程的表示如下：

$$\delta^T X = \sum_{j=1}^{p} \delta_j X_j;\ s.t \sum_{j=1}^{p} \delta_j^2 = 1$$
$$\max_{\{\delta;\,\|\delta\|=1\}} \mathrm{Var}(\delta^T X) = \max_{\{\delta;\,\|\delta\|=1\}} \delta^T \mathrm{Var}(X)\,\delta$$

通过求解该优化过程以确定信息最大的权重参数 δ。通过谱分解得到该最优解就是数据集 X 的协方差矩阵的特征值和对应的特征向量。因此，特征值从大到小排序就获得了信息量从大到小的主成分，从而可以通过方差累计贡献度来获得保持信息量达到 85% 需要的主成分个数，以确定主平面的维度。

注：在实际分析过程中，在选取主成分个数的时候，方差累计图往往是作为参考，人们更喜欢选取 2、3 个主成分来进行分析，这是因为在数据可视化方面，人们更喜欢二维和三维的图形展示，对于高纬的图形将无法直观展示。所以，在确定主成分个数的时候，

我们通常是选取 2、3 个主成分，然后考察方差累计度是否达到了可以接受的范围，而不会去选择更多的主成分以保证方差累计度足够高。

PCA 的语法如下：

```
acp(x,center=TRUE,reduce=TRUE,wI=rep(1,nrow(x)),wV=rep(1,ncol(x))),pca
(x,center=TRUE,reduce=TRUE,wI=rep(1,nrow(x)),wV=rep(1,ncol(x)))
print.acp(x,...)
```

x 为数据集，该数据集的数据类型必须为数字型 matrix 类型，否则将会报错。

center 逻辑值，是否进行中心化。

reduce 逻辑值，是否进行尺度变换。

一般情况下，建议在进行 PCA 的时候都应该进行中心化和尺度化，这是因为原始数据的单位可能并不统一，其数值的绝对值和变化率差异可能很大，如不进行中心化和尺度化消除单位影响，PCA 计算得到的主成分将可能会被取值较大的变量干扰，从而得到不稳定的结果。

PCA 实例：

```
data(lubisch)
lubisch <-lubisch[,-c(1,8)]
p <-acp(lubisch)
plot(p)
```

第一句为载入 lubisch 数据，第二句为删除该数据中的第 1 到第 8 列数据，并覆盖原数据。最后对 lubisch 数据进行 PCA 分析，并将结果保存到 p 中。

返回变量 p 中保存了 PCA 计算结果，由 4 个部分组成，eig 保存了特征值，这些特征值的主要作用是计算各个主成分的贡献度。sdev 为方差信息量，从第一主成分开始以此减少，这与 eig 中的特征值相对应。scores 保存了 PCA 的主要信息，样本的主成分得分，该信息将在后面用于进行主成分得分图绘制。loadings 保存了 PCA 各个主成分的载荷信息，该数据将在后面用于进行主成分的载荷图绘制（图 10-6，图 10-7）。

```
plot(p $ scores[,1:2])
```

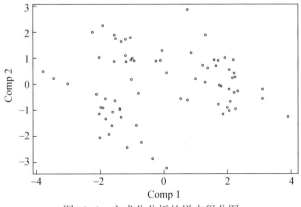

图 10-6 主成分分析的样本得分图

　　图中使用了第一主成分和第二主成分绘制了主平面得分图，图中的圆点代表样本在主平面中的投影。

```
plot(p $ loadings[,1:2])
```

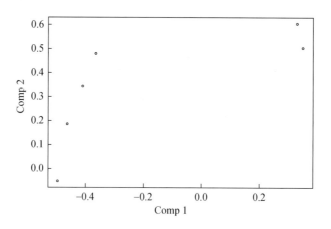

图 10-7　主成分分析的因子载荷图

　　图中使用了第一主成分和第二主成分绘制了主平面载荷图，图中的圆点代表变量对前两个主成分的影响大小。

　　K 均值聚类算法（K-means）是一种比较常用的无监督聚类的算法，其最大的优势在于聚类数可以自由设置，并且 K 均值聚类结果直观，容易理解。K 均值聚类作用在 n 维连续空间，通过定义中心距离，以及中心点数量而考察 n 维空间中样本点两两相互距离远近进行归类。

　　K 均值的算法是首先定义 s 个初始分类点，然后将周围的点按照距离远近依次归类到这 s 个中心。进而更新 s 个中心的位置，然后再将周围的点按照距离远近归类，继续更新 s，通过反复迭代计算，最终获得稳定的中心点位置和分组策略。

　　聚类算法中，需要考虑使用的距离定义。一般距离度量选择欧几里得距离或者马氏距离，另外在 amap package 中的 K-means 算法提供了其他几种距离，针对不同的数据特征适当选择更为合适的距离度量定义，以得到更可接受的聚类结果。

　　现在，以欧几里得距离为例，讲解如何在 K-means 中进行距离判别分析。首先需要介绍误差平方和（sum of the squared error，SSE）。SSE 定义如下：

$$SSE = \sum_{i=1}^{K} \sum_{x \in C_i} dist(c_i, \ x)^2$$

其中，dist（ ）是距离函数，这里计算距离为使用欧几里得距离计算。

```
Kmeans(x,centers,iter.max=10,nstart=1,method="euclidean")
```

　　x 数据集，这里 x 允许接受数字型 matrix，dataframe。

　　centers 聚类分类数。

　　method 聚类方式，需要选择其中一种距离算法:"euclidean","maximum","manhattan",

"canberra"，"binary"，"pearson"，"abspearson"，"abscorrelation"，"correlation"，"spearman"，"kendall"。一般常用的距离算法：欧氏距离法"euclidean"，最大距离法"maximum"，马氏距离法"manhattan"，以及相关系数法"correlation"。

K 均值聚类实例：

```
x <- p $ scores[,1:2]
(cl <- Kmeans(x,2))
plot(x,col=cl $ cluster)
points(cl $ centers,col=1:2,pch=8,cex=2)
```

在前一步中得到的前两个主成分的得分图中，进行 K-means 聚类，并且设定为 2 类聚类，图 10-8 中就将 K-means 的聚类结果直观展示出来。红色聚为一类，黑色聚为另外一类，图中的米字符号为聚类的中心点。

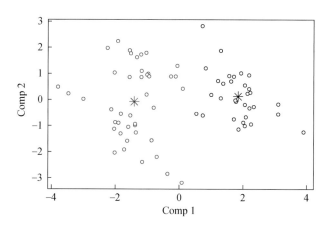

图 10-8 主平面上的 K 均值聚类图

以上，我们先通过 PCA 对数据进行降维处理，获得了数据的主平面投影后，在该主平面上进行聚类分析，从而得到数据的聚类结果，这是常用的处理高维问题数据的多元聚类方法。当然，除了 K-means 算法外，还有很多聚类算法可用于高维情况。但是，值得指出的是，由于真实的高维数据往往存在高维问题，即样本量远远少于变量数的情况，在该情况下如果强行进行聚类算法，通常能得到看起来"完美"的分类结果，其实，这只是假象。因为这时聚类解有无穷多，算法给出的仅仅是一个解，而这个解往往是不正确的，因为样本过少，无法获得稳健的聚类解。

4. e1071 package

e1071 package 包含了目前主流的多元统计分析工具，如支持向量机（svm）、神经网络（nnet）、回归树（rpart）、随机森林（randomForest）、K 临近算法（knn）。并提供了一个统一的参数优化函数 tune()，该函数是利用网格搜索算法计算最优参数范围，以此给出各个机器学习模型的最优参数。e1071 package 还提供了这些聚类算法的可视化方法。

（1）支持向量机（svm）

支持向量机算法是一种模式判别的方法，它来源于朴素的判别分析中的线性判别法。

它是线性判别法的一种优化，即提出了最优边界算法。具有最优判别边界的判别模型比其他边界判别模型有更好的泛化误差能力。因为，具有最优判别边界的模型往往克服误差扰动的能力更强，更不容易因为误差导致样本点跨越判别边界的现象发生。这种理论在统计学习理论中给出了线性分类器的边界与误差之间的关系理论，即结构风险最小化理论。该理论认为判别模型的训练误差为 R_e、训练样本数 N、模型复杂度 h、误差上界 R。在 $1-\eta$ 的概率情况下，判别模型的误差在最坏情况下仍然满足：

$$R \leqslant R_e + \varphi\left(\frac{h}{N}, \frac{\log(\eta)}{N}\right)$$

其中，φ 表示一个关于 h 的单调增函数，该不等式说明具有小边界的模型判别能力强，而具有大边界的判别模型具有弱的判别能力，这样就存在一个最优判别模型，其边界达到最优的原则就是在保证判别能力的前提下取尽可能大的边界。如此则产生了一个判别模型的优化过程，线性 SVM 算法就是通过求解这样的优化过程而形成的判别模型。

线性分类的 SVM 算法因此也被称为最大边缘分类器（maximal margin classifier）。

SVM 判别模型的基本原理：考虑对一个样本集的二分类问题，令样本集 D = {x，y}，其中，x 表示所有变量集合，y 为一个二分类变量，取值 y = {-1，1}，因此 SVM 目标为构造一个超曲面判别模型，通过变量集合 x 将对应的样本分为两类，y = -1 和 y = 1 分别落在超曲面的两侧。

```
svm(x,y=NULL,scale=TRUE,type=NULL,kernel="radial",degree=3,gamma=if
(is.vector(x))1 else 1/ncol(x),coef0=0,cost=1,nu=0.5,class.weights=NULL,ca-
chesize=40,tolerance=0.001,epsilon=0.1,shrinking=TRUE,cross=0,probability=
FALSE,fitted=TRUE,
...,subset,na.action=na.omit)
```

formula 接收回归模型参数，如果此处是 x，y 数据集，则可以不需要传入回归模型。

data 数据集，用于建模使用的源数据。

scale 逻辑变量，是否对变量进行尺度变换。

type 为 svm 聚类方式，可选类型有 "C-classification"，"nu-classification"，"one-classification"，一般按照因变量是否为因子变量选择聚类方式。

kernel svm 聚类核函数选择，线性内核函数采用 "linear"，多项式内核函数采用 "polynomial"，径向基函数采用 "radial basis"，sigmoid 方法采用 "sigmoid"，各个核函数对应了不同的参数，参照选用的核函数需要给出其需要的参数值。

gamma、coef0、degree 为核函数的选择参数。示例如图 10-9。

```
data(iris)
model <-svm(Species ~ .,data=iris)
plot(cmdscale(dist(iris[,-5])),col=as.integer(iris[,5]),pch=c("o","+")
[1:150%in%model $ index+1])
```

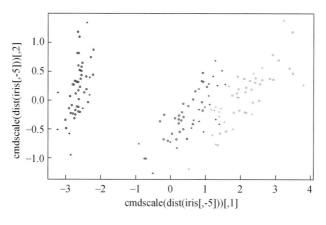

图 10-9　支持向量机聚类图

（2）神经网络（nnet）

神经网络算法是一种模仿生物神经系统的信号激发与处理的过程而产生的一种回归算法。例如，大脑的中神经系统主要由两部分构成，即神经元细胞与轴突。当神经元细胞接通过轴突收到来自上游信号时会进行一个简单的类似于数值信号处理，再将该信号传递到下游神经元细胞。由于神经元细胞之间存在着相互联系的轴突，因此这些神经元处理单元就连接构成了一个巨大的信息处理器。这种思想就导致了神经网络算法的产生。

在神经网络算法中，神经元为处理信息的最小单元，一般采用一个简单的数值信号处理函数来代替，该函数称为激活函数，通过将接收到的上游神经元细胞发送过来的信息加权后减去偏执因子而得到的判别模型，从而决定是否向下游发送信号。

其计算模式由图 10-10 表示：

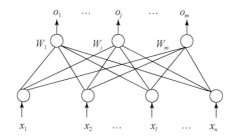

图 10-10　人工神经网络的模式图从下往上依次为输入层、中间层和输出层

神经网络算法的特性：

1）神经网络算法是一种普适性的算法，不需要对数据分布进行任何假设和变换，它可以用来拟合任何一个目标函数，对数据的判别精度高，对应的存在过度拟合的风险也相对较高。

2）神经网络算法可以处理高维问题，变量中的多重共线性和由此产生的解不确定性在神经网络算法中是不需要考虑的。

3）神经网络算法对噪声敏感，容易导致因为噪声产生的过度拟合现象。因此，在使用神经网络算法时应该对数据集的噪声有所分析和处理。

4）神经网络的计算算法采用梯度最速下降算法来计算权值，因此得到的权值只是局部最优，而非全局最优解。

5）神经网络算法的计算量巨大，如果神经网络的结构复杂时可能需要花费难以忍受的计算量。

神经网络模型一般采用三层式结构，即输入层–隐藏层–输出层。其中隐藏层又可以由多层隐藏层构成，随着隐藏层数目的增加计算精度会随之提升，但计算复杂度和过拟合风险也随之上升，目前主流的模型设计是使用一层隐藏层，这种情况下，神经网络模型就仅由三层结构构成。另外，神经网络在计算节点之间的加权参数时，需要具有信息回馈，从而反复迭代得到最优模型参数集，因此，神经网络模型通常会采用前馈（feed-forward）式神经网络。

激活函数是一种简单的信号处理函数，一般有 4 种函数选择：线性函数、Logistic 函数、双曲正切函数、符号函数。

神经网络的语法：

```
nnet (x, y, weights, size, Wts, mask, linout = FALSE, entropy = FALSE, softmax =
FALSE, censored = FALSE, skip = FALSE, rang = 0.7, decay = 0, maxit = 100, Hess = FALSE,
trace = TRUE, MaxNWts = 1000, abstol = 1.0e-4, reltol = 1.0e-8, ...)
```

x，y 为矩阵类型数据，x 代表变量集合，y 为分类信息；且该函数也可以接受 formula 类型参数，而不用再传入 x，y 数据。

weights 样本权重，一般默认各个样本为等权值，均为 1。

size 隐藏层中的神经元节点个数，如果为 0 则神经网络为两层结构，没有隐藏层。

data 数据集，需要以 data frame 格式，在以 formula 输入的情况下必须要传入数据集。

subset 行标向量，表示用于做训练样本的子数据集标签，默认全数据集作为训练用集合。

na. action 处理 na 函数，如果在数据集中存在 na 数据，则将按照指定方式处理 na 值或提出警告，默认情况下为终止计算，程序报错。

Wts 初始参数向量，如果默认则为随机产生，该参数的选择将会对最终解存在一定的影响，如果能够给出参数的可能取值范围，原则上应该自行定义一个猜测值，从而更有可能获得全局最优解。

```
# use half the iris data
ir <- rbind(iris3[,,1],iris3[,,2],iris3[,,3])
targets <- class.ind( c(rep("s",50),rep("c",50),rep("v",50)))
samp <- c(sample(1:50,25),sample(51:100,25),sample(101:150,25))
ir1 <- nnet(ir[samp,],targets[samp,],size=2,rang=0.1,
        decay=5e-4,maxit=200)
test.cl <- function(true,pred){
```

```
    true <- max.col(true)
    cres <- max.col(pred)
    table(true,cres)
}
test.cl(targets[-samp,],predict(ir1,ir[-samp,]))
```

运行上述示例代码，可以得到一个神经网络模型，通过以下代码可以查看该模型的判别结果：

```
test.cl(targets[-samp,],predict(ir1,ir[-samp,]))
     cres
>true  1   2   3
    1  24  0   1
    2  0   25  0
    3  2   0   23
```

5. rpart package

回归树分析是一种经典的分类回归方法，主要是利用二叉树的思想逐层给出判定条件从而给出分类的简单判别式。回归树的实现代码如下：

```
rpart(formula,data,weights,subset,na.action=na.rpart,method,model=
FALSE,x=FALSE,y=TRUE,parms,control,cost,...)
```

formula 或者 data 分别表示传入的公式或者数据框。

weights 为给定权重。

method 为选择方法，可选择的参数："anova"，"poisson"，"class" 和"exp"。如果没有明确给出选择方法，系统将根据变量的类型自动选择合适的方法，当数据为生存变量时，方法将采用"exp"；当变量为分类变量时，系统将选择"class"；当变量为连续变量或者非上述类型时，系统将用"anova" 方法。

代码示例：

```
fit <- rpart(Kyphosis~Age+Number+Start,data=kyphosis)
fit2 <- rpart(Kyphosis~Age+Number+Start,data=kyphosis,parms=list(prior=
c(.65,.35),split="information"))
fit3 <- rpart(Kyphosis ~ Age + Number + Start, data = kyphosis, control =
rpart.control(cp=0.05))
par(mfrow=c(1,2),xpd=NA)# otherwise on some devices the text is clipped
plot(fit)
text(fit,use.n=TRUE)
plot(fit2)
text(fit2,use.n=TRUE)
```

示例代码解释：第 1 行到第 4 行为利用回归树方法 rpart( ) 得到的三个回归树模型，

数据集采用的是"kyphosis"，其中包含了4个变量。

第5行到最后为在一个图形窗口中分别画出前两个回归树模型结果（图10-11）。其运行后结果为

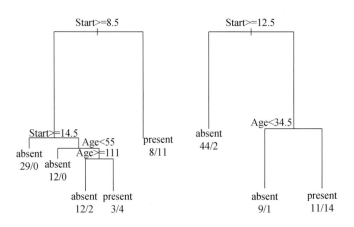

图 10-11　层级聚类图

从图 10-11 中可以看到一个回归树其实就是一组判别公式，从上往下一次对数据进行判定，到最下层时给出了模型判定的分类结果，以及该判定结果的正确率。

6. pls package

偏最小二乘法算法扩展包，该包主要实现了偏最小二乘回归算法。

偏最小二乘法法是归属于线性回归方程家族中的，类似于广义线性回归方程，它是另一种扩展。由于线性回归均采用了最小二乘算法来计算回归参数，虽然该方法是渐进无偏的，但是，由于其对协方差矩阵要求可逆，使得对分析的数据集有很高的要求，为此也开发了许多处理技术，如岭回归技术，表内相关性分析的技术等。偏最小二乘法也是为了克服该条件而出现的，它利用了主成分提取的方法，将原始数据进行了刚性旋转，同时考虑了表间相关性，提出了一个优化过程：

$$\mathrm{Var}(F) \to \max$$
$$\max r(F,\ G)$$
$$\mathrm{s.\,t}\ F'F = 1$$
$$G'G = 1$$

该优化过程可以理解为求解一组参数，使得 F 与 G 的相关系数达到最大，并且自身的方差达到最大，即

$$\mathrm{Cov}(t,\ u) = \sqrt{\mathrm{Var}(t)\mathrm{Var}(u)}\, r(t,\ u) \to \max$$

通过求解该优化过程，得到解为该协方差矩阵的特征值所对应的特征向量，且特征值最大的为携带信息最大的主成分，即为第一主成分，并以此类推。类似于 PCA 的思想，偏最小二乘法并不需要保留全部的主成分，而是按照累计贡献度或者称为解释度来确定选取的主成分个数。一个定量指标为 Q 值，其定义为

$$Q^2 = 1 - \frac{\mathrm{PRESS}_{hk}}{\mathrm{SS}_{(h-1)k}}$$

其中，PRESS 为预测误差平方和，SS 为误差平方和，通过交叉验证方法（cross validation，CV），一般采用逐一法，可以计算出 h 个主成分建模与 $h-1$ 个主成分建模时，其获得的误差提升比值，一般认为当 $\dfrac{\text{PRESS}_h}{\text{SS}_{h-1}} \leqslant 0.95^2$ 时，就认为当前增加主成分存在收益；反之，则增加了模型复杂度，而模型误差收益较低，故不应当再增加主成分个数。

在 pls package 中，偏最小二乘回归的代码实现方法如下：

```
mvr (formula, ncomp, Y.add, data, subset, na.action, method = pls.options () $
mvralg, scale = FALSE, validation = c ("none", "CV", "LOO"), model = TRUE, x = FALSE, y =
FALSE, ...)
```

formula 为公式参数。

ncomp 为 pls 回归的主成分个数。

scale 为逻辑类型变量，是否进行尺度变换。

validation 为采用验证方法，CV 即是交叉验证方法，用以确定主成分个数。

示例代码如下：

```
data(yarn)
## Default methods:
yarn.pls <- plsr(density ~ NIR, 6, data = yarn, validation = "CV", model = T, x = T, y = T)
```

计算结果如下所示：

```
Data:X dimension:28 268
Y dimension:28 1
Fit method:kernelpls
Number of components considered:6
```

```
VALIDATION:RMSEP
Cross-validated using 10 random segments.
```

	(Intercept)	1 comps	2 comps	3 comps	4 comps	5 comps	6 comps
CV	27.46	4.805	4.109	2.065	0.7964	0.4916	0.4266
adjCV	27.46	4.419	4.232	2.040	0.7664	0.4815	0.4227

```
TRAINING:% variance explained
```

	1 comps	2 comps	3 comps	4 comps	5 comps	6 comps
X	46.83	98.38	99.46	99.67	99.85	99.97
density	98.10	98.25	99.64	99.97	99.99	99.99

利用 plot（）函数将 pls 回归的前两主成分得分图绘制出来，如图 10-12。

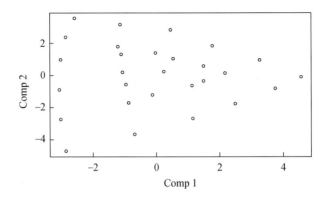

图 10-12　偏最小二乘法的主成分得分图

利用 plot( ) 函数将 pls 回归的 loading 值绘制出来（图 10-13）：

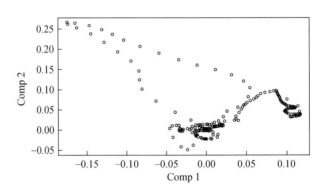

图 10-13　偏最小二乘法的因子载荷图

7. epicalc package

该 package 主要是流行病学研究中的数据分析工具包。它以流行病学家为主开发，epicalc package 集成了大约 40 个模块用于系统性地解决几乎全部的流行病学研究中分析计算需求，如流行病暴发和各种风险评估模型、时间序列模型（ARIMA）、回归模型、OR 值计算、分层表分析等。该 package 也提供了强大的可视化功能，方便使用者将结果以优美的方式呈现出来。

线性回归模型是统计中最基础也是最常见的回归分析。通过调用 lm( ) 函数就可以完成线性回归模型建模与计算，再使用 summary( ) 函数对 lm 计算结果进行展示。函数调用语法如下：

```
lm(formula,data,subset,weights,na.action,
    method="qr",model=TRUE,x=FALSE,y=FALSE,qr=TRUE,
    singular.ok=TRUE,contrasts=NULL,offset,...)
```

formula 为公式参数，输入目标回归模型。
data 为数据源，这里需要以 data frame 形式传入。

示例：

```
data(Suwit);
use(Suwit);
lm1 <- lm(bloss ~ worm);
summary(lm1);
```

运行结果如下：

```
Call:
lm(formula=bloss ~ worm)

Residuals:
    Min     1Q  Median     3Q     Max
-15.846 -10.810  0.750  4.356  34.390

Coefficients:
           Estimate Std.Error t value Pr(>|t|)
(Intercept)10.847327  5.308569  2.043   0.0618 .
worm        0.040922  0.007147  5.725 6.99e-05 * * *
---
Signif.codes: 0 '* * *' 0.001 '* *' 0.01 '*' 0.05 '.' 0.1 ' ' 1

Residual standard error:13.74 on 13 degrees of freedom
Multiple R-squared:0.716,Adjusted R-squared:0.6942
F-statistic:32.78 on 1 and 13 DF,  p-value:6.99e-05
```

结果说明：called 显示了调用的回归公式结构，表示回归因变量为 bloss，自变量为 worm。Residuals 为残差信息，给出了残差的分布描述。Coefficients 为回归系数，截距估计值为 10.8，worm 回归系数估计值为 0.04，并且 worm 回归系数通过了 t 检验，具有显著影响。

接下来进行数据的可视化，代码如下：

```
plot(worm,bloss,xlab="numbers of worm",ylab="bloss",main="Blood loss by
number of hookworms in the bowel");
    abline(lm1);
    points(worm,fitted(lm1),pch=18,col="blue");
    segments(worm,bloss,worm,fitted(lm1),col="pink");
```

上述代码第 1 行为打开一个图形窗口，并绘制散点图，第 2 行为绘制回归直线，第 3 行和第 4 行为标记拟合点与真实值点及之间的残差线。图形结果如下（图 10-14）：

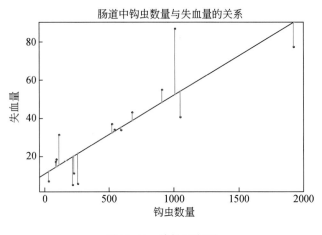

图 10-14　线性回归图

残差检验通常使用的方法为直方图，hist( ) 函数提供了对给定数据的绘制直方图，其调用方法如下：

```
hist(x,breaks="Sturges",freq=NULL,probability=!freq,include.lowest=
TRUE,right=TRUE,density=NULL,angle=45,col=NULL,border=NULL,main=paste("
Histogram of",xname),xlim=range(breaks),ylim=NULL,xlab=xname,ylab,axes=
TRUE,plot=TRUE,labels=FALSE,nclass=NULL,warn.unused=TRUE,...)
```

x 为向量类型数据，绘制直方图的数据对象。

breaks 为柱形图的步长切分点，接收向量类型数据；如果传入参数为整数类型，则默认为取定柱形单元数量。

right 逻辑变量，表示柱形单元取值右侧取闭，左侧取开。

density 柱形图的阴影密度，默认 NULL，如果取正数，柱形图的斜线密度将对应增加。

angle 柱形图的阴影斜线的倾斜角度。

col 柱形图的颜色。

border 柱形图的柱子边界颜色。

实例代码：

```
hist(residuals(lm1))
```

对象 lm1 的残差进行柱形图分析，绘制的柱形图结果如下（图 10-15）。

获得了残差的分布信息后，还需要对残差的分布进行检验，通常的做法是利用 qq 图或者 Shapiro-Wilk 检验、K-S 检验。

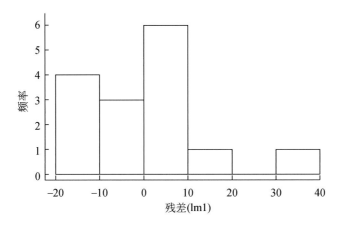

图 10-15   直方图展示残差的分布

qqnorm( ) 函数的调用代码如下：

```
qqnorm(y,ylim,main="Normal Q-Q Plot",xlab="Theoretical Quantiles",ylab="
Sample Quantiles",plot.it=TRUE,datax=FALSE,...)
```

y 表示数据向量。

其余参数为常用的图形参数。

qq 图实绘制代码：

```
qqnorm(residuals(lm1))
```

qq 图绘制如图 10-16。

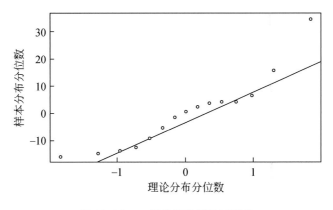

图 10-16   qq 图检验数据的正态性

qq 图的使用方法为，观察图形中的散点是否呈一条直线，或者均匀分布在直线的上下两侧。

qq 图是一种直观的检验方法，但是其缺少定量化指标，因此，再使用另外一种分布检验的使用方法，即 Shapiro-Wilk 检验。

```
shapiro.test(x)
```

x 可以是向量，也可以为数据集，并且函数允许接收缺失值。

```
shapiro.test(residuals(lm1))
```

计算结果如下：

```
Shapiro-Wilk normality test

data:  residuals(lm1)
W=0.8978,p-value=0.08819
```

计算得到 p 值为 0.08，可以认为残差呈正态分布。

以上就是完整的一个线性回归分析的分析过程，通过建模、计算、作图，以及最后的残差分析，最终形成回归分析报告。使用者如果想要获得完整的计算结果，仅仅完成上述步骤还不够，因为在计算系数的时候，上述结果中没有包含系数的 95% 置信区间，而一些检验信息和分布信息又不是那么必须。因此在 epicalc package 中额外提供了一个结果整合函数 regress. display( )，该函数是专门为流行病学家及相关领域的使用者量身定做的结果整理函数，它的调用方法如下：

```
regress.display(lm1)
```

计算结果如下：

```
              Coeff   lower095ci  upper095ci      Pr>|t|
(Intercept)  10.84732727 -0.62113883 22.31579336 6.183205e-02
worm          0.04092205  0.02548089  0.05636321 6.990401e-05
```

逻辑回归实现方法

在医学领域中，数据结果常常以 0，1 二分类变量形式出现，因此逻辑回归方法是十分重要的分析技术，目前，可以说是每一个做医学研究的学者都必须掌握的一个数据分析技术，相比 SPSS 而言，R 中的逻辑回归方法实现更加灵活，使用更加方便，结果展示也比 SPSS 等更加简明实用。

逻辑回归又称为广义回归，它是广义回归家族中的一员，因此，我们首先介绍广义回归方法，然后再回来介绍逻辑回归的使用方法。

广义回归模型是线性模型的更广泛的应用，它扩大了线性回归模型中要求因变量必须为连续型变量，且对误差正态性和方差齐性均有要求。而广义回归模型中则将因变量的要求放宽，使得因变量可以为构成比、泊松型或者 gamma 分布、负二项分布等形式。广义回归模型的函数为 glm( )，其调用方式如下：

```
glm(formula,family=gaussian,data,weights,subset,na.action,start=NULL,
etastart,mustart,offset,control=list(...),model=TRUE,method="glm.fit",x=
FALSE,y=TRUE,contrasts=NULL,...)
```

formula 传入公式，构造回归模型。

family 为广义回归模型类型参数，接收如下参数列表：

```
binomial(link="logit")
Gaussian(link="identity")
Gamma(link="inverse")
inverse.gaussian(link="1/mu^2")
poisson(link="log")
quasi(link="identity",variance="constant")
quasibinomial(link="logit")
quasipoisson(link="log")
```

每一行参数分别对应了括号中的回归模型类型。其中，binomial 参数就是前文提到的逻辑回归模型。

现在，逻辑回归模型的实现方法为

```
glm(formula,data,family=binomial)
```

实例代码如下：

```
model <- glm(case ~ éclair.eat,data=MyData,family=biomial);
summary(model)
```

结果展示如下：

```
Coefficients:
Estimate Std.Error z value Pr(>|z|)
 (Intercept)-2.923 0.265 -11.03 <2e-16
éclair.eatTRUE 3.167 0.276 11.48 <2e-16
```

如此就完成了逻辑回归的计算，但是，如果还需要将计算结果以医学领域更为喜欢的呈现方式展示就还需要调用 epicalc package 的逻辑回归的专业结果展示函数 logistic.display()。该函数将给出 OR 值及 95% 置信区间，以及 p。

实例代码如下：

```
logistic.display(model)
```

运行结果如下：

```
         OR  lwer95ci upper95ci P value
eclair.eatTRUE 23.746 13.824   40.789   0

Log-likelihood=-527.60746
No.of observation=977
AIC value=1059.2
```

结果给出了 eclair. eatTRUE 的 OR 及 95% CI, 下面给出了似然值和信息量 AIC 值, 可以用于模型评价。

如果要使用步进法计算逻辑回归模型, 则还需要使用 step( ) 函数, 该函数的作用是将依据信息准则 AIC 信息量自动进行步进, 获得信息量最小的逻辑回归模型, 给出最终模型。step( ) 函数的调用方法如下:

```
step(object,scope,scale=0,direction=c("both","backward","forward"),
trace=1,keep=NULL,steps=1000,k=2,...)
```

object 接收参数为回归模型, 如逻辑回归结果的 model 对象。

scope 为模型逐步搜索的范围。

direction 为逐步法搜索方向, 可以选择双向搜索, 向后和向前法。

实例代码如下:

```
group <- gl(2,10,20,labels=c("Ctl","Trt"))
weight <- c(ctl,trt)
lm. D9 <- lm(weight~group)
step(lm.D9)
summary(lm1 <- lm(Fertility~.,data=swiss))
slm1 <- step(lm1)
summary(slm1)
slm1 $ anova
```

代码解释, 第三行为线性回归模型, step 将对 lm. D9 对象进行逐步法, 以 AIC 最小原则获得最终稳定的回归模型, 计算结果如下:

```
Call:
lm(formula=Fertility~.,data=swiss)

Residuals:
    Min     1Q  Median     3Q     Max
-15.2743  -5.2617  0.5032  4.1198  15.3213

Coefficients:
            Estimate Std.Error t value Pr(>|t|)
```

```
(Intercept)         66.91518   10.70604   6.250 1.91e-07 * * *
    Agriculture      -0.17211    0.07030  -2.448  0.01873 *
    Examination      -0.25801    0.25388  -1.016  0.31546
    Education        -0.87094    0.18303  -4.758 2.43e-05 * * *
    Catholic          0.10410    0.03526   2.953  0.00519 * *
    Infant.Mortality  1.07705    0.38172   2.822  0.00734 * *
    ---
    Signif.codes:  0 '* * *' 0.001 '* *' 0.01 '*' 0.05 '.' 0.1 ' ' 1

Residual standard error:7.165 on 41 degrees of freedom
Multiple R-squared:0.7067,Adjusted R-squared:0.671
F-statistic:19.76 on 5 and 41 DF,  p-value:5.594e-10


> slm1 <- step(lm1)
Start:  AIC=190.69
Fertility ~ Agriculture+Examination+Education+Catholic+
    Infant.Mortality

                 Df Sum of Sq    RSS    AIC
- Examination     1     53.03 2158.1 189.86
<none>                         2105.0 190.69
- Agriculture     1    307.72 2410.8 195.10
- Infant.Mortality 1   408.75 2513.8 197.03
- Catholic        1    447.71 2552.8 197.75
- Education       1   1162.56 3267.6 209.36

Step:  AIC=189.86
Fertility ~ Agriculture+Education+Catholic+Infant.Mortality

                 Df Sum of Sq    RSS    AIC
<none>                         2158.1 189.86
- Agriculture     1    264.18 2422.2 193.29
- Infant.Mortality 1   409.81 2567.9 196.03
- Catholic        1    956.57 3114.6 205.10
- Education       1   2249.97 4408.0 221.43
> summary(slm1)

Call:
lm(formula=Fertility ~ Agriculture+Education+Catholic+
    Infant.Mortality,data=swiss)
```

```
Residuals:
    Min      1Q   Median      3Q      Max
-14.6765  -6.0522   0.7514   3.1664  16.1422

Coefficients:
                 Estimate Std.Error t value Pr(>|t|)
(Intercept)      62.10131   9.60489   6.466 8.49e-08 * * *
Agriculture      -0.15462   0.06819  -2.267  0.02857 *
Education        -0.98026   0.14814  -6.617 5.14e-08 * * *
Catholic          0.10467   0.02889   4.315 9.50e-05 * * *
Infant.Mortality  1.07844   0.38187   2.824  0.00722 * *
---
Signif.codes:  0 '* * *' 0.001 '* *' 0.01 '*' 0.05 '.' 0.1 ' ' 1

Residual standard error:7.168 on 42 degrees of freedom
Multiple R-squared:0.6993,Adjusted R-squared:0.6707
F-statistic:24.42 on 4 and 42 DF,  p-value:1.717e-10

> slm1 $ anova
          Step Df Deviance Resid.Df Resid.Dev      AIC
1               NA      NA       41  2105.043 190.6913
2 - Examination  1 53.02656      42  2158.069 189.8606
```

结果解释：step 逐步法在经过了两次计算后，得到的最终模型为 Fertility ~ Agriculture+Education+Catholic+Infant. Mortality，该模型的 AIC 下降到 189.86。

逻辑回归与其他回归模型差别仅在于因变量是否为分类变量，一般主要是针对二分类问题采用逻辑回归方法，对于多分类因变量需要进行一些变量转换技巧，将多分类变量转换到二分类变量后再进行逻辑回归。

在讲完逻辑回归的实现方法后，我们还需要对公式多做点说明。在多元统计中，回归自变量之间可能存在相关性，从而对模型的计算产生干扰，严重的情况下回归可能失败，这就是多重共线性问题。逻辑回归模型建模成功与否，在很大程度上由训练模型的数据集，以及所选取的变量数目和其相关性所决定。数据集可以通过增加样本量来解决，而变量之间如果存在相互关联，而又不能将变量排除模型之外，那么，就需要在构造回归模型的时候加以考虑，使计算不会因为多重共线性的干扰而出现不稳定甚至无法搜收敛的情况。另一方面，如果我们本身就需要考虑变量之间的相互关联所导致的对因变量的影响时，变量之间的这种交互作用就需要在模型之中体现出来。所以，在 R 语言中对公式的编辑还提供了变量间交互作用的语法。

+ 变量之间以和形式连接
* 表示变量之间以和形式,并且考虑变量之间的交互作用
: 表示变量之间仅考虑交互作用,而不考虑变量本身作用

代码示例：

```
model2 <- glm(case ~ éclair.eat * beefcurry,binomial)
logistic.display(model2)
```

结果显示如下：

```
                   OR    lwer95ci   upper95ci P value
eclair.eatTRUE  5.448 1716           17.291   0.004
beefcurry       0.374 0.102          1.148    0.086
eclair.eatTRUE:beefcurry 5.825 1.547 21.941   0.009


Log-likelihood=-519.74919
No.of observation=972
AIC value=1047.498
```

ARIMA 方法

在时间序列分析中，一个非常经典的时间序列模型 ARIMA，它是由 AR 回归和 MA 移动平均方法结合，并考虑了 CUSUM 累积和方法的一个综合模型，在时间序列的预测中起着非常重要的作用。ARIMA 一般可以看做是两类模型，一类是 ARIMA (p, d, q) 模型，p 表示 AR 自回归中的自回归个数，d 表示差分次数，q 表示 MA 移动平均中噪声个数。另一类是在前一类的基础上增加考虑了季节因素的模型，其形式为 ARIMA (pd, q, p_1, d_1, q_1)。由于这两类方法在 R 的实现上差别较小，仅仅是多了三个季节参数，因此，这里只介绍没有季节因素的 ARIMA 方法的实现。

```
arima(x,order=c(0,0,0),seasonal=list(order=c(0,0,0),period=NA),xreg=
NULL,include.mean=TRUE,transform.pars=TRUE,fixed=NULL,init=NULL,method=c
("CSS-ML","ML","CSS"),n.cond,optim.method="BFGS",optim.control=list(),
kappa=1e6)
```

x 表示一个时间序列变量。

order：输入一个三维向量，分别代表了模型中的 p, d, q。

seasonal：季节因子。

method：模型拟合方法，包括最大似然估计法和最小平方和。

GO. dbpackage 是 Gene Ontology 数据库，包含了 eneontology. org 中的全部信息，通过 GO. db 可以让 R 方便地进行 GO 的查询。对 GO 的相关介绍，请参见本书第三章。

GO. db 安装方法：在 R 语言中输入以下代码：

```
source("http://bioconductor.org/biocLite.R")
biocLite("GO.db")
```

GO. db package 提供了 Gene Ontology 的注释，可以方便地查询基因与 GO 对应的从属关系，并通过该数据库快速查询到基因所在的 GO 条目，以及它的上级（或称祖先 father）

和下级 GO（或称子孙，son）的相关信息。

查询 GO 的 BP（分子功能）中的祖先的方法：

```
# Convert the object to a list
  xx <- as.list(GOBPANCESTOR)
  # Remove GO IDs that do not have any ancestor
  xx <- xx[! is.na(xx)]
xx["GO:0006996"]
```

查询编号为'"GO：0006996"'的祖先列表，结果如下：

```
$ `GO:0006996`
[1] "GO:0008150" "GO:0009987" "GO:0016043" "GO:0071840"
[5] "GO:0071841" "GO:0071842" "all"
```

查询 GO 的 BP（分子功能）中的下层 son 的方法：

```
xx <- as.list(GOBPCHILDREN)
  # Remove GO IDs that do not have any children
  xx <- xx[! is.na(xx)]
xx["GO:0006996"];
```

查询编号为'"GO：0006996"'的下层 son 列表，结果如下：

```
$ `GO:0006996`
[1] "GO:0008150" "GO:0009987" "GO:0016043" "GO:0071840"
[5] "GO:0071841" "GO:0071842" "all"
```

查询 GO 的 BP（分子功能）中的所有 son 的方法：

```
# Convert the object to a list
  xx <- as.list(GOBPOFFSPRING)
  # Remove GO IDs that do not have any offspring
  xx <- xx[! is.na(xx)]
```

查询编号为'"GO：0006996"'的所有 son 列表，结果如下：

```
$ `GO:0006996`
[1] "GO:0008150" "GO:0009987" "GO:0016043" "GO:0071840"
[5] "GO:0071841" "GO:0071842" "all"
```

查询 GO 的 BP（分子功能）中的上一层 father 的方法：

```
# Convert the object to a list
  xx <- as.list(GOBPPARENTS)
# Remove GO IDs that do not have any parent
  xx <- xx[! is.na(xx)]
```

查询编号为'"GO：0006996"'的上一层father列表，结果如下：

```
$ `GO:0006996`
[1] "GO:0008150" "GO:0009987" "GO:0016043" "GO:0071840"
[5] "GO:0071841" "GO:0071842" "all"
```

以上四种方法就是DB数据库中，对BP（biology process，生物学过程）分类的查询方法，分别实现了对GO的上一层father和所有father，以及下一层son和所有son的查询功能。

同样的这四种功能在GO的另外两个分类下对应了四种函数，它们是GOCCANCESTOR（），GOCCCHILDREN（），GOCCOFFSPRING（），GOCCPARENTS（）四个函数实现了CC（cellular component 细胞成分）的查询功能；GOMFANCESTOR（），GOMFCHILDREN（），GOMFOFFSPRING（），GOMFPARENTS（）实现了MF（molecular function 分子功能）的四种查询功能。

Rgraphviz 包

为R提供了一个graph类对象，可用于做复杂的拓扑图。

利用graph包的基础图类graphNEL构造函数来实例化一个图对象。

gR <- new（"graphNEL"，nodes=V，edgeL=edL，edgemode="directed"）

参数nodes表示节点向量；edgeL表示节点之间的连接边，包括每个节点与其余节点的连接属性，要求为list变量；Edgemode表示图的属性，分为有向和无向图。

上面的语句利用new实例化出来一个具有V个节点，且V个节点之间的连接为edL的有向图gR。

g2 = agopen（gR，name="foo"）

Agopen函数将图gR从graphNEL对象转换为Rgraphviz对象g2。

Rgraphviz对象定义丰富的图属性及图方法，可以十分方便地对Rgraphviz图g2进行操作。

注意：由于Rgraphviz采用了S4类型，所以对Rgraphviz类对象中的slots需要用@符号引用，而不能使用$符号引用，同时双方框[[ ]]引用也不再有用。

DBI 包

R语言与常用数据库语言的接口包，主要用于建立统一的接口方法，将R语言与各个数据库语言进行数据通信。这是继承目前面向对象编程思想而开发的接口类，其只是提供了一个统一的接口命名，对于方法的具体实现还需要调用R语言与其他数据库的本地方言才能实现R语言与数据库的数据通信。

RMySQL 包

MySQL是一款功能强大的开源数据库语言，R语言通过RMySQL包实现了与MySQL

数据通信。通过调用 DBI 的标准接口，可以由如下方法实现：

```
con <- dbConnect(RMySQL::MySQL(),host="localhost",user="root",password="
103")
```

##利用 dbConnect 接口建立一个数据库连接 con。

##主机名 localhost 表示本机，如果是远程主机则输入主机的 ip 或者域名。

user 和 password 是数据库登陆账户，可以在 MySQL 的配置文件中进行设置。

在连接到 MySQL 数据库后，读表的代码实现如下：

```
dbListTables(con)
```

执行 SQL 查询命令，将结果以 data. frame 形式返回，代码实现如下：

```
dbGetQuery(con,"select count(*)from a\table")
```

执行 SQL 命令，并将结果返回到 result 集中：

```
rs <- dbSendQuery(con,"select *  from WL where width\nm between 0.1 and 1")
d1 <- fetch(rs,n=10000)
d2 <- fetch(rs,n=-1)
```

最后，不再需要使用数据库时，需要调用关闭函数：

```
dbDisconnect(con)
```

RSQLite 包

SQLite 是轻量级数据库语言，也可以成为嵌入式数据库，目前主要用于移动领域数据存储。该包可以实现 R 语言对于 SQLite 的数据通信。

con <- dbConnect（SQLite()，dbname="myDB"）##创建一个 R 的指针变量 con，请求与 SQLite 数据库连接。由于 SQLite 数据库不需要用户名和密码并且是在本地的数据库，所以以上代码就将建立一个数据库连接 tmp。

dbListTables(con)

##列出数据库 myDB 中所有的表格，

Mytalbe=dbReadTable（con,"mytable"）

##将数据库中的 mytable 表数据复制到 R 中的 Mytable 数据框中。

Mytalbe=dbWriteTable（con,"mytable"）

##作用同 dbReadTable。

goTools 包

该包主要用于图形化分析一组或多组芯片探针与基因本体（gene ontology，GO）的关联，从而获得这些芯片探针具有的主要基因功能。

EndNodeList() 方法可以搜集 ontoCompare 函数所用的终端 GO 节点，它将返回 GO 第二层的所有 id 号，我们可以利用该函数建立制订 GO 节点下面的子节点的一个列表，并且可以制订这个表中包含这个节点下多少层子节点。

ontoCompare 函数计算与 GO 对应的探针数。该函数返回的是在给定节点表（即 endnode 所给的节点，货默认的当前节点表）中每个 GOid 所代表的生物功能有多少对应的探针，即对应探针的百分比。OntoPlot 以图形方式显示 ontoCompare 函数的结果。如果输入的参数只有一个，则将以圆形分隔统计图表形式显示结果。

ontoTools 包

本体由一套树状结构的概念表示，形成一个有向非循环的层级关系，将各概念按照相互的关联程度组织起来。其中，最值得关注的就是将一组词语实体集合转换成这样一套本体结构。该包的基本类结构如表 10-3。

表 10-3　ontoTools 包的基本类结构

namedSparse	获取对应矩阵标题等数据
rootedDAG	获取图表及根节点的名字
ontology	获取相应的信息，一个矩阵，版本号，术语表，树状结构
OCC	获取相应参数，将属于和数据结构对应起来，得到一个完整的术语表，并且用于显示
compoundGraph	绘制有关联的图结构
taggedHierNomenclature	获取各个节点信息并显示

GOstats 包

该包主要借助基因的 LocusLink id 和它对应的 GO 进行信息的相互获取和转换，并由我们所感兴趣的信息建立一些树状图形，并进行统计和检索。

graph package

该 package 是一个图论包。提供了大量的可用于图论研究的基础函数，并将计算与图中的数据结构相对应。图是图论中研究对象，可以有多种表示方法，其中最常见的图的表示方法为顶点和边的集合，其中边如果有方向就成为有向图，否则成为无向图。一般图的结构可以用邻接矩阵来表示，矩阵的行和列表示对应的顶点，其中的数值则表示边的权重，如果两个顶点之间没有边连接，则用 0 来表示。graph package 可以对一个图的数据结构进行生成、修改、合并和拆分等图相关算法。例如，通过 graph 包可以非常方便地生成随机图，按照给定的度分布就可以生成一个随机图。对随机图理论有兴趣的读者可以查阅 randomEGraph 和 randomGraph 两个函数。

现在，如果已经存在了一个构造好的图，我们可以利用函数 addNote 和 addEdge 来添加新的顶点或者边，也可以用 removeNode 和 removeEdge 两个函数进行删除点和边的操作。

graph 包处理的对象为一个图对象，即 graph 类（表 10-4）。

表 10-4　graph 语法类成员一览表

propertyHolder	虚拟类，用于存放顶点和边的基类
hashtable	提供初始化以及其他操作哈希表的算法
gNode	图中的顶点类
	Slots 中存放了顶点的标记、有向边的起始顶点和终止顶点

续表

gEdge	图中的边类
	Slots 中存放了边的起始顶点和结束顶点
simpleEdge	表示图中的简单类
graphNEL	返回图纵横与顶点或者边相关的信息，确定一个顶点的个数，计算一个图中由给定顶点构成的子图，并提供相应的画图函数
graph	计算顶点的度
distGraph	返回顶点，dist 对象，计算顶点数目，寻找与给定顶点响铃的顶点，打印图，删除大于给定阈值的距离顶点

RGBL 包

该包提供了与 BOOST 图库的接口，并集成了关于图的算法，如图的宽度优先搜索和深度优先搜索、寻找连通分量、计算最短路径等。

广度优先搜索和深度优先搜索分别是使用了 bfs 和 dfs 两个函数，其语法如下：

```
bfs(object,node,checkConn=T)
dfs(object,node,checkConn=T)
```

其中，object 为 graph 类对象，node 为顶点，checkConn 为是否进行图的连通检查。

connectedComp 函数是用于寻找连通分量的函数，该函数利用深度优先搜索方法在无向图中发现连通的部分，如果输入的图是有向图，则首先通过 ugraph 将其转换为无向图，然后再执行 connectedComp。

dijkstra. sp 函数可以在一个图中寻找从特定顶点出发到达其他顶点的最短路径。其使用形式如下：

dijkstra. sp(p，start＝nodes(g) ［1］)

其中，g 为一个 graph 类对象，start 为路径起始顶点的名字，dijkstra. sp 为到 Boost 库最短路径程序的接口。

edgeConnectivity(g) 函数用来计算无向图的边连通度及最小不连通集合。

extractPath(s，f，pens) 函数可以计算两个顶点之间的路径。

johnson. all. pairs. sp(g) 计算一个图中的所有顶点的最短路径矩阵。

mstree. kruskal(g) 函数用于计算一个图的最小生成树（MST）。

strongComp(g) 函数用于计算一个有向图中的强连通分量。

tsort(g) 生成有向图的顶点拓扑排序。

Rgraphviz 包

该软件包提供图的布局和图的绘制程序，作图前首先通过设置图的属性及布局方式，然后调用 plot 函数画图。Rgraphviz 类的属性如表 10-5。

表 10-5　Rgraphviz 类中成员一览表

AgTextLabel	返回一个标记对应的不同信息，包括标记的位置、字体和颜色
BezierCurve	返回曲线的各个控制点，绘制贝塞尔曲线
AgNode	获取与顶点相关的各种信息，包括顶点的名称、位置、形状、颜色
AgEgde	获得对应的边的属性
pNode	返回对象的名称
pEdge	返回对象中一条边的起点和终点
boundingBox	返回画图区域左下角和右上角所对应的坐标
Ragraph	返回对象的总体属性，包括顶点的集合、边的集合、画图区域、布局方法等、并还将获得顶点的名称、顶点的二维坐标和顶点的大小

survival

生存分析是一种不同于横断面研究的方法，它利用纵向数据来描述随着时间的演进，结局的产生，以此来建立类似于因果推断的统计模型。生存分析的主要方法类似于逻辑回归，不同之处在于它的研究资料是随时间变化的，该方法也称为 cox 回归，在生存分析中，通过考察结局的出现概率与变量之间的变换规律建立回归模型。该方法在肿瘤等慢性病的结局描述中十分常用，如 n 年生存率指标等。

在 R 语言中，我们可以使用 survival package 来实现生存分析方法，其代码如下：

```
survfit(formula,...)
```

formula 为传入公式参数。

示例代码：

```
fit <- survfit(Surv(time,status) ~ x,data=aml)
plot(fit,lty=2:3)
legend(100,.8,c("Maintained","Nonmaintained"),lty=2:3)
```

生存分析中的回归模型结果保存于 fit 中，利用 plot 将对象 fit 绘制成为图像结果，再添加图例（图 10-17）。

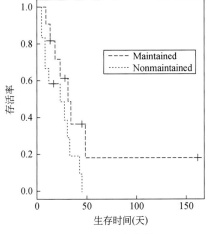

图 10-17　生存曲线

R 语言脚本编写

在掌握了 R 语言的基本使用规则，并理解了 package 的功能后，我们就可以开始编写自己的第一个 R 脚本！

首先，我们需要通过 R 或者 Rstudio 创建并打开一个 R script 文档。

可以在打开的空白 script 文档中写如下代码：

```
cat("hello world! ---------这是我的第一个 R 脚本")
```

保存后，在控制命令行中输入：

```
source.with.encoding('D:/program files/RStudio/test.R',encoding='UTF-8')
```

这时就能看到刚刚编辑的 R script 执行结果了。

R script 可以看成是一个命令集合，运行按照从上往下顺序执行在 R script 中的命令。但是，当我们需要完成复杂的算法时，我们就需要一套结构化控制流程语句来帮助我们将这些函数语句按照一定的逻辑方式组合起来，从而实现复杂的计算功能。

结构化控制语句

R 语言和其他语言的控制语句十分类似，如果稍微学过一些编程的读者可能会迅速掌握 R 语言中的一些控制语句的使用方法。

例如，for 循环语句，如果我们需要对 1～9 求和，那么我们可以使用 for 循环来完成这项工作：

```
s=0
for(i in 1:9)s=s+i
cat(s)
```

以上是大多数编程类语言通用的循环语句，其实 R 语言更提倡少用这种循环结构，取而代之的是高运算效率的向量化编程方法。

例如，apply 函数对矩阵 X 按列求和：

```
>X=matrix(1:9,3,3)
>apply(X,2,sum)
[1]  6 15 24
```

条件判断语句，if … else 语句可以实现条件判断，例如：

```
if(2>1){a=1}
else{a=0}
```

10.3　数据库初步

为什么现代的医学研究者需要了解数据库的知识？

为什么数据管理如此重要？

数据库的概念：数据库是数据的结构化集合，它可以包含任何事物，并以信息数据的方式存储于数据库中，它是基于实体计算机基础上的一种抽象的数据管理模式。这样的好处在于结构化管理海量信息，方便查询访问及数据的管理工作。

本节我们将介绍数据库的建立和使用。读者可以通过本节的学习，快速掌握数据库搭建。

目前的数据库语言多种多样，对于进行临床科研，我们推荐 MySQL 语言作为数据库搭建语言，原因在于 MySQL 数据库是现在最流行的开源数据库，加之 PHP 语言在 B/S 模式中的广泛应用，而 PHP 语言又为 MySQL 提供了非常丰富的数据库接口。

10.3.1　PHP 环境搭建

1. PHP 简介

PHP 的全名是 PHP：Hypertext Preprocessor，它是一个递归的缩写名称。PHP 是一种 HTML 内嵌式语言，主要用于动态网页。PHP 始于 1995 年 Personal Home Page Tools。随后 PHP 与 Apache 服务器紧密结合，并几乎支持当前所有的数据库，并且还具有高效率执行的优点，已经成为现今最为主要的 web CGI 语言。

PHP 代码文件后缀是 .php，如 index.php 、login.php 等。PHP 代码可以用文本文档打开，并编写，但是我们不推荐使用文本文档方式来编写代码，建议下载 notepad 来编写 php 程序，因为 notepad 提供了 pho 语言的代码提示、高亮、括号配对，以及代码缩进等方便编写的功能。

2. PHP 语言基础

PHP 的语法基础为一个 PHP 代码框标识符，所有的 PHP 代码必须写在<? … ?>两个标识符之内才能够让计算机执行 PHP 代码，否则将默认为 html 的文本，没有代码功能。

下面就是最简单的一个完整 PHP 代码：

```
<?
  echo"hello my first PHP"
? >
```

执行上述代码将在页面上显示 hello my first PHP。PHP 语言与其他语言类似，其注释方法为 /* … */及单行注释 //。

PHP 中的变量命名必须以 $ 开始，对大小写敏感。例如：

```
<?
  $ n=10;
  $ str="abc";
  $ str_2=true;
? >
```

3. 开发模板框架——Smarty 模板技术

当动态网页开始成为网站开发的主流时，网站设计师们对 HTML 中嵌入脚本语言就提出了更高的要求，因为无论是 ASP 还是 PHP 都属于服务器端的 HTML 嵌入式脚本。在通常情况下，设计页面代码与逻辑代码混合在一起将不利于开发和维护，因此 Smarty 模板将应用程序分成两部分：视图和逻辑控制，简单地讲，就是将 UI 和 PHP 代码分离。

Smarty 的开发模式是基于 MVC 框架的概念。MVC（Model-View-Controller），即模型-视图-控制器。MVC 框架将一个应用程序定义成视图、控制器和模型 3 部分。

Smarty 的下载和安装方法：可以通过访问 smarty. php. net/download. php 网站下载最新的 smarty 压缩包。将压缩包解压后，有一个 libs 的目录，其中包含了 Smarty 类库的核心文件，包括 smarty. class. php、smarty_Compiler. class. php、config_File. class. php 和 debug. tpl。

Smarty 的配置：确定 smarty 的目录位置后，需要将 smarty 放到根目录下；新建 4 个目录 templates、templates_c、configs 和 cache；创建配置文件，如果要应用 smarty 模板，就需要包含 smarty 类库和相关信息，将配置信息写到一个文件中，用的时候需要包含配置文件就可以了。

10. 3. 2　Apache 安装配置

由于 PHP 代码需要在浏览器中执行，所以，在编写 PHP 程序之前还需要搭建好一个服务器运行环境。Apache 是用来搭建服务器网络站点的免费软件。

10. 3. 3　Xampp 配置

Xampp 是一款免费的软件，它集成了 Apache、PHP、MySQL，可以让用户快速地配置好 Apache 服务器，PHP 开发环境和 MySQL 数据库环境。本书所用的 Xampp 软件的下载地址是 http：//rj. baidu. com/soft/detail/104810. html？ald。

10. 3. 4　MySQL 配置

1. MySQL 概述

SQL 是指结构化查询语言，它是用来访问数据库的标准化计算机语言。

2. MySQL 历史

MySQL 是由 David Axmark、Allan Larsson 和 Michael "Monty" Widenius 在瑞典创办的，Monty Widenius 是该项目的主要开发者，并且他个人完成了 MySQL 的 95% 的服务器代码。

3. MySQL 主要特性简介

目前，MySQL 是最流行的开源数据库管理系统，采用了 GPL（GNU 公共许可证）。它的设计理念是将关联数据保存在不同的表中，而不是以往的将所有数据堆放在一起，这样的好处在于极大地提高了数据的访问和操作速度，以及管理的灵活性。

MySQL 服务器采用 c/s 工作模式，以及嵌入式系统（目前移动设备的主流数据库系统采用 SQLite）。MySQL 支持几乎所有的网络编程语言、流行开发语言，并提供了非常丰富的 API 接口。另外，MySQL 还提供了丰富的账户权限管理和密码系统，方便用户按照自身要求设定相关的权限控制与用户管理模式。

MySQL 可以在任何平台上使用，它是基于 TCP/IP 协议进行通信的。目前常用的主流接口为 ODBC 和 JDBC 两类。ODBC 是针对 Windows 服务器的接口，如为使用 Access 连接 MySQL；JDBC 是针对 java 类客户端的服务器接口。

4. MySQL 特点

（1）功能强大：MySQL 中提供了多种数据库存储引擎，可以适应多种应用需求，用户可以选择最合适的引擎以得到最高性能，可以处理每天访问量超过数亿的高强度的搜索 web 站点。

（2）支持跨平台：MySQL 至少支持 20 种开发平台，包括 Linux、Windows、FreeBSD、IBMAIX、AIX、FreeBSD 等。

（3）运行速度快：在 MySQL 中，是用了极快的 B 树磁盘表 MyISAM 和索引压缩；通过使用优化的单扫描多连接，能够极快地实现连接；SQL 函数使用高度优化的类库实现，运行速度极快。

（4）迟滞面向对象：PHP 支持混合编程方式。编程方式可分为纯粹面向对象。纯粹面向过程、面向对象和面向过程混合方式。

（5）安全性高，灵活和安全的权限与密码系统。

（6）成本低，完全免费。

（7）支持各种语言开发，各种主流开发语言均可以完美使用。

（8）数据库存储容量大，MySQL 最大有效表尺寸通常是由操作系统树文件大小的限制决定，而不是由 MySQL 本身限制。InnoDB 存储引擎将 InnoDB 表保存在一个表空间内，该表空间可由数个文件创建，表空间的最大容量为 64tb，可以轻松处理拥有上千万条记录的大型数据库。

（9）支持强大的内置函数，PHP 函数几乎涵盖了 web 开发中的所有功能。

10.3.5　Hadoop 简介

Hadoop 是 Lucene 项目的一部分，它源于 Apache Nutch（这是一个开源的网络搜索引擎）。Hadoop 的名字是一个虚构的名字，它是由项目创始人 Doug Cutting 给出的，他解释为，"这个名字是我孩子给一头吃饱了的棕黄色大象命名的。我的命名标准就是简短，容易发音和拼写，没有太多的意义，并且不会被用于别处。小孩子是这方面的高手。Google 就是由小孩命名的。"

Nutch 项目始于 2002 年，该项目的目的是创建一个互联网抓取工具和搜索系统，在得到了 Google 分布式文件系统（GFS）的启发下，2004 年 Nutch 分布式文件系统（NDFS）建立。2006 年，在 Nutch 中独立的 Lucene 子项目，命名为 Hadoop，此后，于 2008 年，雅虎宣布其搜索引擎铲平部署在拥有 1 万个内核的 Hadoop 集群上。同年，在 Hadoop 被雅虎成功应用推广后，Hadoop 打破世界纪录，成为目前最快排序 1TB 数据的系统。

10.4　R 语言在临床数据挖掘中的应用

下面提供几个数据分析项目的 R 语言代码实现供读者学习。这是我们实际工作中做出来的，具有很强的实战意义，希望读者能从中受益。

大地震造成极大量的伤员，快速、准确识别具有高危病死风险的患者，是医务救援人员在伤员后送、院内救治过程中面临的主要挑战。以 2008 年 5 月 10 日发生的四川汶川地震为例（里氏 8 级），参与救治的现场医疗队多达上千支，动员了数千家现场和后方医疗结构接收多达 300 万患者[8,10,11]。除地震本身造成的直接死亡外，相当部分的死亡是发生于伤员入院后。尽早发现导致伤员死亡的相关因素，建立预后预测模型，进而对于提高地震伤救治成功率，挽救生命，具有重要意义[9,12]。

近年来已经陆续发表了很多探讨地震伤员医疗救治的论文。这些研究中的大多数是描述性的伤员流行病学特征分析，它们往往采用单因素分析技术对影响患者结局相关的临床指标进行逐项筛选[2-10,13-17]。然而，地震伤员某一临床结局的发生是受到多种暴露因素的共同影响的过程，这些暴露因素之间往往存在混杂偏倚，因此单因素分析在用于处理大量暴露因素的数据集上发生混杂偏倚的风险很高。欲全面、准确地获取地震伤致死相关因素，进而开发具有较高实用性的预后预测模型，必须引入新的思想和数学方法。

近 10 年来，模式识别技术已经开始应用于临床大数据（big data）分析和构建预后预测模型[11-15,18-21]。上述新分析工具，为我们解决上述临床问题提供了重要的契机。模式识别的核心思想是将患者的病情（就创伤而言，包括受伤时情况、特定时点的生理生化指标）视为不同的、可区分的模式，随着治疗干预措施的实施，伤情模式随之发展变化，最终导致患者出现生或者死的最终结局。在这个意义上，由各种指标共同组成的伤情模式较之单一指标更能提供多维度、立体的预后预测信息[22]。

本节拟基于模式识别技术，通过对汶川特大地震后一组住院伤员的大数据挖掘，发现影响患者病死的伤情相关因素组合模式，进而提出一种对大地震后伤员病死预后的预测模型。

10.4.1　资料与方法

研究对象来源于四川省医学科学院·四川省人民医院 2008 年 5 月 10 日～5 月 20 日期间收治入院的所有汶川地震伤员，总计 2316 例。对病例资料数据的使用，经四川省医学科学院·四川省人民医院医学伦理委员会批准。

建立伤员数据库的方法，见我们前期已发表的研究[23]。通过该数据库中的数据，我们在 94 项入院临床记录中进行数据筛选和清理。其中整理出了包括患者的年龄、性别及入院时的首日临床资料共计 31 个临床指标作为特征，用于进行与预后相关结局（死亡和发生 MODS）的模式识别。本组病例多于短时间内由地震灾区（epicenter）送入我院，其中 60% 来源于地震发生后两天。短时间内大量患者涌入，除创伤科外，其他外科及内科专科医师均被动员参加伤员救治，大多数患者来院时未常规进行 ISS 评分。

结局指标：院内死亡及发生 MODS（MODS 诊断标准参考《2004 严重感染和感染性治疗指南》）[24]。

统计方法：首先按照笔者所在实验室建立的临床数据挖掘操作手册对数据进行常规数据清理，基线数据按照生存与死亡分组，计量资料均数±标准差或者中位数（四分位数）表示，统计检验采用 Student 检验或者 Wilcox 检验；计数资料采用构成比表示，统计检验采用卡方检验或者 Fisher 检验。多元统计分析采用偏最小二乘法判别分析（PLS-DA），多元聚类图采用 2 主成分的 PLS 的投影图，并采用重要性投影指标值（variable important projection，VIP）筛选重要变量，ROC 曲线做变量灵敏性分析。

计算平台：CPU Intel XEON E7–8870 X4，Memory 510Gb，GPU TESLA K20. 计算的运行环境采用 Ubuntu 10.04.3 操作系统，统计软件为 R（ver 2.15.2）语言。

10.4.2　结果

2316 例病例中，397 例由于信息不全而被剔除，资料整理后一共有 1919 例被纳入。预后良好（未死亡，且未发生 MODS）共计 1875 例，发生 MODS 17 例，死亡 36 例。MODS 患者中 8 例死亡，MODS 病死率 47.1%。表 10-6 给出了该研究病例资料生存组与非生存组的基线特征。研究中包含 938 名男性和 945 名女性，平均年龄为 44.4 岁。生存组和非生存组年龄和性别均无统计学差异，转运方式主要为非救护车转运，无统计学差异。单一临床指标中，生存组与非生存组相比在以下几项指标中存在显著差异：非生存病例的 GLASCOW 评分显著低于生存组；WBC 值生存组显著低于非生存组；BUN、Cr、BK 均有显著性差异；首次手术时间有显著性差异。

表 10-6　生存/非生存患者基线病例描述性统计

	生存组（$n=1883$）	非生存组（$n=36$）	P
年龄（岁）	44.4±22.8	56.1±22.1	0.001*
性别（M/F）	945/938	20/16	0.638
转运方式（救护车/非救护车）	29/1854	1/35	0.942
腋温（℃）	36.9±0.57	37.2±0.79	0.038
收缩压（mmHg）	101.2±19.0	113.5±29.1	0.135
舒张压（mmHg）	73.6±10.7	72.0±22.8	0.690
心率（次/分）	85.3±16.9	103.8±31.0	0.001*
GLASCOW	15(15~15)	13(4~15)	0.002*
pH	7.39(7.35~7.45)	7.35(7.26~7.49)	0.531
BE（mmol/L）	−1.92±6.7	−4.44±10.5	0.472
$PaCO_2$（mmHg）	38.2±10.9	42.5±19.6	0.450
PaO_2（mmHg）	91.7±51.0	103.5±60.2	0.509
实际 HCO_3^-（mmol/L）	22.7±6.6	20.8±11.6	0.558
标准 HCO_3^-（mmol/L）	23.1±5.3	21.2±10.0	0.498

续表

	生存组 ($n=1883$)	非生存组 ($n=36$)	P
WBC ($\times 10^9$/L)	8. 02±4. 1	10. 3 ±7. 5	0. 008 *
NE (%)	68. 6±16. 7	64. 7±31. 9	0. 584
ALB (g/L)	26. 4(23. 2~32. 0)	29. 0(23. 1~34. 4)	0. 820
HGB (g/dl)	111. 7±26. 7	116. 8±34. 1	0. 469
BUN (mmol/L)	6. 79(4. 15~7. 55)	10. 3(6. 5~11. 8)	0. 014 *
Cr (μmol/L)	88. 7(65. 9~91. 1)	165. 3(86. 1~206. 3)	0. 002 *
AG (mmol/L)	1. 06±0. 43	1. 26±0. 37	0. 081
BS (mmol/L)	7. 4±4. 1	8. 2±4. 4	0. 479
BK (mmol/L)	3. 9±0. 7	4. 5±1. 3	0. 063
首日液体 (Y/N)	41/1842	26/10	<0. 001 *
首日胶体 (Y/N)	5/1878	29/7	<0. 001 *
呼吸 (次/分)	20. 7±3. 99	23. 1±7. 5	0. 063
尿量 (ml)	650(350~2050)	900(525~1900)	0. 751
HCT	0. 345(0. 288~0. 397)	0. 351(0. 261~0. 454)	0. 248
总胆红素 (μmol/L)	18. 7±10. 0	21. 1±19. 7	0. 620
阴离子间隙 (mmol/L)	9. 7±4. 6	13. 8±8. 1	0. 019
首次手术时间 ($n=24$, h)	198. 0(43~237)	24. 9(7. 5~38. 0)	<0. 001 *

* $P<0.01$，描述性分析采用均数（中位数）和标准差表示，括号内为25%和75%分位数。

表 10-7 给出了该研究病例资料生存组与发生 MODS 组的单项指标比较情况。发现 MODS 组患者年龄显著高于生存组；生存组 WBC 值显著低于发生 MODS 组，BUN、Cr 和 BK 生存组显著低于发生 MODS 组。

表 10-7　MODS/无 MODS 患者基线病例描述性统计

	无 MODS 且生存 ($n=1894$)	MODS/MOF ($n=17$)	P
年龄 (岁)	44. 5±22. 9	51. 4±20. 3	0. 062
性别 (M/F)	953/941	8/9	0. 674
转运方式 (救护车/非救护车)	29/1865	0/17	0. 890
腋温 (℃)	36. 9±0. 58	37. 1±0. 66	0. 196
收缩压 (mmHg)	101. 0±19. 3	102. 1±22. 5	0. 498
舒张压 (mmHg)	73. 4±10. 8	79. 8±18. 9	0. 097
心率 (次/分)	85. 3±16. 7	110. 4±33. 2	0. 001 *
GLASCOW	15(15~15)	15(11~15)	0. 011
pH	7. 39(7. 35~7. 45)	7. 37(7. 39~7. 46)	0. 579
BE (mmol/L)	−1. 7±7. 2	−5. 6±8. 8	0. 115
$PaCO_2$ (mmHg)	39. 4±13. 2	33. 9±15. 86	0. 286

续表

	无 MODS 且生存（$n=1894$）	MODS/MOF（$n=17$）	P
PaO$_2$（mmHg）	88.5±44.4	100.1±81.4	0.167
实际 HCO$_3^-$（mmol/L）	23.3±5.6	20.2±7.0	0.094
标准 HCO$_3^-$（mmol/L）	23.1±6.9	19.1±8.3	0.116
WBC（×10^9/L）	8.0±4.1	11.9±6.7	0.006*
NE（%）	68.5±16.9	73.7±25.6	0.444
ALB（g/L）	27.8±9.4	25.6±10.0	0.558
HGB（g/dl）	111.5±26.6	115.2±36.4	0.632
BUN（mmol/L）	6.8(4.1~7.5)	15.7(9.5~19.7)	<0.001*
Cr（μmol/L）	88.7(65.9~91.1)	193.4(102.2~270.0)	<0.001*
AG（mmol/L）	1.13±0.39	1.2±0.55	0.723
BS（mmol/L）	8.1±4.5	6.0±1.8	0.033
BK（mmol/L）	3.9±0.69	5.0±1.2	<0.001*
首日液体（Y/N）	46/1848	14/3	<0.001*
首日胶体（Y/N）	8/1886	2/15	<0.001*
呼吸（次/分）	20.7±4.0	23.1±7.4	0.201
尿量（ml）	800(400~2025)	630(575~1325)	0.782
HCT	0.345(0.288~0.397)	0.329(0.295~0.470)	0.072
总胆红素（μmol/L）	18.2±9.1	26.7±28.7	0.405
阴离子间隙（mmol/L）	9.78±4.7	11.4±7.2	0.382
首次手术时间（$n=24$，h）	198.1(43~237)	248(56.5~376.5)	0.444

*$P<0.01$，描述性分析采用均数（中位数）和标准差表示，括号内为 25% 和 75% 分位数。

采用 PLS-DA 进行多元回归聚类分析。PLS-DA 方法可以利用提取主成分的思想建立影响患者预后的因素与患者预后数值之间的线性方程组。我们发现，当提取第一主成分和第二主成分的线性方程组的时候，预后良好患者、MODS 患者、MOF 患者和死亡患者计算出的结果在平面中的分布最具明显区别。详细结果如图 10-18 和图 10-19 所示。

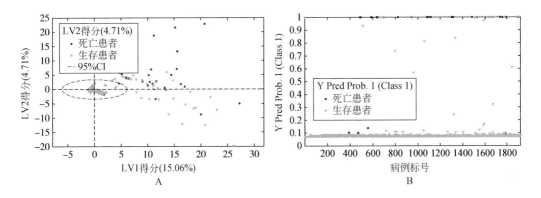

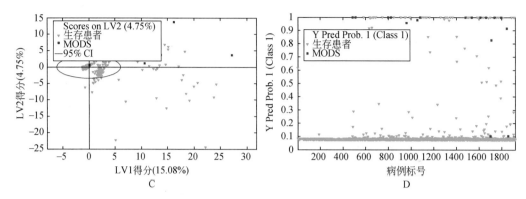

图 10-18　PLS-DA 第一和第二主成分得分图

A. 横轴表示第一主成分得分，纵轴表示第二主成分得分，红色●表示死亡患者，绿色▼表示生存患者，蓝椭圆区域表示 T^2 检验 95% CI；B. 生存组和死亡组模式分类概率结果，横轴表示病例标号，纵轴表示 PLS 预测其病人死亡的概率值；C. 横轴表示第一主成分得分，纵轴表示第二主成分得分，绿色▼表示无 MODS 且生存患者，蓝色■表示 MODS 患者，蓝椭圆区域表示 T^2 检验 95% CI；D. 生存组和 MODS 组模式分类概率结果，横轴表示病例标号，纵轴表示 PLS 预测其患者发生 MODS 的概率值

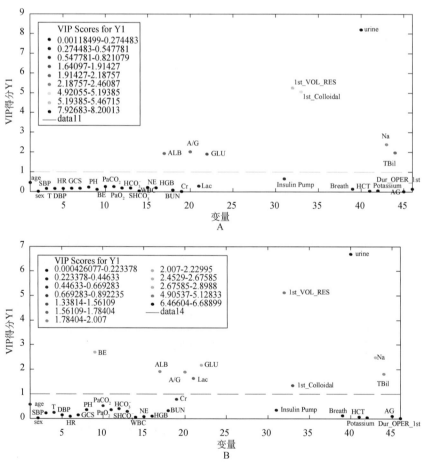

图 10-19　PLS 的重要性投影指标（VIP）值

横轴表示纳入的临床测量指标变量，纵轴表示 VIP 得分

不同因素对于疾病预后的影响不同，PLS 方法的优点之一是对各变量的预后具有很强的解释能力，并且能够起到重要的变量筛选作用。为了获得影响疾病预后各因素的重要程度，我们以死亡、MODS 为结局分别获取影响疾病预后的各因素的 VIP 值，如表 10-8、表 10-9 和图 10-20 所示。

表 10-8 **PLS 分析 VIP 得分值筛选出的对死亡有显著影响的指标**

临床指标变量	VIP 值	ROC 曲线下面积（AUC）	显著性（significance）
Urine	8.2	0.744（0.638~0.849）	<0.001
1st_ VOL_ RES	5.9	0.850（0.762~0.938）	<0.001
1st_ Colloidal	5.0	0.956（0.489~0.703）	0.048
Na	2.4	0.796（0.698~0.895）	<0.001
TBil	2.0	0.769（0.667~0.871）	<0.001
A/G	2.0	0.771（0.668~0.873）	<0.001
ALB	1.9	0.770（0.667~0.872）	<0.001
GLU	1.9	0.769（0.667~0.872）	<0.001

表 10-9 **PLS 分析 VIP 得分值筛选出的对 MODS 影响最大的指标**

临床指标变量	VIP 值	ROC 曲线下面积（AUC）	显著性（significance）
Urine	6.7	0.726（0.572~0.880）	0.001
1st_VOL_RES	5.1	0.898（0.786~1）	<0.001
BE	2.7	0.375（0.178~0.537）	0.043
Na	2.5	0.781（0.636~0.927）	<0.001
GLU	2.2	0.751（0.602~0.901）	<0.001
ALB	1.9	0.752（0.602~0.902）	<0.001
A/G	1.9	0.753（0.603~0.904）	<0.001
TBil	1.8	0.753（0.603~0.904）	<0.001
Lac	1.6	0.529（0.384~0.674）	0.682
1st_Colloidal	1.3	0.556（0.406~0.706）	0.424

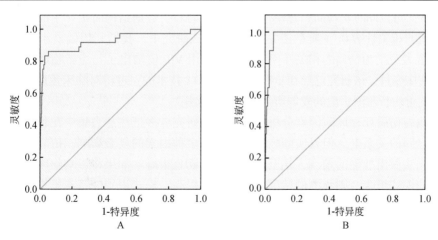

图 10-20 PLS-DA 分类判别工效曲线（ROC）

A. PLSDA 对死亡的分类效果；B. PLS-DA 对发生 MODS 的分类效果

10.4.3 讨论

地震伤或重大突发公共卫生事件后，对患者进行分类筛选，将具有病死、MODS/MOF 或其他严重并发症风险的患者尽速选出加以治疗，是医疗救援中首要的任务[24,25,26]。这个任务的完成依赖于对重大突发公共卫生事件产生的大量数据进行有效的挖掘。作为大规模地震伤医疗救援的首个大数据挖掘研究，该研究的一个重要发现是，基于一组入院诊疗指标，可以前瞻性地将地震伤员的结局模式进行预判——在主成分得分图中表现为预后不良因素主要集中在第一象限，随第一主成分和第二主成分增大更加容易发生预后不良（图 10-1）。

该研究中 PLS-DA 通过特征提取发现的死亡结局和发生 MODS 相关因素包括：pH、BE、$PaCO_2$、PaO_2、实际 HCO_3^-、标准 HCO_3^-、Cr、首日补液（表 10-6、表 10-7 及表 10-8、表 10-9）。就诊断和预警意义而言，这意味着酸碱环境、氧合状态、肾脏功能，以及作为院前/现场干预手段的液体复苏共同构成了对此批患者预后具有决定性影响的因素集。上述几乎每一个单一因素都曾经在单个研究中被单独筛选出来，但将之作为一个集合用以构成预后预测的定量预测模型，是该研究的首次发现。换言之，这组指标构成了特征性的，可用于预测病死风险的"死亡签名"。进一步采集更多断面形成队列资料库后将有望获得上述因素集，以及入院后有关干预（手术方式、药物治疗、营养治疗等）共同构成的动态监测模型。我们对提取出的 11 个因素进一步分析发现首日补液量 VIP 值为 14.79，表明该特征变量是具有重要意义的影响因素。进一步考察该特征变量在该数据集中的情况，发现首日未补液的患者占 97.7%，若以是否接受补液这一特征变量将数据集重新分组，该数据集中所有病死/MODS 结局患者均接受了首日补液处理。显而易见的临床事实是入院时即必须接受补液的患者的病情更重。而创伤科医师的经验和已有证据均表明，危重伤患者入院时的补液方式和种类正是一影响预后的重要因素。同时，PLS-DA 对病死和 MODS 的 ROC 曲线下面积分别为 0.882 和 0.979 预测效能较好（图 10-20）。偏最小二乘法是一种新型的多元统计数据分析方法，它于 1983 年由 Wold 和 Albano 等首次提出[27]。长期以来，计算机模式识别和统计学上的相关分析方法之间的界限非常清楚。而偏最小二乘法则把它们有机地结合起来了，在一个算法下，可以同时实现回归建模（多元线性回归）、数据结构简化（主成分分析）及两组变量之间的相关性分析（典型相关分析）。在该研究中，我们利用偏最小二乘法建立与 MODS/MOF 及死亡为结局的相关性模型，并且利用 VIP 值筛出了与患者临床结局密切相关数种重要临床变量。该研究已经初步展示出 PLS-DA 技术的引进将对临床预后预测模型的开发，乃至危重病新监测手段的发展所具有的重要作用。

对于地震伤后死亡风险因素分析，长期以来研究者多把注意力集中在各种单一指标与临床结局之间的关系上。但真实的临床结局受到多种因素的复杂影响，依靠单一因素能对临床结局无法做出准确的预测，甚至连合理的推断也很难。如果将影响临床结局的诸变量视为不同的模式组合，则预测的精度将得到极大提高。模式识别的基本思想是对复杂现象进行影响因素抽提，利用数学方法对复杂变量进行压缩和聚类，从而对直觉/感觉经验难以把握的复杂现象进行恰当分类，最终实现预测。就地震伤预后预测而言，是通过特征提取的方法从创伤伤情变化、院前处理措施等纷繁因素中提取最重要的变量特征（即主成分），从而利用主成分构造特征空间，进而发掘对于临床结局（病死、MODS/MOF 或其他终点结局）最具影响的创伤伤情模式。

从数据科学的角度看，重特大地震发生后大量的伤员和复杂的伤情本质上意味着突然暴发的数据涌入，医生在此时往往缺乏处理如此多的数据的经验，不能迅速做出正确的临床决策，更何况大地震状况下，震区医疗机构遭受摧毁，大量经验不足的非急诊/创伤医务人员不得不参与处理自己所不熟悉的创伤问题。因此利用计算机模式识别的思想将影响患者预后的变量进行压缩、降维并且可视化就成为了现代急救医学发展的一种必然方向。

从伤亡人数、医疗机构动员范围而言，2008 年发生的中国汶川特大地震属规模最大的一次地震救援。此次地震后，就医疗救援问题，中国国内和国际医学期刊上已经发表了数十篇论文[28,29,30]。到目前为止，我们发现绝大多数论文仅仅简单表述了地震伤及其并发症的流行病学特征，还未见将临床测量指标作为危险因素进行定量分析的报道。事实上，迄今为止，对于大地震后医疗救援数据进行的数据挖掘意义上的研究尚属罕见。检索 MEDLINE 和 ISI 数据库（检索词 "earthquake"，"data mining"），仅发现 Aoki 等于 2007 年发表的一篇报道。其研究采用了 372 例 1995 年神户大地震挤压伤患者资料，利用 Logistic 回归方法对挤压综合征发生风险建立了预测模型[21]。从方法技术而言，其研究并未利用到目前计算机数据挖掘领域的成熟技术，且样本量也较小。

过去 10 年来，全球发生了数十起 7 级以上地震，每一起地震中，医疗救援收治患者都在万人以上。这些数据为提高灾难医学救援水平提供了一个很好的基础：构建一个能够快速对患者入院数据进行分析的预测模型，并与移动计算终端结合，最终可以为形成高效准确的伤员分级、救治及监测指南奠定基础。在这个意义上，该研究首次将 PLS-DA 这一系统生物医学数据挖掘模型引入大规模地震数据分析，成功地建立了对地震伤员进行预后预测的模型。更为重要的是，该研究开创的方向，可为开发快速的现场应用型 DSS 提供基础技术支撑。同时，该模型进一步完善后，还将对于创伤危重症的预后预测及开发新的病情监测技术提供一个全新方向。

10.5　高维数据的生存分析方法

这是一个对于高维数据的生存分析方法的一个实际分析流程，通过对数据的预处理，利用主成分方法对数据进行降维处理后，再利用 K-mean 法进行聚类，最终对聚类结果与最终结局之间建立 cox 回归模型，利用生存分析方法获得不同模式聚类对结局之间的差异，以此模型将病患进行模式判别，从而达到预测病患的结局预期（图 10-21）。

实现过程代码如下：

```
library(survival)
library(amap)
library(e1071)

myData <- read.csv("E:/mydata /result.csv",header=T,stringsAsFactors=F)
#载入入院数据,进行 cluster
classData <- read.csv("E:/mydata /class_1002.csv",header=T,stringsAsFactors=F)
```

```
#利用 pca 降维
classData.pca <- pca(classData[,-1],center=T,reduce=T)
#采用 Kmean 算法计算,将数据集分为 2 分类
classData.pca.Kmean <- Kmeans(x=as.matrix(classData.pca $ scores[,1:2]),
centers=2)
#查看 Kmean 算法分类标签
classData.pca.Kmean $ cluster
#进行生存分析
myData.surv < - survfit (Surv (time = time0, time2 - time1, event = result) ~
classData. pca.Kmean $ cluster,data=myData)
# KP 图
plot(myData.surv)
# cox 分析对不同分类进行回归
coxph(Surv(time=time0,time2=time1,event=result) ~ classData.pca.Kmean $
cluster,data=myData)
```

计算结果为

```
Call:
coxph(formula=Surv(time=time0,time2=time1,event=result) ~
    classData.pca.Kmean $ cluster,data=myData)


                            coef exp(coef) se(coef)    z    p
classData.pca.Kmean $ cluster 0.277    1.32    1.07 0.26 0.79

Likelihood ratio test=0.07  on 1 df,p=0.788  n=15,number of events=11
```

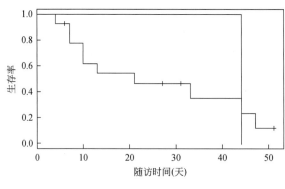

图 10-21　生存曲线

1. 利用 Rserve 和 RSclient 方法将 R 语言作为一个服务提供与外部程序调用（如 java 程序调用 R 语言中的函数进行运算，并与 java 进行通信），这是一个实际的项目应用，利用 R 语言强大的计算功能为外部系统提供运算服务的实现方法。该代码实现了对远程服务器中的多种数据进行联合查询并以恰当数据类型和格式保存。

```
library(Rserve)
library(RSclient)

Rserve()

# xxx 项目分析
DataOrder <- read.csv("E:/ LAB/1110102932_DataOrder.csv",header=T,string-
sAsFactors=F)
DataReport <- read.csv("E:/ LAB/1110102955 _DataReport.csv",header=T,
stringsAsFactors=F)

# DataOrder <- read.csv("G:/R 代码/MYLAB/20141114113249 _DataOrder.csv",
header=T,stringsAsFactors=F)
# DataReport <- read.csv("G:/R 代码/MYLAB/20141110102955_DataReport.csv",
header=T,stringsAsFactors=F)
# DataOrder[,6]=strptime(DataOrder[,6],"% Y-% m-% d % H:% M:% S")
# DataOrder[,20]= strptime(DataOrder[,20],"% Y-% m-% d % H:% M:% S")
```

#传进参数为 stat 的一个对象,包括了 姓名,性别,年龄,开单科室,执行科室,仪器,就医类型,核收日期段,审核时间段,开单类别,检验者,审核者

```
# return 返回条件查询列表
statfunc <- function(ID=-1,AcptDate.from=-1,AcptDate.to=-1,DtValidate.
from=-1,DtValidate.to=-1,MRN=-1,PtAge.from=-1,PtAge.to=-1,PtName=-1,
TestSN.from=-1,TestSN.to=-1){
  #按照 ID 查询
  if(ID! =-1){
    ID_result=which(DataOrder[["ID"]] % in% ID)
  }else{
    ID_result=1:length(DataOrder[["ID"]])
  }
  #按照核收时间段查询
  if( AcptDate.from! =-1 &  AcptDate.to! =-1){

    AcptDate_result=which(as.numeric(strptime(DataOrder[["AcptDate"]],"%
Y-% m-% d % H:% M") - strptime(AcptDate.from,"% Y-% m-% d % H:% M"))>=0 & as.
numeric(strptime(DataOrder[["AcptDate"]],"% Y-% m-% d % H:% M") - strptime
(AcptDate.to,"% Y-% m-% d % H:% M"))<=0 & ! is.na(DataOrder[["AcptDate"]]))
  }else{
    AcptDate_result=1:length(DataOrder[["AcptDate"]])
  }
  #按照审核时间段查询
  if( DtValidate.from! =-1 &  DtValidate.to! =-1){
```

```
    DtSample _ result = which (as. numeric ( strptime ( DataOrder [[ "
DtValidate"]],"% Y-% m-% d % H:% M:% S")- strptime(DtValidate.from,"% Y-% m-% d
% H:% M:% S"))>=0 & as.numeric(strptime(DataOrder[["DtValidate"]],"% Y-% m-% d
% H:% M:% S")- strptime(DtValidate.to,"% Y-% m-% d % H:% M:% S"))<=0 & ! is.na
(DataOrder[["DtValidate"]]))
    }else{
      DtSample_result=1:length(DataOrder[["DtValidate"]])
    }
    #年龄范围 PtAge.from,PtAge.to
    if(PtAge.from! =-1 & PtAge.to! =-1){
      PtAge_result=which(DataOrder[["PtAge"]]>=PtAge. from & DataOrder[["
PtAge"]]<=PtAge.to)
    }else{
      PtAge_result=1:length(DataOrder[["PtAge"]])
    }
    #病案号 MRN
    if(MRN! =-1){
      MRN_result=which(DataOrder[["MRN"]] % in% MRN)
    }else{
      MRN_result=1:length(DataOrder[["MRN"]])
    }
    #病人姓名 PtName
    if(PtName! =-1){
      PtName_result=which(DataOrder[["PtName"]] % in% PtName)
    }else{
      PtName_result=1:length(DataOrder[["PtName"]])
    }
    #样本号 TestSN
    if(TestSN.from! =-1 & TestSN.to! =-1){
      TestSN_result=which(DataOrder[["TestSN"]] >=PtName. from & DataOrder
[["TestSN"]] <=PtName.to)
    }else{
      TestSN_result=1:length(DataOrder[["TestSN"]])
    }

    #总查询呢结果返回
     SearchResult = intersect ( intersect ( intersect (intersect (intersect
(intersect(ID_result,AcptDate_result),DtSample_result),PtAge_result),MRN_
result),PtName_result),TestSN_result)
    return(DataOrder[SearchResult,])
  }
```

```
basePlatform < - read. csv ( " Patientbaseform _ fixed. csv", header = T,
stringsAsFactors=F)
   blood <- read.csv("liqform_fixed.csv",header=T,stringsAsFactors=F)
   drugAllergy <- read.table("infectform_fixed.csv",header=T,sep=",",string-
sAsFactors=F)
   preHospital < - read. csv ( " prehospitalform _ fixed. csv", header = T,
stringsAsFactors=F)
   surgen <- read.csv("surgeform_fixed.csv",header=T,stringsAsFactors=F)
   diagnosisform < - read. csv ( " diagnosisform _ fixed. csv", header = T,
stringsAsFactors=F)
   # 第 397 病例号 9999999 是测试示例,分析时需要删去
   # 日期时间格式转换: 将 "2010/10/26 14:20" 分割成为 R 可识别的日期时间格式,采用函数为
   # ISOdatetime(year,month,day,hour,min,sec,tz="")
   daTime <- basePlatform[,18]
   # dt2datetime 时间格式转换函数,转换输出为 Date-Time class
   # e.g."2010-10-20 11:00:00 CST"
   dt2datetime <- function(dateTime){
     tmpDateTime <- strsplit(dateTime," ")
     date <- tmpDateTime[[1]][1]
     time <- tmpDateTime[[1]][2]
     date <- strsplit(date,"/")
     year <- date[[1]][1]
     month <- date[[1]][2]
     day <- date[[1]][3]
     time <- strsplit(time,":")
     hour <- time[[1]][1]
     min <- time[[1]][2]
     RdateTime <- ISOdatetime(year,month,day,hour,min,sec=0,tz="")
     return(RdateTime)
   }
   RdaTime <- lapply(daTime,dt2datetime)

   ### ISS 分类,结局构成分析
   ISScut <- cut(basePlatform[,27],breaks=c(-1,15,19,24,100))
   table(basePlatform[,72],ISScut)
   ### AIS≥3   结局构成
   table(basePlatform[rowSums(basePlatform[n2010,93:98]>3)>0,72])
   ###受伤部位结局构成比
   table(basePlatform[,93],basePlatform[,72])
   ###按年分层
   n2010 <- grep("2010",basePlatform[,10])
   n2011 <- grep("2011",basePlatform[,10])
```

```
n2010 <- grep("2010",basePlatform[,10])
###致伤机制
table(basePlatform[n2010,16],basePlatform[n2010,17])
table(basePlatform[basePlatform[,16]=="切割/刺伤" & basePlatform[,17]=="
被他人故意伤害",93])
### O/E 过程
#构造结局 死亡 和 除去未愈病例其余算作良好结局 logistic regression 过程
# result 除去所有未愈病人,按照死亡病人 1,其余结局 0,622 行
#回归自变量数据 regData 622X113,选择其中变量:年龄,性别,收缩压,心率,ISS,APA2,HGB,
BS,首日液体,首日胶体   作为协变量计算死亡期望风险
#采用向后逻辑回归,得到 model2
library(epicalc)
model1 <- glm(as.factor(result) ~ regData[,4]+as.factor(sex)+regData[,22]+
regData[,25]+regData[,27]+regData[,28]+regData[,39]+regData[,46]+regData[,
69]+regData[,70],binomial)
```

2. KEGG 相关实现方法

```
# source("http://bioconductor.org/biocLite.R")
# biocLite("KEGGgraph")
# biocLite("KEGG.db")
# biocLite("Rgraphviz")


library(KEGGgraph)
library(KEGG.db)
library(Rgraphviz)


pName <- "p53 signaling pathway"   # pathway 名字
pId <- mget(pName,KEGGPATHNAME2ID)[[1]]
retrieveKGML(pId,organism="cel",destfile=tmp,method="wget",quiet=TRUE)


mapkKGML <- system.file("extdata/hsa04010.xml",package="KEGGgraph")
mapkG <- parseKGML2Graph(mapkKGML)
getKGMLurl("hsa00020")
plot(mapkG)
# subgraph(AgNodes,mapkG)
allPathway <- read.csv(file="e:/allPathway.csv",sep=",",header=F)
allPathway <- as.character(unlist(allPathway))
allPathway <- names(table(allPathway))
mapkG=list()
for(i in 84:length(allPathway)){
  tmpURL=getKGMLurl(allPathway[i],organism="map")
  mapkG[[i]]=parseKGML2Graph(tmpURL,expandGenes=TRUE,genesOnly=FALSE)
```

```r
}
save(mapkG,file="e://mapkG.rdata")
cpdALL=read.csv(file="e:/ cpdALL.csv",sep=",",header=F )
cpdALL=as.character(unlist(cpdALL))
cpdALL=paste("cpd:",cpdALL,sep="")
load("e:/ mapkG.rdata")

g1=agopen(mapkG[[6]],name="foo1")
NameAg=c()
for(j in 1:length(AgNode(g1))){
  NameAg=c(NameAg,AgNode(g1)[[j]]@ name)
}
g=subGraph(NameAg[NameAg % in% cpdALL],mapkG[[6]])
plot(g)
plot(g1)

for(p in 83:length(mapkG)){
  g1=agopen(mapkG[[p]],name=paste("foo",as.character(p)))
  NameAg=c()
  for(j in 1:length(AgNode(g1))){
    NameAg=c(NameAg,AgNode(g1)[[j]]@ name)
  }
  g=subGraph(NameAg[NameAg % in% cpdALL],mapkG[[p]])
  fileName=paste("E:/plot/mapkG",as.character(p),".jpg",sep="")
  jpeg(filename=fileName)
  plot(g)
  dev.off()
}

delXeqY<-function(x,y){
        x=as.matrix(x);y=as.matrix(y)
        for(i in y){x[which(x==i)]=NA }
        x=x[! is.na(x)]
        return(x)
    }
  ewhich<-function(x,y){
        #x=as.matrix(x);y=as.matrix(y)
        wsite=integer()
        #for (i in y){wsite = append (wsite, which (x = = i), after = length
(wsite))}
        for(i in y){wsite=c(wsite,which(x==i))}
        return(wsite)
      }
```

```
    Hugf2index  <-function(filename,sepp="\t"){
             if(! file.exists(filename)){message("Warning:file doesn'
t exist.The index can' t build")
         return(F)   }
     con=file(filename,"rt")
     if(!isSeekable(con)){message("file can't build index.It maybe col-
lapse.");return(F)}
     indexnum=integer(0);indexstr=character(0);x=T
     while(x){
             indexnum=c(indexnum,seek(con))
             rowstr=readLines(con,1)
             x=ifelse(length(rowstr)>0,T,F)
             rowstr=as.character(unlist(strsplit(rowstr,sepp)))[1]
             indexstr=c(indexstr,rowstr)}
             close(con)

             indexnum=indexnum[-length(indexnum)]
             indexstr=indexstr[-length(indexstr)]
             indexma=matrix(cbind(indexstr,indexnum),ncol=2)
             outfile=paste(filename,".Index",sep="")
             write(t(indexma),outfile,nc=2,append=FALSE,sep=",")
             message("The index file has completed.")
         }
############################
splitfname <-function(bpfile){
             fname1=strsplit(bpfile,"\\",fixed=T)[[1]];hf1=length(fname1)
         fname2=strsplit(bpfile,"/",fixed=T)[[1]];hf2=length(fname2)
         fname=ifelse(hf1>hf2,fname1[hf1],fname2[hf2])
         return(fname)
         #return(strsplit(fname,".",fixed=T)[[1]][1])
    }

    ## return matrix with numeric
    indexreadlines  <- function(filename,apseek,sepp="\t"){#,mc=0){
    fcon=file(filename,open="rt");apstr=character(length(apseek));j=1
    for(i in apseek){  seek(fcon,where=i);apstr[j]=readLines(fcon,1);j=j+1}
    close(fcon)
    x=sapply(apstr,strsplit,sepp,USE.NAMES=F)
    apstr="";ncx=length(x[1][[1]]);nrx=length(apseek)
    x=matrix(na.omit(as.numeric(unlist(x))),nrow=nrx,ncol=ncx-1,byrow=T)
    return(x)
    }
```

```
#################################gene ontology info
ontologyinfo  <- function(allinfo,hc){
mc=4;sepp="/"
cl <- makeCluster(mc,type="SOCK");registerDoSNOW(cl)
x  <- foreach(i=iter(allinfo[,hc],by='row'),.combine=rbind)% dopar%
strsplit(i,sepp)
stopCluster(cl)
fcon=file(colnames(allinfo)[hc],"wt")
revres=list()
for(i in 1:dim(x)[1]){
tmp=unique(na.omit(as.integer(unlist(x[i,1]))))
if(length(tmp)>0){
for(j in 1:length(tmp)){
    jtmp=as.character(tmp[j])
    revres[[jtmp]]=c(revres[[jtmp]],allinfo[i,1])
}}
tmp=c(allinfo[i,1],length(tmp),tmp)
writeLines(tmp,fcon,"\t")
writeLines("",fcon,"\n")
}
close(fcon)
nid=names(revres)
fcon=file(paste("Rev_",colnames(allinfo)[hc],sep=""),"wt")
for(i in nid){
tmp=unique(revres[[i]])
    tmp=c(i,length(tmp),tmp)
  writeLines(tmp,fcon,sep="\t")
  writeLines("",fcon,sep="\n")
}
close(fcon)
}
#################??? м?????? ú???
##the main object is the goid_pid file and keggpathway_pid file strsplit
Pstrsplit  <- function(filename,sepp="\t"){
if(! file.exists(filename)){ message("Warning: file doesn' t exist.");
return(F)  }
  con=file(filename,"rt");  x=T;indexstr=character(0)
while(x){rowstr=readLines(con,1);indexstr=c(indexstr,rowstr);x=ifelse
(length(rowstr)>0,T,F)}
close(con)
return(sapply(indexstr,strsplit,sepp,USE.NAMES=F))
}
```

```
#########################################
Mcentroid <- function(Xdata){
if(is.matrix(Xdata)&is.numeric(Xdata[,1])){
  cc=dim(Xdata)[2];m=1:dim(Xdata)[1];absx=abs(Xdata)
  s=(m%*%absx)/colSums(absx)
return(s)} else{message("Xdata ")}
  }


#############################################
##################
# combine datafile->indexfile and get the goid and keeg pathway centroid file
dataf2cenfile <- function(datafile,bpfile,savef,bpparc=1,sepp="\t"){
#bpfile is a file that you define the path and it obtain the chip probe_id(****_at)
#savef is a directory  that you hope to save the centroid file.
    options(digits=15)
    if(!file.exists(datafile)||!file.exists(bpfile)||is.na(file.info
(savef)$isdir)){
      message("Warning:The centroid file can't build since the file don't
exist! Or the save directory that save centroid file doesn't exist!")
      return(F)}
    indexf=paste(datafile,".Index",sep="")
    if(! file.exists(indexf)){
    message("Notice:the datafile hasn't the indexfile,now the program is
building .....")
      Hugf2index(datafile)
     message("Notice:the indexfile has finished,please don't move it or
del it.")
      message(" Notice: Now the centroid file is buliding, please wait-
ing.....")
        }
    readindex=read.csv(indexf,header=FALSE,row.names=1,sep=",",fill=FALSE,
stringsAsFactors=FALSE)
            allgo=Pstrsplit(bpfile,sepp)
            #dir.create(savf,showWarnings=F);
            setwd(savef)
            dfname=splitfname(datafile);gkname=splitfname(bpfile)
            fcon=file(paste(gkname,"_",dfname,".CEN",sep=""),"wt")
            trow=length(allgo)
            for(i in 1:trow){
            pgoid=allgo[i][[1]];goid=pgoid[1:bpparc];pid=pgoid[-(1:
bpparc)]#?? 81301DB38
            ifelse(length(pid)<2,next,T)
```

```
        apseek=readindex[pid,1]#??????? 813(8139)BB33
        outnum=indexreadlines(datafile,apseek)#?? Ï? 81319230??????? д???.
        outnum=c(goid,Mcentroid(outnum))
        writeLines(outnum,fcon,sep="\t");writeLines("",fcon,sep="\n")
        message(paste(as.character(i),as.character(trow)))
        outnum=0}
    close(fcon)
    message("Notice:Now the centroid file has finished. \nPlease check you
define savedirectory.")
    message("You can use it to do other st-analysis.")
  }
########################################
Cen2Ttest  <- function(xdata,claf,cenfilename,bpparc=1){
                message("Notice:calculating......")
                goid = xdata [, 1]; Tdata = xdata [, - (1:bpparc)]; z =
levels(claf);Combine=combn(z,2)
  tvalue=data.frame(ttest=paste(Combine[1,],Combine[2,],sep="_"))
                for(i in 1:dim(Tdata)[1]){
                xdata=Tdata[i,]
                alltp=c()
                    for(m in 1:dim(Combine)[2]){
                    x=xdata[which(claf==Combine[1,m])]
                    y=xdata[which(claf==Combine[2,m])]
                    tp=t.test(x,y)
                    alltp=c(alltp,tp $ p.value)
                    }
                hn=as.character(goid[i])
                tvalue=data.frame(tvalue,alltp)
                }
            names(tvalue)=c("ttest",goid)
            outfn=paste("Ttest_",splitfname(cenfn),".txt",sep="")
            message("Notice:calculate finished and writing to file")
            write.table(t(tvalue),file=outfn,sep="\t",row.name=T,
col.name=F)
            message("T test has finished and please find the ttest_
file in your setwd dir.")
}
```

10.6　创伤数据库与分析

创伤已成为危及人类健康的最重要原因之一，我国每年因各类原因所致创伤死亡人数超过 80 万，其中严重创伤的平均病死率是欧美发达国家的 2 倍，创伤所致死亡占总死亡人数的 10%，在人口死因中列第五位。欧美发达国家的实践和循证医学均证实，建立创伤救治体系能显著提高创伤救治成功率[28,29,30,34]。组织严密的一级创伤中心较分科治疗的医疗单位能明显降低创伤患者的死亡风险[28,36,37]。随着我国许多大中城市院前急救系统的逐渐完善，院前创伤急救设备、救治技术水平的提高和转运时间的缩短，使严重创伤院前死亡率明显降低，但院内死亡依然居高不下。近年来，创伤外科和急诊医学界很多专家就建立我国的一体化创伤救治体系已经形成了初步共识，第三军医大学、浙江大学和四川省人民医院等单位也开展了很多探索工作[31]。但迄今为止，对于在我国一体化创伤中心建立后，危重创伤患者救治质量的变化，尚缺乏定量研究。2010 年，四川省医学科学院·四川省人民医院参照美国外科医师学院创伤专业委员会（Committee on Trauma, American College of Surgeon，ACSCOT）的 1 级创伤中心标准在其城东病区建立了全新的一体化创伤中心[31]。该研究拟对该创伤中心运行 3 年以来的创伤救治质量进行定量评估，旨在探索 ACSCOT 一级创伤中心标准对我国创伤救治质量提高及创伤中心分级认证实施的可能性。

10.6.1　材料和方法

1. 创伤中心的组织

1992 年，四川省医学科学院·四川省人民医院就建立起了当时国内最大的急救中心，中心设置了急诊外科和病房，开展急诊普外和创伤救治工作。2010 年，笔者所在医院参照美国外科医师学院创伤专业委员会[33]（ACSCOT）1 级创伤中心标准在城东病区建立了全新的创伤中心，开展一体化创伤救治。ACSCOT 一级创伤中心的核心内容包括：在所在服务的区域内，紧紧围绕创伤患者的救治，开展院前急救–转运–院内急救–康复的完整融合的一体化创伤救治服务，并配备有相应的可利用资源；中心内创伤救治组织的一体化管理，使创伤救治形成院前–急诊科–ICU–手术室–创伤外科病房–康复无缝连接；配备涵盖全部相关学科的专职创伤外科医师团队、创伤外科病房和创伤 ICU；制订各类创伤救治规范、流程和运行机制；建立并负责管理该区域创伤数据库系统，开展创伤流行病学及临床干预研究，提供循证创伤指南、质量控制及推动区域创伤服务质量的评估；制订创伤专科医师教育培训规范及为各级中心培训人员；负责接收下级医院转诊的危重伤员的救治（资源、流程、成效改进、创伤登记）。根据 ACSCOT 一级创伤中心标准的核心要求，笔者所在医院成立了包括急诊科、创伤外科、创伤 ICU 及康复专业等多学科专业组构成的创伤中心。创伤中心各环节实行统一的组织管理；组建了多学科、综合性、专业化的创伤救治团队（神经外科、骨伤科、胸腹外科 4 个专业组）和创伤外科病房；建立了创伤登记和创伤数据库系统，所有入院的创伤患者的数据均录入该数据库系统，数据录入由经标准培训后的创伤外科医生负责，保证数据录入的质量和一致；制订了救治各环节的流程、规范和大量输预案（MTP）；建立了创伤小组工作机制和启动机制，创伤小组由急诊外科、创伤 ICU、创伤外科及麻醉科医师担任，成员间由对讲机直接联系，创伤外科高级职称医师担任创伤小组组长，全面负责严重创伤救治全程的指挥、协调和决策，制订手术方案和人员安排，并负责全程的救治策略执行的连贯一致。创伤 ICU 的患者由专职 ICU 医师和创伤外科医师共同负责管理。院前急救受成都市 120 统一指挥，救护车能够在 15 分钟内到达现场，一旦伤情符合启动创伤小组机制，现场人员将提前通知院内创伤小组，做好抢救准备工作；整个救治过程均按照高级创伤生命支持（ATLS）原则实施；制订和开展创伤外科医师的规范化培训；定期进行创伤救治质量评估和改进。该创伤中心位于成都市龙泉区和成华区交接处，辐射人口约 120 万，入院创伤患者来源主要是 120 出诊接回、其他交通工具送来和其他下级医院转诊的严重创伤患者。

2. 数据库与质控数据集来源

该研究的数据来源于 SAMS 建立的创伤数据中心。从该创伤数据库中提取 2010 年 1 月 1 日 ~2010 年 10 月 31 日的全部危重创伤患者（ISS>16 分）数据，年龄<16 岁和烧伤患者的数据不纳入该研究。分析的数据包含了所有从受伤现场送入创伤中心和其他医院转诊的严重创伤患者到达创伤中心后的生命体征，性别和年龄，受伤机制、不同损伤区域的 AIS 分值、ISS 评分、格拉斯哥昏迷评分（GCS），输血量、血常规、入院时生理生化和血常检查指标、APCHE II 评分、ICU 住院天数、是否手术、住院患者结局（死亡）及主要并发症（感染、ARDS 和 MODS）。主要结局指标采用风险因素调整病死率。质控指标按照美国创伤质量评价标准（Trauma Quality Improvement Program，TQIP），使用 ISS 矫正后的，风险因素调整病死率的观察数-预期数比（observed-to-expected ratio，O/E）进行逐年评定[7]。

3. 统计学方法

对于计量资料，根据数据分布类型采用均数±标准差（mean±SD）或中位数（四分位间距）进行描述。计量资料的组间差异比较，采用 student t 检验（正态分布）或 Wilcox 检验（非正态分布）。计数资料采用卡方检验或 Fisher's 确切概率模型。采用多元 Logistic 回归建立风险校正病死率模型进行 3 年病死数的预期值研究。多元 Logistic 回归的校正因素包括年龄、性别、ISS、Glasgow 昏迷评分（GCS）、入急诊室首次收缩压，以及头部和腹部 AIS 评分最高值。同时，使用模式识别方法，建立高危病死患者的模式预测模型。

4. 建模与计算平台

采用四川省医学科学院·四川省人民医院急诊医学与灾难医学研究所的高性能计算平台，配置条件：CPU Xeon E7-8848×4，510GB DDR3 1333Mhz。

5. 软件与运行环境

R（3.1.1，R Project，美国）[8]，运行环境 windows 7。

10.6.2　结果

1. 纳入创伤患者

共有 536 例严重伤员（2010 年 $N=159$ 人，2011 年 $N=187$ 人，2012 年 $N=190$ 人）的符合该研究的纳入标准。其中男性 438 人（%），女性 98 人（%）；按各年数据分别统计发现，在人口学分布特征、进入创伤中心后的生命体征、ISS 评分、Glasgow 昏迷评分（GCS），生理生化指标、APCHE II 评分各年间均无显著性差异。各年份的手术率、ICU 住院天数及主要并发症（ARDS、MODS）率也无显著性差异。患者的主要人口学、伤情评估指标和结局指标见表 10-10。

2. 病死率

患者结局分析发现，三年的粗死亡率有下降趋势（表10-11），但无显著差异（2010年为11.9%，2011年为11.2%，2012年为7.4% $P=0.29$）。病死主要发生在ISS>24的严重创伤患者中，分别为25%（2010年）、22.7%（2011年）和19.7%（2012年），虽然各年间的比较没有统计学意义（$P=0.62$）。

表10-10 人口学、伤情评估指标和结局指标

变量	年份			P
	2010（$N=159$）	2011（$N=187$）	2012（$N=190$）	
人口学指标				
年龄（岁）	44.7±16.2	42.9±15.6	46.7±16.7	0.069
性别				0.92
男	109(81.1%)	152(81.2%)	157(82.6%)	
女	30(18.9%)	35(18.8%)	33(17.4%)	
入院基本情况				
收缩压（mmHg）	100±33	102±32	102±30	0.52
舒张压（mmHg）	72.9±19	73±19.1	73±19.1	0.88
腋温（℃）	36.2±4.13	35.3±6.47	36.1±3.76	0.95
心率（次/分）	85(76～96)	82(73～98)	80(71～92)	0.069
ISS	21(17～29)	22(18～29)	21(18～29)	0.36
APACHE Ⅱ	5(2～10)	6(3～11)	6(3～10)	0.1
GCS	15(10～15)	15(10～15)	15(10～15)	1.0
治疗结果				
结局指标				
死亡	19(11.9%)	21(11.2%)	14(7.4%)	0.29
ARDS				0.42
是	13(8.2%)	10(6.4%)	9(4.7%)	
否	146(91.8%)	175(93.6%)	181(95.3%)	
MODS/MOF				0.52
是	13(8.2%)	22(11.8%)	18(9.5%)	
否	146(91.8%)	165(88.2%)	172(80.5%)	
感染				0.78
是	20(10.6%)	25(13.4%)	21(11.1%)	
否	139(87.4%)	162(86.6%)	169(88.9%)	
手术				0.39
是	110(69.2%)	133(71.2%)	103(64.7%)	
否	49(30.8%)	54(28.8%)	67(35.3%)	
住ICU天数	3(1～7)	4(2～8)	3(2～6)	0.44
生理生化指标				
pH	7.3±0.2	7.34±0.10	7.32±0.24	0.62
BE（mmol/L）	−1.56±4.36	−0.69±3.82	−0.86±4.21	0.13
$PaCO_2$（mmHg）	46(39～255)	45(40～277)	45(38～270)	0.9

变量	年份			P
	2010（$N=159$）	2011（$N=187$）	2012（$N=190$）	
PaO$_2$（mmHg）	108（75~176）	163（87~208）	119（81~191）	0.29
实际 HCO$_3^-$（mmol/L）	21.2±5.35	23.4±4.27	22.9±4.7	0.025
标准 HCO$_3^-$（mmol/L）	21.0±4.61	23.3±4.2	22.8±4.72	0.004
WBC（×10^9/L）	10.2±5.68	10.6±4.93	11.3±5.13	0.018
NE（%）	81.8（71.5~88.0）	81.0（65.9~88.0）	78.9（53.3~86.1）	0.028
HGB（g/L）	103±25	102±29	119±24.4	0.2
ALB（mmol/L）	39.3±8.33	38.6±7.36	37.0±7.69	<0.001
BUN（mmol/L）	6.01（4.62~7.24）	5.64（4.37~7.88）	4.94（3.89~6.26）	0.002
Cr（μmol/L）	72（63~85）	70（58~83）	68（58~80）	0.11
Lac（mmol/L）	3.35（1.7~5.5）	1.75（1.2~3.0）	2.45（1.4~3.8）	0.002
BS（mmol/L）	7.7（6.3~10.2）	7.7（5.9~10.2）	6.6（5.5~8.1）	<0.001

注：ISS 为创伤严重度评分，APACHE II 为急性生理与慢性健康评分。ARDS 为急性呼吸窘迫综合征，MODS 为多器官功能障碍综合征，MOF 为多器官功能衰竭。PaCO$_2$ 为动脉血二氧化碳分压，PaO$_2$ 为动脉氧分压，WBC 为白细胞计数，HGB 为血红蛋白，ALB 为白蛋白，BUN 为血浆尿素氮，Cr 为血浆肌酐，Lac 为乳酸，BS 为血糖。

表 10-11 ISS 伤情分类与 MODS 发生率

ISS 伤情分类	MODS 人数（发病率）			P
	2010	2011	2012	
16~19	1（1.4%）	1（1.4%）	0（0）	0.58
20~24	1（5%）	0（0%）	1（3.3%）	
25~75	11（16.2%）	21（23.9%）	17（23.9%）	

3. 受伤机制

从受伤机制分析发现，三年的受伤机制的排位和发生率没有显著差异，排在第一的是坠落伤，约占所有受伤原因的 1/3，第二的是机动车（27.43%），包括行人伤、车内受伤及其他原因；第三位为切割/刺伤（6.72%）（表 10-12）。

表 10-12 受伤机制

主要致伤方式	年份分布			P
	2010	2011	2012	
致伤一	坠落伤（FA） 49（30.8%）	坠落伤（FA） 71（38.0%）	坠落伤（FA） 71（37.4%）	0.577
致伤二	机动车：行人伤 21（13.2%）	机动车：行人伤 38（20.3%）	机动车：行人伤 35（18.4%）	
致伤三	机动车成员伤 9（5.7%）	机动车：机制未知 26（13.9%）	机动车：机制未知 18（9.5%）	
致伤四	切割/刺伤 8（5.0%）	切割/刺伤 11（5.9%）	切割/刺伤 17（8.9%）	

表 10-13　多元逻辑回归结果表

变量	OR（95% CI）	P（Wald's Test）
年龄	0.97（0.94～1）	0.049
ISS 评分	1.16（1.11～1.23）	<0.001
APACHE Ⅱ评分	1.3（1.19～1.43）	<0.001
ALB	0.96（0.92～1）	0.038
PLT	0.99（0.98～0.99）	0.015
尿量	0.99（0.99～1）	0.037
血钠	1.03（1.01～1.05）	0.017

4. O/E 比

多元逻辑回归发现死亡结局相关因素：ISS、APACHE Ⅱ、ALB、PLT、首日尿量和血钠（作为预测死亡的独立因素）。以这些参数作为多元逻辑回归校正参数建立风险校正病死率模型，进行 3 年病死数的预期值建模，计算出每年预期死亡数。采用风险因素调整病死率的观察数–预期数比（observed-to-expected ratio，O/E 比）作为质量评价的主要结局指标。分析发现，三年的病死人数 O/E 比：2010 年为 0.727（95% CI 0.456～1.18），2011 年为 0.718（95% CI 0.46～1.23），2012 为 0.460（95% CI 0.27～0.84），呈逐年下降趋势（表 10-14），尤其是 2010 年的 O/E<1，且其 95% CI 上限低于 1，依 TQIP 标准，这表明 2012 年的观察死亡数已经显著低于预期死亡数，表明该中心创伤救治质量在经过两年持续改进后，有显著提高（图 10-22）。

表 10-14　历年调整 O/E 比

年份	O	E	95% CI
2010	19/140	25/134	0.456～1.18
2011	21/166	28/159	0.46～1.23
2012	14/176	28/162	0.27～0.84

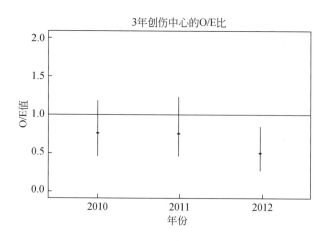

图 10-22　O/E 比逐年变化趋势

10.6.3 讨论

创伤已成为当今人类的主要死亡原因之一，现代创伤由于致伤原因多为高能量伤，严重创伤发生率高，伤情复杂严重，救治难度大，死亡可高达（20%～70%）。该研究内的创伤患者死亡伤情严重，主要集中在 ISS>25 的患者中，死亡率为 22.0%，该结果与美国一级创伤中心同类伤情创伤患者的救治结果基本一致。经过风险校正后，该研究分析发现，三年的病死人数 O/E 比呈逐年下降趋势，这个结果表明，参照 ACSCOT 一级创伤中心标准，SAMS 创伤中心通过对创伤救治的各方面的持续改进，严重创伤救治质量得到了改进提高，有助于创伤救治质量提升的组织管理，包括：强化各环节统一的组织管理，不断完善人员和设备资源的合理配置；持续改进各创伤专业工作机制，明确启动机制，以循证指南为依据制订和完善治疗流程、规范（如严重颅脑损伤、血液动力学不稳定骨盆骨折、液体复苏等）；参照我国输血管理办法，并适当应用最新的、基于大数据和模式识别开发的大量输血预案（massive transfusion protocol，MTP）研究，制订和改进了该中心的大量输血预案（MTP）；加强了创伤中心与其他相关学科的密切协作（如放射科、血库和手术室），简化中间环节；逐步完善多学科、综合性、专业化的创伤救治团队的建设，制订了创伤外科医生的继续教育和培训课程，其内容包括：严重创伤 ATLS，损伤控制外科、损伤控制性复苏、重症医学、一体化创伤救治等相关科目，加强了专科能力及新技术的培训。

与此同时，2010 年笔者所在医院启动了国内首个中美危重伤救治比较研究。对该中心危重伤救治质量与美国两大知名一级创伤中心——加州大学洛杉矶分校创伤中心（UCLA）和加州大学旧金山分校旧金山总医院（SFGH）创伤外科的同期数据进行了跨国比较研究。该研究发现，在借鉴 ASCOT 标准建立 SAMS 一体化创伤救治体系后，当年 SAMS 的危重伤救治质量即已经达到美国先进中心的标准[4]。

近 20 年，我国急诊医疗服务体系（EMSS）得到快速发展，但尚无创伤救治体系和标准统一的创伤登记数据库系统。国内目前院内创伤救治运行模式主要有三种。依赖型（分诊分科式）：创伤救治依赖临床各专科，急诊科根据损伤部位进行分诊，严重多发伤的救治需要各专科会诊分派处置；支持型（创伤病房集中救治）：建立了急诊外科和急诊 ICU，但不能完全独立处置所有的创伤，技术或人员仍需要临床各专业支持；自主型（一体化创伤救治）：类似美国一级创伤中心，建立有涵盖所有专业的多学科创伤外科医师团队和创伤 ICU，有明确的创伤救治的组织系统和运行机制，具有创伤登记数据库和进行创伤救治质量的评估。目前我国尚没有建立标准统一的国家和区域创伤登记数据库系统，由于缺乏创伤患者的数据基础，不能对各种创伤救治模式进行综合评估和制订相对性强的创伤救治质量改进措施。SAMS 创伤中心是国内最早按照 ACSCOT 一级创伤中心模式建立的创伤中心。这种模式符合创伤救治的时效性和整体性的要求，避免了分诊、会诊，各自为政等情况发生，能合理配置内部资源，创伤救治各环节相互协作、无缝连接；抓住"黄金时间"，从系统整体的角度对创伤患者进行救治，提高了救治效率，改善了患者预后。

根据国家死亡登记和专家的推测，中国每年因创伤所致死亡接近 840 000，严重创伤的死亡率是欧美发达国家的 2 倍[11]。Ellen MacKenzie 等研究证实全系科的 1 级创伤中心较分科治疗的医疗单位，能减少 1/4 的创伤患者的死亡风险[28]。按照大约有 40% 的死亡发生在医院内，可以估算出中国大约每年发生在医院内的创伤死亡人数为 330 000，那么，仅仅通过建立一级创伤中心这一项改进措施，每年就将至少减少 80 000 人的创伤患者死亡[38]。作为中国的一个经济发达地区，香港特别行政区自 2004 年设立指定的（专职的）创伤中心后，创伤患者的预后得到了明显改进。但迄今为止，该研究是首个在大陆医疗环境下进行的、以创伤中心为研究对象的创伤救治质量评价研究。

该研究的另外一个重要发现，是危重伤患者入院节点的生理-生化指标，具有高度的模式特征。采用模式识别方式，可以快速识别出具有高危病死风险患者。这与我们先前的研究结果一致[39,40,41]。

总之，随着我国社会经济的高速发展，创伤作为一个重要的公共健康问题愈发得到了社会各界的高度重视。随着急诊医疗服务体系日趋完善，院内创伤救治模式正逐渐从依赖型向自主型发展，建立创伤中心和创伤中心认证分级的基础已初步形成，我们建议：中国幅员辽阔，人口分布、地理环境及经济发展状况参差不齐，各地区可以参照 ACSCOT 创伤中心分级认证标准，根据自身的地理特点、人口分布、创伤流行特征和医疗资源的具体情况，建立以大城市大型综合三甲医院为依托的一级创伤中心和其他（地区、市、县、区）分级明确的创伤中心，共同构建起区域创伤救治网路，通过建立统一的创伤登记数据库系统，开展创伤流行病学及临床干预研究，提供循证创伤指南、制订救治规范、评估创伤救治质量，推动区域创伤服务质量的改进和提高。

10.6.4 结论

该研究证明，可以结合我国国情引进和采纳 ACSCOT 建立的 1 级创伤中心标准，尤其是在一些已经具备良好基础的大型三级综合性医院。同时，应该倡导建立区域创伤数据库系统，为区域创伤救治体系的建立、创伤中心分级标准和创伤质量控制提供支持和帮助。

参 考 文 献

[1] Becker R, Urbanek S. From S to R: 35 Years of AT&T Leadership in Statistical Computing. http://www.research.att.com/articles/featured_stories/2013_09/201309_SandR.html? fbid = Vq0sXAH2ls0 [2014-7-29].

[2] Ihaka R. R: Past and Future History. http://cran.r-project.org/doc/html/interface98-paper/paper.html [2014-7-29].

[3] The Association for Computing Machinery (ACM). ACM honors Dr. John M. Chambers of Bell Labs with the 1998 ACM software system award for creating "s system" software. http://www.acm.org/announcements/ss99.html/[1999-3-29].

[4] John M. Chambers. Facets of R. R Journal, 2009, 1 (1): 5-8.

[5] KDnuggets. Poll Results: Top Languages for Data Mining/Analytics. http://www.kdnuggets.com/2011/08/poll-languages-for-data-mining-analytics.html[2014-7-29].

[6] Robert I. Kabacoff. R 语言实战. 北京：人民邮电出版社，2013.

[7] Mitchell T. Machine Learning. New York: McGraw Hill, 1997.

[8] 抗震救灾医疗卫生防疫工作取得阶段性成果. 中华人民共和国卫生部. 2008, http://

www. moh. gov. cn/publicfiles/business/htmlfiles/mohbgt/s3582/200807/37364. htm〔2010-6-11〕.

[9] Zhang LL, Liu Y, Liu X, et al. Rescue efforts management and characteristics of casualties of the Wenchuan earthquake in China. Emerg Med J, 2011, 28 (7): 618-622.

[10] QiuJ, Liu G, Wang S, et al. Analysis of injuries and treatment of 3401 inpatients in 2008 Wenchuan earthquake-based on Chinese Trauma Databank. Chin J Traumatol, 2010, 13 (2): 101, 102.

[11] Jian H, Lv Z, Li Y. Epidemiological investigation on Wenchuan earthquake-struck trauma patients admitted to two hospitals of Chongqing. Chin J Traumatol, 2010, 13 (2): 101, 102.

[12] Xie J, Du L, Xia T, et al. Analysis of 1861 wounded inpatients and deaths in West China Hospital of Sichuan University after the Wenchuan earthquake. Chin J Evid-based Med, 2008, 8 (8): 591-596.

[13] 薛欣盛, 张中伟, 周琰, 等. 汶川地震死亡相关因素分析. 中国呼吸与危重监护杂志, 2008, 7 (4): 245-247.

[14] Wen J, Yang CL, Shi YK, et al. A Retrospective Study of Geriatric Trauma at a Large Teaching Hospital After the 2008 Wenchuan Earthquake. Int J Gerontol, 2010, 4 (3): 115-119.

[15] He Q, Wang F, Li G, et al. Crush Syndrome and Acute Kidney Injury in the Wenchuan Earthquake. J Trauma, 2011, 70 (5): 1013-1018.

[16] Yang F, Bai XJ, Li B, Yang C. Study on epidemiology and emergency treatment of traumatic patients in Wenchuan earthquake. Central China Med J, 2009, 33 (2): 70-72.

[17] Yatoto GH, Syed AT, Rangrez R, et al. Profile of patients admitted in a large teaching hospital as a result of earthquake in Kashmir during October 2005. Int J Health Sci (Qassim), 2009, 3 (2): 209-210.

[18] 曾俊, 杨浩, 江华. 创伤性休克复苏研究的挑战与机遇: 大数据分析、计算机科学、系统生物学与创伤科学的融合. 创伤外科杂志, 2013, 15 (2): 34-37.

[19] Hug C. Detecting hazardous intensive care patient episodes using real-time mortality models. Cambridge: Massachusetts Institute of Technology, 2009.

[20] Demsar J, Zupan B, Aoki N, et al. Feature mining and predictive model construction from severe trauma patient's data. Int J Med Inform, 2001, 61 (1-2): 43-50.

[21] Aoki N, Janez D, Blaz Z, et al. Predictive model for estimating risk of crush syndrome: A data mining approach. J Trauma, 2007, 62 (4): 940-945.

[22] Shi Y, Wang L, Lin Y, et al. Challenges for rear hospital care of Wenchuan Earthquake casualties: experience from West China Hospital. Chin J Traumatol, 2010, 13 (3): 131-136.

[23] 杨浩, 江华, 孙明伟, 等. 基于偏最小二乘法 (PLS) 构建大型突发公共卫生事件创伤预后预测. 四川医学, 2011, 32 (4): 449-452.

[24] 邱海波, 刘大为. 严重感染和感染性休克治疗指南概要. 中国危重病急救医学, 2004, 16 (7): 390-393.

[25] 姚咏明, 刘峰, 盛志勇. 多器官功能障碍综合征与脏器功能支持策略. 中华急诊医学杂志, 2006, 15 (4): 293.

[26] 刘亚华, 侯世科, 樊毫军. 中国国际救援队在汶川地震搜救现场的医疗组织与急救. 中华急诊医学杂志, 2008, 17 (8): 791-793.

[27] Wold S, Albano C, Dunn III WJ, et al. Pattern recognition: finding and using regularities in multivariate data. Food research and data analysis, 1983, 147-188.

[28] MacKenzie EJ, Rivara FP, Jurkovich GJ, et al. A national evaluation of the effect of trauma-center care on mortality. N Engl J Med, 2006, 354, 366-378.

[29] Celso B, Tepas J, Langland-Orban B, et al. A systematic review and meta-analysis comparing outcome of severely injured patients treated in trauma centers following the establishment of trauma systems. J Trauma,

2006, 60 (2)：371-378.

[30] Group for Trauma Emergency Care and Multiple Injuries, Trauma Society of Chinese Medical Association. Current state and future perspectives of trauma care system in mainland China. Injury, 2011, 42：874-878.

[31] Cai B, Sigrid B, Redick B, et al. Comprehensive Level One Trauma Center Could Lower In- hospital Mortality of Severe Trauma in China. Biomed Environ Sci, 2014, 27 (7)：537-543.

[32] Fitzharris M, Zhong W, Myburgh J, et al. The status of trauma registry systems in Chinese hospitals. Inj Prev, 2011, 17：419-421.

[33] Committee on Trauma, American College of Surgeons. Resources for optimal care of the injured patient. Chicago：American College of Surgeons, IL 60611, 2006.

[34] Hemmila MR, Nathens AB, Shafi S, et al. The Trauma Quality Improvement Program：pilot study and initial demonstration of feasibility. J Trauma, 2010, 68 (2)：253-262.

[35] R Project. http：//www. r-project. org[2014-7-29].

[36] Leung GK, Chang A, Cheung FC, et al. The first 5 years since trauma center designation in the Hong Kong special administrative region, People's Republic of China. J Trauma, 2011, 70：1108-1133.

[37] Cheng CH, Graham CA, Gabbe BJ, et al. A comparison of trauma care in Victoria, Australia, and Hong Kong, China. Ann Surg, 2008, 247：335-342.

[38] Xin Hua News Agency：Injury-related mortality is too high in China, experts called to enhance trauma care service. http：//news. xinhuanet. com/health/2011-10/22/c_102186100. htm[2013-1-10].

[39] 孙明伟, 江华, 彭谨, 等. 基于数据挖掘的地震创伤患者入院后结局预测模型. 中华急诊医学杂志, 2014, 23 (3)：308-313.

[40] 杨浩, 江华, 孙明伟, 等. 基于偏最小二乘法 (PLS) 构建大型突发公共卫生事件创伤预后预测. 四川医学, 2011, 32：449-452.

[41] 曾俊, 江华, 蔡斌. 转化医学研究模式与创伤学科发展. 实用医院临床杂志, 2011, 8 (2)：149-151.

第十一章　MATLAB 语言：生物医学中数据处理和建模研究的另一重要工具

彭谨

MATLAB（矩阵实验室）是 MATrix LABoratory 的缩写，是一款由美国 The MathWorks 公司出品的商业数学软件[1,2]。最初 MATLAB 是一款用于数学计算的软件，随着时间的推移，各种新的功能被逐渐添加到 MATLAB 当中。现在的 MATLAB 已经被认为是一种用于算法开发、数据可视化、数据分析及数值计算的高级语言。除了矩阵运算、绘制函数/数据图像等常用功能外，MATLAB 还可以用来创建用户界面并调用其他语言（包括 C，C++，Java，Python 和 FORTRAN）编写的程序。在最新的 TIOBE 的编程语言流行程度指数调查当中，MATLAB 排行在第 14 位，处在 SAS、Fortran 等语言之前。

尽管最初 MATLAB 主要用于数值计算，但随着为数众多的附加工具箱（Toolbox）被开发出来，这套软件也逐渐开始用于其他工程领域的数学分析场合，如控制系统设计与分析、图像处理、信号处理与通讯、金融建模和分析等。另外 MATLAB 提供了一个配套软件包 Simulink，提供了一个可视化开发环境，可以用于系统模拟、动态/嵌入式系统开发等方面。

时至今日，全球数以百万计的工程师和科学家使用 MATLAB 来分析和设计可改变世界的系统和产品。MATLAB 广泛应用于汽车主动安全系统、行星际宇宙飞船、健康监控设备、智能电网和 LTE 蜂窝网络。它用于机器学习、信号处理、图像处理、计算机视觉、通讯、计算金融学、控制设计、机器人学等。

20 世纪 70 年代末到 80 年代初，时任美国新墨西哥大学教授的克里夫·莫勒尔为了让学生更方便地使用 LINPACK 及 EISPACK（需要通过 FORTRAN 编程来实现，但当时学生们并无相关知识），独立编写了第一个版本的 MATLAB。这个版本的 MATLAB 只能进行简单的矩阵运算，如矩阵转置、计算行列式和本征值等功能，由于 MATLAB 在矩阵处理上的基本功能非常强大，因此在一些高校逐渐流行开来。

1984 年，杰克·李特、克里夫·莫勒尔和斯蒂夫·班格尔特合作成立了 MathWorks 公司，开始开发商用的矩阵计算软件，随着公司的逐渐变大，MATLAB 各个版本的功能越来越多。除了数学计算之外，各种统计、波谱分析、筛选、优化、数值积分等计算功能也不断加入到软件当中。从 MATLAB 2008a 版本开始，MATLAB 加入了面向对象编程的功能，因此形成了一套自己的语言风格。根据 MathWorks 自己的数据，目前世界上 100 多个国家的超过一百万工程师和科学家在使用 MATLAB 和 Simulink。

现在的 MATLAB 平台为解决工程和科学问题进行了专门的优化。它的运作主要基于这样几个模块特性：

1. 基于矩阵的 MATLAB 语言专注于计算数学表示方法，这使得 MATLAB 在矩阵预算方面拥有异常方便的函数系统和较为快速的运算速度。在系统生物学研究方面，一旦涉及大量的本质上是矩阵和向量运算的序列对比，样本分析和反复的迭代运算的时候，MATLAB 可以提供相对较为快速的运算速度，并且为其他程序所调用。

2. MATLAB 内置了大量的图形和绘图函数，这使得生物学产生的大量数据的可视化变得方便可行，从而使得洞察数据变得简单易行。

3. MATLAB 集成了大量的预制工具箱库，在生物学方面，有 Bioinfomatic 和 Simbiology 两个工具箱，另外结合 Statistic 工具箱。涵盖了几乎从细胞生物学代谢动力模拟，到生态学的各个层次的生物数据研究的数学建模的需要。并且可以对大型数据集运行分析，并扩展到集群和云[3,4]。

随着版本的更新，现有的 MATLAB 系统因为提供了传统编程语言到交互式计算平台的全部功能，包括流控制、错误处理、面向对象编程、单元测试和源代码管理集成等，因此已经发展成为了一套专供科学家和工程师使用的方便的计算机语言系统。必将在生物医学研究中发挥越来越大的作用。

11.1　MATLAB 软件系统构成

MATLAB 软件主要包括主包、Simulink 和工具箱三大部分。

MATLAB 语言

MATLAB 可以认为是一种解释性语言，可以直接在 MATLAB 命令窗口键入命令，也可以在编辑器内编写应用程序，这样 MATLAB 软件对命令或程序中各条语句进行翻译，然后在 MATLAB 环境下对它进行处理，最后返回运算结果。

MATLAB 语言的基本语句结构为

变量名列表＝表达式

其中，等号左边的变量名列表为 MATLAB 语句的返回值，等号右边是表达式的定义，它可以是 MATLAB 允许的矩阵运算，也可以使函数调用。

等号右边的表达式可以由分号结束，也可以由逗号或回车结束，但它们的含义是不同的，如果用分号结束，则左边的变量结果将不在屏幕上显示出来，否则将把结果全部显示出来。

MATLAB 语言和 C 语言有所不同，在调用函数式 MATLAB 允许一次返回多个结果，这时等号左边是用 ［］ 括起来的变量列表。

在 MATLAB 使用的过程中，最重要的窗口包括以下几个部分：

在脚本输入框当中，输入的内容就是一段一段运行的脚本，称为程序（图 11-1）。

在命令框当中，我们可以直接输入某一段程序的代码，马上查看这段代码运行的结果。而运行过程中产生的各种变量则可以保存在工作空间中。

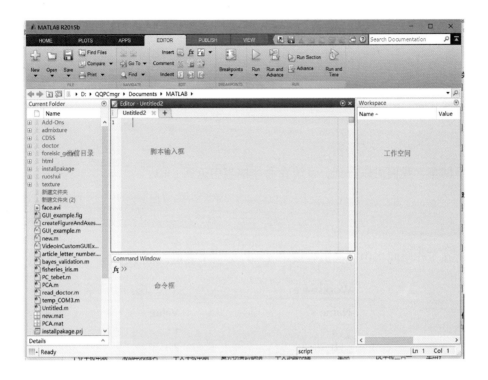

图 11-1　MATLAB 7.0 界面

我们可以在命令框中输入如下代码：

```
>> a=1
```

在按下回车键之后，命令框的下放可以出现如下反馈：

```
a =

    1
```

同时在左边的工作空间可以看到生成了一个名为 a 的变量，它的值为 1（图 11-2）。

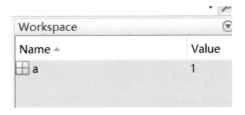

图 11-2　工作空间视窗

继续输入 $b=2$，按下回车。

```
>> b=2

b=
    2
```

最后输入：

```
>> c=a+b
```

按下回车，我们可以看到，系统在命令框当中返回 $c=3$：

```
c=
    3
```

同时在工作空间当中，已经生成了 a，b，c 三个变量（图 11-3）。

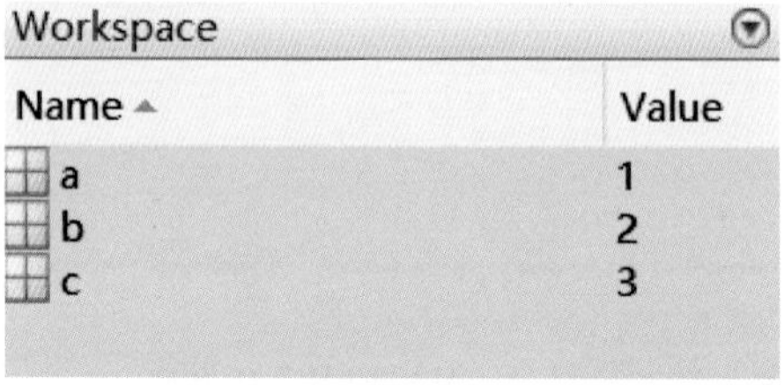

图 11-3　工作空间（a，b，c 三个变量）

MATLAB 这种简单的命令交互式的计算是它的一种重要功能，键入命令，观察工作空间当中的变量变化，可以逐步对 MATLAB 进行学习。

MATLAB 的路径

在使用 MATLAB 的过程中，非常重要的一个概念就是工作路径。例如，我们在 MATLAB 当中输入某个函数的时候，MATLAB 首先会查找这个函数是不是系统内部建立的函数，如果是系统内部的函数，则会自动调用这个函数进行运算。如果在系统内部没有找到这个函数，则会在当前的工作目录下面寻找同名函数。这个特性使得在使用 MATLAB 的时候一定要考虑当前的工作路径是什么，可以在系统命令框输入 pathtool 函数来查看当前的工作路径。另外，在工作框当中输入命令的时候，可以使用光标键【↑】【↓】来调用前面的命令，而光标键【←】【→】则可以移动光标位置以修改命令。

11.2　MATLAB 中的函数

MATLAB 当中的所有函数都是可以通过形如：

```
function [ output_args ] =Untitled ( input_args )
```

的格式来进行输入输出管理的。输入的变量可以为数字、字符、数组、元胞数组及结构体等内容。输出的变量也同样如此。在定义了函数之后，所有的函数内形成的运算都不再会显示在工作空间中。

MATLAB 快速入门技巧

作为一门编程语言，MATLAB 博大精深，学习这门语言最重要的就是利用 MATLAB 的帮助系统。单击屏幕右上角的 图标，就可以进入到 MATLAB 的帮助系统（图 11-4）。

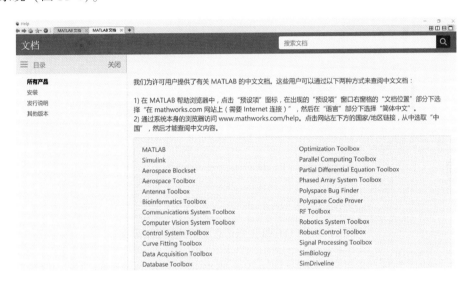

图 11-4　MATLAB 帮助文档界面

里面的内容包罗万象。我们可以点击第一条文档 MATLAB 开始入门学习。而作为一名生物学和医学研究者，在完成了最基础的入门学习之后可以通过点击这个页面的 Bioinformatics Toolbox[5] 和 SimBiology[6] 两个工具包的帮助文件进行操作入门学习。在点击进入 Bioinformatic 工具箱之后，点击右方的 example 按钮，可以看到如下例子的页面：里面有关于生物信息学分析的相当多的数据（图 11-5）。

从上图可以看出，关于生物信息学的数据包括了利用机器学习的思路对宏基因组学里面的乳腺癌分子加权表达量进行聚类分析。利用人工神经网络进行蛋白质的二级结构分析，以及利用基因本体论的思路对基因芯片的转录组学数据进行功能富集分析。这些分析过程都同时用到了现代机器学习技术和生物学大数据的有关知识。如果要用其他软件平台进行上述过程的分析，可能需要更多的代码编写工作方可办到[6]。

总结

MATLAB 是一种非常先进的计算工具。随着时间的推移，其越来越强大的工具包和完善的功能平台使得这种软件在包括生物工程在内的各种工程研究当中起到了越来越重要的作用。专业的优化系统使得这种软件的矩阵运算速度较 R、python 等语言更快[7]，在进行数学运算和数学变换方面，这种语言具有自己独有的直观快速的优势。作为一种快速入门进行编程的平台，这个软件最大的缺点就是价格较为昂贵。必须指出，虽然 MATLAB 是一种非常先进的计算工具，但是采用先进的工具并不意味着使用者的技术水平就一定是

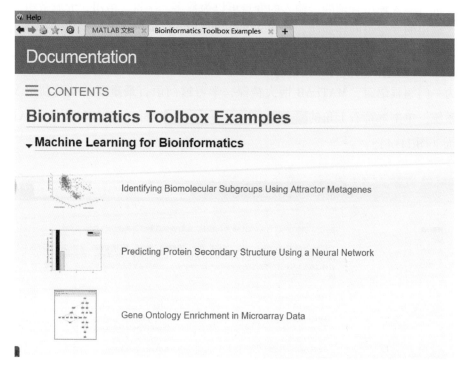

图 11-5　MATLAB 生物信息学工具箱帮助界面

最先进的。软件的运用效果最终还是取决于人的水平。因此，持续的学习，保持旺盛的好奇心，才是让自己获得不断进步的关键。

参 考 文 献

[1] The MathWorks Inc. Optimization Toolbox User's Guide MATLAB. https：//www. mathworks. com/help/pdf _doc/optim/optim_tb. pdf[2017-1-1].

[2] Moler C. MATLAB User's Guide. https：//ccrma. stanford. edu/~jos/matdoc/matdoc. pdf[2017-1-1].

[3] Ihlen EA. Introduction to Multifractal Detrended Fluctuation Analysis in Matlab. Front Physiol, 2012, 3：141.

[4] Coleman T, Branch MA, Grace A. Optimization Toolbox for Use with MATLAB, User's Guide, version 3. 1999.

[5] Henson R, Cetto L. The MATLAB bioinformatics toolbox. NJ, U. S：John Wiley & Sons, 2005.

[6] Mesecke, S. Physiologically- based Pharmacokinetic (PBPK) model for SimBiology. Biotech. https：// cn. mathworks. com/matlabcentral/fileexchange/37132- physiologically- based- pharmacokinetic- pbpk- model- for- simbiology[2017-1-1].

[7] Colliau T, Rogers G, Hughes Z, et al. MatLab vs. Python vs. R. 2016 Annual Meeting of Midwest Decision Institute, (MWDSI) conference April 15, 2016：59-70

第十二章　代谢组学：系统生物医学研究的一种范式

江华，彭谨，杨浩，陈鄢津，王凯，曾俊，邓鹏翅

12.1　临床代谢组学的过去、现在与未来

12.1.1　什么是代谢组学：历史和基本概念

1. 代谢组学的起源

代谢组技术肇端于20世纪90年代中晚期，代谢组学概念的提出，一般认为应归功于英国曼彻斯特大学的Oliver和伦敦帝国理工学院的Nicholson，前者被认为于1998年创立了metabolomics这一名词[1,2]，后者被认为于1999年创立了metabonomics这一名词。但是，根据PubMed的论文检索记录，代谢组学的核心关键概念——代谢型（metabolome）首次见于研究论文是1997年，提出者是澳大利亚悉尼大学的Helen Tweeddale、Lucinda Notley-McRobb和Thomas Ferenci[3]。他们在研究大肠杆菌的生长代谢时，首次提出可将细胞代谢产生的所有代谢物视为一个整体来研究，并将“代谢型”这一概念用于指代这种整体性研究。但Helen Tweeddale等的研究，采用的是相对传统的同位素标记代谢物分析，而Oliver和Nicholson等引入了全新的、高通量代谢型分析手段，因此，一般认为他们两人是代谢组学这一新兴学科的创始人。

2. 几个基本概念

代谢型（metabolome）：是经过代谢组学检测，从所获得的原始代谢指纹图谱中抽取出来的一些具有特征性的代谢物的集合。从发展上看，代谢型是将代谢组学技术应用于临床的关键。采用此经过简化的代谢物集合，可定性和定量地描述疾病在代谢系统水平上的变化。同时，可以和代谢靶标分析结合，通过采用一些动力学建模手段，实现在疾病发展过程中的动态代谢监测。

代谢组学（metabolomics或metabonomics）：对生物样品（体液或组织）中的全部小分子代谢物进行检测和分析的科学。通过单独或联合应用色谱、质谱及磁共振波谱（NMR）等多种分析化学仪器，对人体血液、尿液等体液，以及组织样本中的小分子代谢物进行检测，可同时获得数百种到上千种不等的化合物信息（如对血液的分析发现，采用5种常用分析化学手段检测，可获得的化合物种类有3564种；而对尿液的分析发现，采用6种常用分析化学手段检测，可获得的化合物种类有445种）（图12-1，图12-2）。由于一次实验可获得大量的化合物信息，代谢组学通常被认为是一种高通量分析检测技术。但是，代谢组学检测所获得的信息，并不一定全部都与临床问题有关联，其中既包含

了大量有用的信息（信号），也包括大量无干的信息（噪声）。必须通过使用一些数学和统计手段将信号从噪声从提取出来。这一过程，通常会用到被称为"模式识别"的技术，而这些数学和统计手段，传统上被称为"化学计量学"。

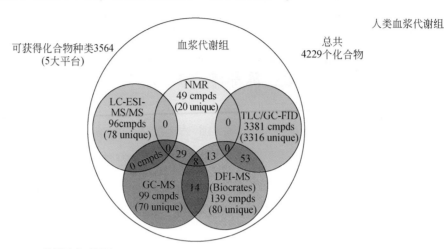

维恩图表示通过NMR、GC-MS、LC/GC-FID、LC-ESI-MS/MS和MS/MS等方法检测的血浆代谢物的交叉部分与可检测的血浆代谢组的对比（doi:10.1371/journal.pone.0016957.g003）

图 12-1　使用各种检测手段获得的人血液代谢小分子化合物总集

NMR：磁共振波谱；TLC/GC-FID：薄层色谱/气相色谱–氢火焰光离子化检测器；DFI-MS：直接进样/质谱；GC-MS：气相色谱–质谱；LC-ESI-MS/MS：液相色谱–电喷雾串联质谱/质谱；cmpds：化合物基因；unique：该检测方法中特有的［Psychogios N，Hau DD，Peng J，et al. The Human Serum Metabolome. PLoS ONE，2011，6（2）：e16957.］

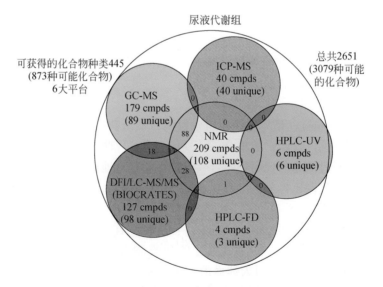

图 12-2　使用各种检测手段所获得的尿液代谢小分子化合物总集

NMR：磁共振波谱；ICP-MS：电感耦合等离子体质谱；HPLC-UV：高效液相色谱–紫外光检测器；HPLC-FD：高效液相色谱–火焰光检测器；DFI/LC-MS/MS：直接进样/液相色谱–质谱/质谱；GC-MS：气象色谱–质谱；cmpds：化合物基因；unique：该检测方法中特有的［Bouatra S，Aziat F，Mandal R，et al. The Human Urine Metabolome. PLoS ONE，2013，8（9）：e73076.］

代谢指纹图谱：是采用高通量代谢组学检测手段获得的体液/组织样本中小分子代谢物的信息总和。由于个体间，以及在各不同疾病条件下获得的每一个检测样本中的小分子代谢物的组成模式（由化合物组成的种类及其各自的含量）都是独一无二的，因此将之类比为"代谢指纹"（metabolic fingerprinting）。对代谢指纹进行处理的手段很多，目前的主流方法是使用模式识别等方法将特定代谢指纹与疾病的信息连接起来。但很多情况下，绘制代谢指纹图谱只是代谢组分析的第一步，此时获得的信息是相对粗糙的对个体和特定疾病状态的分类。

生物标志物：通常泛指一切可用于疾病诊断或指导治疗的生物分子，既可以是类如蛋白质的大分子，也可以是小分子。过去几十年中，对单个生物标志物的探索，一直是生物医学研究的一大热点。但遗憾的是，除了少数例外情形，这种努力的成效并不显著：虽然投入了大量人力物力，最终发现的、具有直接的诊断和治疗指导意义的生物标志物为数不多。这是由疾病的复杂本性所决定的。因此，结合代谢组学发展所带来的启示，未来在生物标志物探索中，将越来越多的从模式分类的角度开展工作。换言之，有意义的生物标志物，可能是一群或者一组，而非单个。

3. 代谢组学从 20 世纪后期到 21 世纪的发展

大量研究表明，联合 ^{1}H-NMR 技术和质谱色谱技术的代谢组学能够对代谢过程中的各种化合物进行全面和定量分析[4-7]。不同于传统的代谢产物监测，以 NMR、色谱/质谱联用为基础的代谢组技术可以通过一次采样，获得大量不同机体代谢化合物的定量数据。相较于基因组学、蛋白质学，代谢组学关注的是基因和蛋白质表达的最终作用产物，对患者整体物质代谢体系进行评估，通过分析体液组成，获取在疾病过程中具有特异性的代谢产物"生物标志物"（biomarkers），帮助了解病变过程中机体代谢的改变，辅助临床诊断和治疗，从而判断其病理生理状态，其临床应用已经在多个国家得到了实践。不仅如此，利用多学科交叉融合和合作，将试验结果纳入模式识别数学模型，捕获发生特异性改变的代谢产物，获取个体化的代谢物指纹图谱，同时结合患者个体临床状况进行分析，将可能为临床诊断和治疗预期效果评估提供全面有效的代谢指标监测系统。

代谢组学力求分析生物体系（如体液和细胞）中的所有代谢产物，整个过程中都尽可能保留和反映总的代谢产物信息。代谢组学在理论上不像基因组学、转录组学和蛋白质组学是对一种化合物的分析，其研究必须处理各种不同种类、性质差异大、浓度范围分布广的分子（图 12-3）。现代 NMR 代谢组学借助使用低温探头和微探头的方法和近年新发展的魔角旋转（magic angle spinning，MAS）技术[8-12]，其分析结果获得的代谢物的大小、数量、官能团、挥发性、带电性、电迁移率、极性及其他物理化学参数，与传统的各种组学（基因组、转录组及蛋白组）技术相比具有如下优势：

- 相对于基因和蛋白功能，代谢产物的检测更容易
- 代谢组学的技术不需建立全基因组测序及大量表达序列标签数据库
- 代谢物的种类远小于基因和蛋白的种类
- 代谢产物在所有个体内都是类似的，样品方便易得，其研究中采用的技术更通用
- 代谢是包含了机体自身和外源食物构成的复杂的混合体系，代谢组作用对象正是这种更加复杂的代谢体系，从而实现了常规方法难以达到的实时、动态和高通量监测
- 很多疾病（如代谢综合征、肥胖、心血管疾病等）的治疗靶目标是针对代谢物组

的，而非基因和蛋白

- 可实现对机体代谢状况的无偏向的全面定性和定量分析

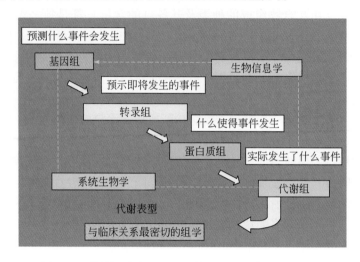

图 12-3 代谢组学与基因组、转录组、蛋白质组的关系

12.1.2 代谢组学的两大主要分析平台

1. NMR 基本原理

^{1}H- NMR 波谱解析的方法，源自于物理化学和量子物理学。简述如下：量子自旋数 I=1/2 的 ^{1}H 原子在磁场中做拉莫尔进动，类似于螺旋前进的轨迹。当外加电磁辐射使得 H 原子刚好吸收低能级到高能级所需要的能量后，处于低能级态的原子就会跃迁到高能级态，这样就称为磁共振。从而可以利用磁共振仪来产生磁场，以及脉冲电磁信号激发原子的磁共振现象，并在接收线圈中捕获电压信号，最终形成一个衰减信号，一般称为 FID 信号。对 FID 信号进行快速傅里叶变换（fast Fourier transform，FFT）后，就将信号从时域空间的衰减信号同构变换到了频率域空间中，形成关于频率与频数（或者称为响应值）的柱形分布图，即 NMR 波谱。通过对波谱中的出现相应信号的峰所在的频率（ppm 与频率等价，ppm=频率/磁共振仪分辨频率）分析，对应化学结构，将所有的峰值信号进行对应化学结构以后，最终确定待测化合物结构，从而实现对单一纯品化合物进行物质结构的准确鉴定。自诞生以来，^{1}H- NMR 在生物制药、石油化工等领域得到了极为广泛的应用。

NMR 对结构极为敏感，不仅可以同时鉴别多种已知化合物的结构，且能对未知代谢物的结构进行鉴定，随着扩展技术（如多维 NMR）的发展，NMR 对未知化合物的鉴定能力在 21 世纪第一个十年中取得了突飞猛进的进步。与此同时，由于 ^{1}H- NMR 兼具了良好的灵敏度，很好的定性能力、成本低廉、测试快速、样品制备简单等多种优势，因此，^{1}H- NMR 技术很自然的率先被引入临床代谢组学领域，成为具有极其重要作用的分析测试平台。与此同时，其他 NMR 核（如 ^{13}C、^{31}P、^{15}N）也随着仪器技术的发展进步而陆续被引入代谢组学研究领域。

不可否认，虽然 NMR 技术已经取得了长足进步，但相对于其他波谱和质谱技术来说，其敏感性还要低一些。但我们想要进一步强调，NMR 技术在临床研究和应用中具备的、独有的优势：其可以同时提供待测化合物的结构（structure）和质量（quantity）信息。此外，NMR 波谱最具魅力之处，也是很多其他强有力的分析测试工具无法望其项背的优势：其能以完全无损的方式对组织和体液进行分析测试，同时，其对待测样品进行的前处理也极为简单。这样，NMR 平台就特别适合于临床研究：对样品无损伤（这意味着 NMR 测试过的样品还可用于其他技术平台，实现了"一个样本，同时用于多个研究的目的"），重现性强。这些优势，使得 NMR 成为日益兴盛的转化医学研究范式下，最具有优势的分析方法之一。

更为重要的是，由于 NMR 代谢组学技术从其诞生之日起，就以模式识别技术作为其数据分析的基本理论，其优势，在现今的大数据时代就更为突出：代谢物的集合，可以视为一种本体（ontology），可以视为超越了物种、基因、细胞及组织的独立分析对象。随着数学分析工具更进一步地渗透，NMR 代谢组学最有可能成为将基础研究与临床研究连接在一起的方法学框架，并由之而成为新一代智慧检验分析系统的基础性平台。

2. MS 基本原理

质谱是另一种常用的代谢组学检测平台。其原理是通过对待测样品进行气化后以相当能量的电子流或其他方式进行冲击，以打掉气化分子的电子，形成带正电荷的离子，生成不同荷质比的带电荷的离子，经加速电场的作用，形成离子束，进入质量分析器。在质量分析器中，再利用电场和磁场使发生相反的速度色散，将它们分别聚焦而得到质谱图，从而确定其分子质量，进而实现物质定性。

质谱技术主要的是一种定性鉴定技术，在单纯品有机分子的鉴定方面发挥了非常重要的作用。它能快速而极为准确地测定单纯品生物分子的分子质量，尤其是生物大分子。因此其在生物医学研究中最为成功的应用领域之一是蛋白质组研究，其已经很好地实现了多种蛋白质从一级结构到高级结构的鉴定。其在代谢组学研究中也有广泛的应用，基本上，已发表的代谢组学研究中，基于 MS 平台技术的和基于 NMR 平台技术的，各占半壁江山。但与 NMR 技术相比，质谱技术面临的最大挑战是样本制备程序较为繁琐、对样本具有破坏性，已经检测过的样本、无法再用于其他技术平台分析，对生物样品的重现性劣于 NMR、对混合物的分析测试能力较弱，且只能作为定性工具，若要实现定量，必须与 GC 或 LC 联用，更增加了应用的繁琐性。这样就限制了其在临床研究条件下的普及应用。本章的主旨是介绍在临床条件下实现快速和系统性的代谢组研究方法，因此不对 MS 平台做过多介绍。

12.2 ^{1}H-NMR 代谢组学的分析流程：从实验到数据处理的常规操作

12.2.1 样品制备、分析测试与数据预处理

NMR 本质上是对化合物分子施行一个外加的高强度磁场，然后再对被测原子核的共

振频率进行检测。其获得的原始数据是被测原子核共振由大到小的原始衰减信号，一般称为自由感应衰减（free induction decay，FID）信号，上述 FID 信号导入 MESTREC（version 4.4.1.0，Mestrelab Research，ACorunia，Spain）软件，对其进行傅里叶转换（Fourier transform，TF）从而获得 1D-NMR 谱图，将所获得的谱图进行自动基线及化学位移的调整。[1-4]

以下以笔者所在实验室的一项脊髓损伤大鼠代谢组实验为例，具体说明数据处理和统计分析的过程。

该研究的实验操作简述如下：采用 9 只 SD 雄性大鼠，分为正常组、轻度脊髓损伤组（仅打开椎板）和重度脊髓损伤组（脊髓半横断伤）。造模成功后以枸盐酸钠抗凝管收集左心室血液约 2ml，立刻置于 2000r/min 离心 10min，后取上清液约 1ml，置于 -70℃冰箱内保存待用。

1. 样品制备

（1）样品在室温下解冻。

（2）解冻后的样品立即放入高速离心机中，以 10000rpm 离心 10min。

（3）高速离心完成后，取 400μl 上清液样品与 200μl 超纯氘代重水（99.9% D_2O）加入 5mm NMR 试管中，样品制备即完成。制备好的样品应该尽快送检，若需转运，应保持样品在转运过程中保持低温（3~4℃），以免待检物在高温下分解。

2. 仪器与参数设置

我们使用 AVII-600MHz NMR 仪（600.13MHz ^{1}H-observation frequency；Bruker Biospin Rheinstetten，Germany）作为检测平台。探头温度 300.0K，设置一维 Carr-Purcell-Meiboom-Gill（CPMG）脉冲序列，压制水峰（with water suppression irradiation during the relaxation delay，5s）。总波谱宽度 20ppm，采集数据点 64K。

12.2.2　数据预处理

1. 傅里叶变换

原始数据是时间域上的音频信号，需要进行预处理后方可做进一步分析。标准的方法是对数据进行傅里叶变换。傅里叶变换是一种信号处理技术，傅里叶变换可以把给定的数据向量转化为一系列正弦或者余弦波之和。傅里叶变换的公式：

$$F(\omega) = F[f(t)] = \int_{-\infty}^{\infty} f(t) e^{-i\omega t} dt$$

逆运算：

$$F(\omega) = F^{-1}[f(\omega)] = \frac{1}{2\pi} \int_{-\infty}^{\infty} f(\omega) e^{-i\omega t} d\omega$$

式中，ω 代表频率，t 代表时间，也就是说，傅里叶变换可以把一个随着时间 t 波动的函数转化为一系列频率函数之和的形式。这种变换在数据的压缩上具有相当的意义。

NMR 的音频信号可以分解为 n 个正弦或者余弦波之和。而这些正弦和余弦波可以利用频率（周期）和振幅两个量表示。从图 12-4 可以看出，某些振幅非常小的波动实际上存储起来会消耗巨大的存储空间，但并不会影响数据波动的模式。如果我们舍掉这样一些振幅很小的波动，就可以在不改变数据基本轮廓的情况下，获得相对较小的波谱数据（图 12-4）。

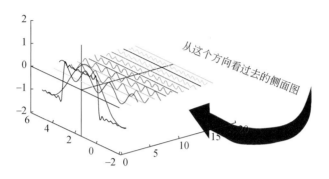

图 12-4 傅里叶变换原理

在我们的实验中，获得的 NMR 原始数据经傅里叶变换后，音频信号就变成了频域信号，也称为化学位移值（ppm），经离散化处理后（按每 0.04ppm 为单位进行分割，获得 188ppm）就得到了可供进一步分析的氢谱（图 12-5）。

获得氢谱后，按各化学位移值段分别积分，即得到与各个化学位移值段相对应的积分值，这样达到了简化原始数据的目的。通过以上处理可获得 9 组数据，构成了一个 9×188 二维矩阵（其中 9 为样本数，188 为积分区间数）（图 12-6）。

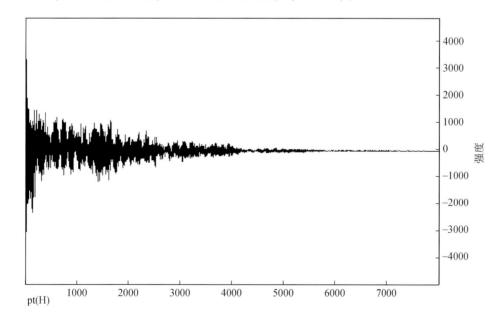

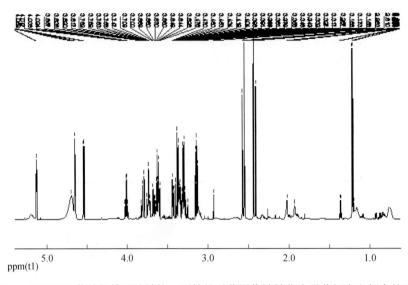

图 12-5　NMRFID 信号的傅里叶转换，原始的震荡图像被转化为震荡幅度和频率的函数

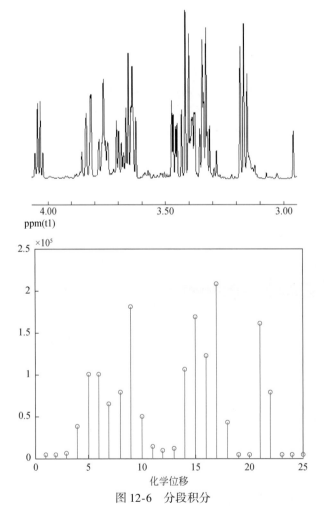

图 12-6　分段积分

2. 归一化

首先对所有的谱图进行相位调节与基线校正。然后对数据矩阵进行归一化和标准化处理。一般情况下，由同一类样本获得的 NMR 谱图并不会完全一致，这主要是由于两次测量时稀释浓度、温度、仪器工作稳定度等方面的原因造成的，因此在数据多元化之前要对数据矩阵进行归一化操作。归一化操作方法很多，最常见的是线归一化（inf-norm）。一般假设每个 NMR 图谱最高的波峰都应该是同一种物质，含量非常近似，可以利用线归一化技术对数据进行处理：

$$x'_{i,j} = \frac{x_{i,j}}{\max\limits_{n}(x_{i,j})}$$

其中，$x_{i,j}$ 是样品 i 的变量，$x'_{i,j}$ 是样本归一化之后的新变量，j 为变量编号，n 为变量总数。归一化完成之后，每个样本内的标本相对值不会改变，绝对值与该样本的最大变量呈正相关。

3. 标准化

为了增强样本间的可比性，在归一化操作之后，需要对数据进行标准化处理。我们在此采用中心化（mean-centering）的方法对数据进行处理：

$$x'_{i,j} = x_{i,j} - \bar{x}_j$$

其中，$\bar{x}_j$ 为第 j 列的平均值，$x_{i,j}$ 和 $x'_{i,j}$ 分别为原始和处理后的第 j 列第 i 个数据矩阵元素。中心化处理可使新坐标系的原点与群点的中心重合，在保持原有数据关系的同时减小数据的动态范围。

12.2.3　代谢物的波谱分析和识别

NMR 波谱分析的第一步，是建立起波谱上的各种波峰同代谢物的对应关系。在完成对于波谱进行积分之后，对于混合物叠加而成的复杂波谱，每一个积分段有可能对应多个化合物，很多时候，一个氢原子空间分布复杂的化合物又有可能对应多个波峰（图 12-7），因此需利用数据库技术建立起波谱和物质之间的恰当的对应关系。我们采用 HMDB 数据库和等距离桶状积分（bucketing integration）技术实现峰匹配。等距离桶状积分是代谢组学的研究中对 NMR 波谱进行积分的最常见技术，其主要的目的是降低连续的波谱信号维数，并且同时减少化学位移漂移的影响。但是在进行桶状积分的时候，往往可能会出现靠得比较近的两个 NMR 峰值被融入一个积分段的现象，为了更好地使代谢物与血浆 NMR 的峰段匹配，我们进一步利用模糊数学的原理进行 NMR 峰值匹配，自动识别某一峰值（图 12-8）。[12]

1. 宏观观察结果

利用归一化技术对 ¹D-NMR 进行标准化。通过对三组不同血浆标本的 ¹D-NMR 图进行观察，并且利用 MATLAB 的数据透视功能进行频谱分析。先单独观察样本 1 的血浆代谢 NMR 图谱，发现经过处理后的 NMR 波形完整，基线平稳，各波峰平滑均匀，可以进行分段积分。然后将 1~9 例波峰在水平面上叠加，发现各样本轮廓总体相似，说明样本均来自于血浆，稀释水平无明显差异。样本序数为纵坐标，NMR 基线作为横坐标，可以把 1~9 例的波峰投影到基底面上获得样本轮廓等高线，在纵坐标上有明显变化的部分可以

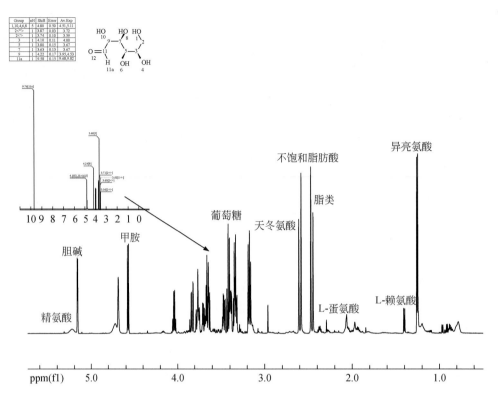

图 12-7　通过峰匹配技术和数据库进行综合判断，示峰匹配后的
葡萄糖 NMR 峰及其在全血浆 NMR 谱中的位置

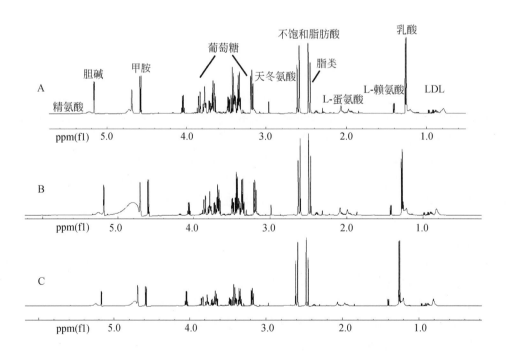

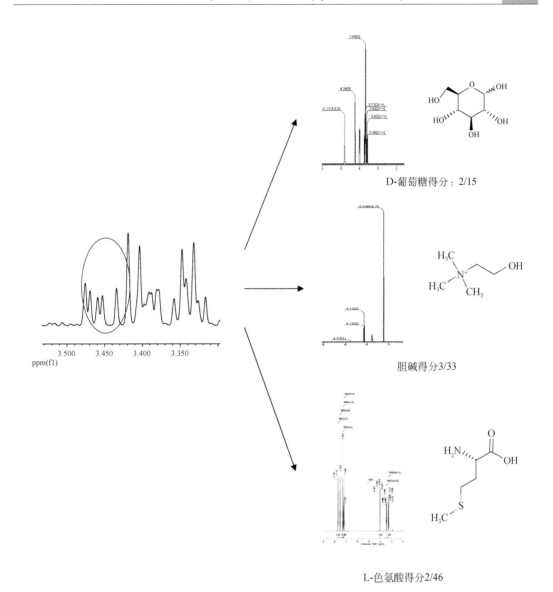

图 12-8 峰匹配

理解为随样本变化波峰具有明显变化。从波形总体轮廓趋势上可以发现在 1.2、3.0 ~ 4.0、4.6ppm 处的波形有比较明显的区别。说明 3 个不同的样本可能存在代谢谱或产物量上的差异（图 12-9）。

2. 模式识别与数学建模

一张一维¹H-NMR 谱图就可能含有几千条谱线，从中抽提对于研究或临床诊断有价值的信息是任何代谢组实验的关键问题。就本节所述及的脊髓损伤代谢实验而言，我们的目的是通过代谢组学技术建立识别脊髓损伤后在代谢网络水平上发生的扰动，其第一步，是要能够通过代谢指纹图谱实现：伤情识别、鉴定与损伤严重程度相关的关键代谢物。

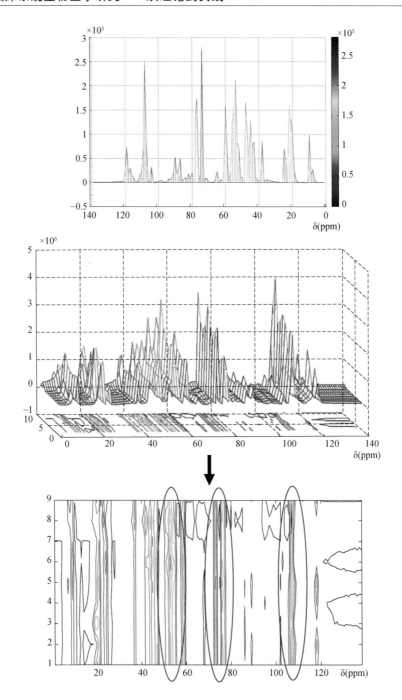

图 12-9　示例样本在平面叠加后可以看到高低不同的波峰

将这些波峰投影到底面可以获得类似等高线的波峰图，从中可以看出某些样本处于
极高峰值（红色部分），等高线密集的区域意味着该处样本的值有剧烈变动

　　对于纳入实验的每个大鼠而言，其代谢谱都是独特的，这也正是"指纹"一词就其语义而言的所指，构成这一"指纹"的，其实是数以千计的波谱线。所以代谢谱的差异，事实上体现为波谱线的差异。进而言之，这些变异有的是来自于动物本来就有的个体差异，有的则是由

损伤造成的。由于这几千条谱线的差异不可能都与我们关心的、大鼠受到的不同处理（即严重程度不同的损伤）相关。因此，如何抽提出对于这9个样本整体变异贡献最大的一系列谱线就是该研究的重点。这一信号识别的过程，首先要利用数据降维的方法来实现。

数据降维的核心原理是将 n 维空间的图景在二维或三维空间显示出来，并尽可能避免原 n 维空间中分类信息的丢失。考虑含有 n 个变量的模式矢量，每个矢量是 n 维空间中的一个点。如 $n=2$ 或3，则可直接用图形表现这些模式矢量，人眼也可以直接对其进行区分辨别。在 $n>3$ 时，这种直接的图形表现显然是不可能的。通过数据降维，就能实现将 $n>3$ 空间的数据降入低维空间[6-8]。

数据降维的分析方法很多，大致可以分为有监督的（supervised）模式识别方法和无监督的（unsupervised）的模式识别方法。有监督的模式识别方法有偏最小二乘法（partial least squares，PLS）和 PLS-DA（PLS-discrimination analysis）方法等。无监督的模式识别方法有主成分分析（principal component analysis，PCA）、非线性投影（non-linear mapping，NLM）和分层聚类分析（hierarchical cluster analysis，HCA）等。通过数据降维进行模式识别的分析方法，其一般过程是首先对数据进行无监督的模式分析，然后选定某一类样本进行数据建模，再对变量进行加权处理，选定主成分建模的主成分数目，最后利用有监督性统计方法判别未知样本。

非监督方法针对那些不利用或没有样本所属类别信息的数据处理情况。非监督方法将复杂的数据降低到一个低维空间，从而使系统分析更加容易。该方法包含两个步骤：数据缩减算法的实现，以及识别出的模式或聚类的图形显示。目前代谢组学中最常用的无监督模式识别方法是主成分分析（principal component analysis，PCA）法，也是目前最常用的模式识别方法。在本部分研究中，我们选取 PCA 作为降维方法。PCA 是一种在保持数据信息损失最少的原则下，对高维变量进行降维处理的线性映射方法。它的基本算法是要找到一种空间变换方式，把经预处理后的原始变量线性组合成若干个相互正交的矢量（即主成分，PC）。通常情况下，第一主成分能反映样本间的最大差异，其他主成分反映的差异程度依次降低。

设 X 是经过预处理后含有 m 个变量 n 个样本的数据集，其中第 n 个样本的主成分记为 PC^n，由主成分的算法可知 PC^n 有 m 个分量分别对应了第 n 个样本的 m 个主成分，形式表述为

$$PC^n = \{PC_1^n, PC_2^n, \cdots, PC_m^n\}$$

式中，PC_i^n 表示了第 n 个样本的第 i 个主成分值；另外，我们用 PC_i 表示第 i 个主成分，此时，主成分可以被 m 个原始变量线性表出，矩阵形式如下：

$$PC = X \times A$$

式中，A 为载荷（loading）矩阵，X 为原始数据矩阵，且具有如下形式：

$$A = \begin{pmatrix} a_{11} & \cdots & a_{1m} \\ \cdots & \cdots & \cdots \\ a_{m1} & \cdots & a_{mm} \end{pmatrix}$$

$$X = \begin{pmatrix} a_{11} & \cdots & a_{1m} \\ \cdots & \cdots & \cdots \\ a_{n1} & \cdots & a_{nm} \end{pmatrix}$$

3. 主成分分析的有效性判断

首先通过布拉德福分布函数（Pareto distribution）察看各主成分在总体变异中所占的

百分比。运行结果依次为

2 PC1：70.2326
3 PC2：12.6901
4 PC3：7.1303
5 PC4：4.8128
6 PC5：2.1205
7 PC6：1.6748
8 PC7：0.8043
9 PC8：0.5126

对上述主成分的变异系数作图（图12-10）：

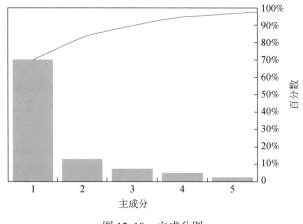

图 12-10　主成分图

从图12-10中可以看出，前两个主成分所占的比例高达83%，前三个主成分在系统变异中所占的比例高达90%。因此，利用前两个主成分就可以大致代表9个样本之间的变异。反之，如果各主成分所占变异在总变异的百分比中数量相似，则说明所有样本数据呈现随机分布，无法找出其中的相关性。样本无法进行主成分分析。

4. 得分图分析

将所有9个样本分为轻度损伤，重度损伤组和正常对照，发现各组样本得分分布具有一定规律，随第二主成分得分逐渐升高，动物的损伤情况有加重的倾向（图12-11）。

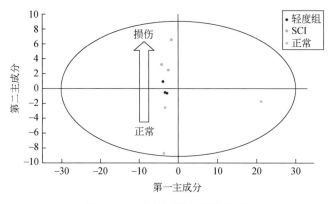

图 12-11　代谢型随伤情变化图

5. 载荷分析

对 188 个化学位移段在第一、第二主成分中的系数进行作图分析（图 12-12），可发现 188 个相当部分化学位移值段分布呈现球形分布，部分物质在第二主成分（Y 轴）上投影绝对值较大。考虑到得分图分析证明第二主成分对于动物伤势情况具有较好区分度，因此我们利用 gname 函数标记出这些散点化学位移值。通过 HMDB 数据库检索，利用积分值对上述代谢产物在不同样本中做 F 检验，得到如下结果（表 12-1）。

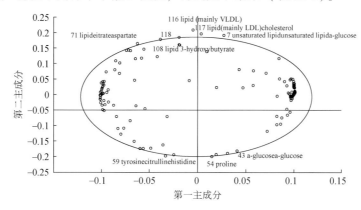

图 12-12　主成分分析

表 12-1　化合物筛选

编号	化学位移值（ppm）		可能的代谢物			重度脊髓损伤组	轻度脊髓损伤组
7	7.2599	7.2199	酮戊二酸	胆固醇		↑ ＊＊	↑ ＊
6	7.2999	7.2599	不饱和脂类	不饱和脂类		↑ ＊	↑ ＊
71	4.6999	4.6599	脂类	柠檬酸盐	天冬氨酸盐	—	—
72	4.6599	4.6199	脂类	柠檬酸盐	天冬氨酸盐	—	—
108	3.2199	3.1799	胆碱	乙酸		↓ ＊	↓
116	2.9	2.8599	白蛋白	脂类（主要是超低密度脂蛋白）	不饱和脂肪酸	↑ ＊	↑
117	2.8599	2.8199	三甲胺	天冬酰胺	脂类（主要是超低密度脂蛋白）	↑ ＊	↑
73	4.6199	4.5799	甲胺	戊二酸		↓ ＊	↓
59	5.2599	5.2199	酪氨酸	N–瓜氨酸	不饱和脂肪酸	↑ ＊	↑
24	6.3299	6.2899	天冬氨酸盐	肌醇	精氨酸	↓ ＊	↓
108	2.4199	2.7399	脂类	3-羟基丁酸		—	—
118	2.8199	2.7799	天冬氨酸盐	谷氨酰胺	甘油	↑ ＊＊	↑
9	7.1801	7.1401	酪氨酸			↑	↑
43	5.8199	5.7799	葡萄糖	肌醇	甘油	↓ ＊	↓
44	5.7799	5.7399	丙氨酸	葡萄糖	瓜氨酸	—	—
47	5.6601	5.6201	胆碱	脂类	丙三醇	—	—
53	5.4199	5.3799	甘油	脯氨酸	组氨酸	↓ ＊	↓
64	4.9802	4.9401	白蛋白	天冬酰胺		—	—
103	3.4201	3.38	β-葡萄糖	牛磺酸	a-葡萄糖	↓ ＊	↓

＊$P<0.05$；＊＊$P<0.01$；↑表示增长；↓表示下降；—表示没变化。

再次通过 METLAB 对相关性最大的第二主成分的数据对应物质进行标记，并对物质载荷系数做累计叠加，最终计算和整理得出如下线性公式：

PC2＝脂肪酸×0.7929＋不饱和脂肪酸×0.191＋酮戊二酸×0.2813＋（乙酸，精氨酸，赖氨酸）×0.1175＋极低密度脂蛋白×0.208＋低密度脂蛋白（胆固醇）×0.3732－甘油三酯×0.1728－葡萄糖×0.1812×－丙氨酸×0.3489－（胆碱，甘油，肌醇，牛磺酸）×0.1932－脯氨酸×0.1994－（酪氨酸，瓜氨酸，组胺酸）×0.1978－（清蛋白，天冬氨酸）×0.1503－瓜氨酸×0.1736

我们发现组间 PC2 值能够区分三组，PC2 值积分表现为轻度损伤组最高，重度损伤组次之，正常组最小。而与 PC2 值大小相关的物质见表 12-2。

表 12-2　经筛选得到的化合物

上调的代谢物	载荷系数	下调的代谢物	载荷系数
游离脂肪酸	0.7929	三酯甘油	0.728
不饱和脂类	0.191	葡萄糖	0.1814
酮戊二酸	0.2813	丙氨酸	0.1889
谷氨酸	0.1774	胆碱；甘油；肌醇	0.1937
天冬酰胺	0.1175	牛磺酸	0.1932
超低密度脂蛋白	0.208	脯氨酸	0.1994
低密度脂蛋白（胆固醇）	0.3732	酪氨酸，瓜氨酸，组氨酸	0.1978
		白蛋白，天冬酰胺	0.1503
		瓜氨酸	0.1736

本部分的研究结果表明，利用主成分分析可以根据代谢物波峰在不同样本中的变异程度，有效地对数量较小的脊髓损伤大鼠血浆样本进行分类，并且进而从中筛选出对于所有样本间变异贡献最大的变量。找到这些变量与脊髓损伤的关系之后，可以通过线形方程的形式来初步标定大鼠脊髓损伤的程度。本质上，这种综合了线形代数和统计学上回归分析得到的研究思路是一种回归建模（regression modeling），但是在回归建模过程中，变量的多重相关性总是会影响到回归建模的结果。例如，在上面所获得的第二主成分公式中，我们会发现葡萄糖含量越低，α-酮戊二酸含量越低，则损伤程度越大。数学公式告诉我们的这个结果同我们的生化知识相违背，造成这种现象的原因就是数学上的多重共线性（multi-collinearity）问题。因为在不引入其他变量（如损伤程度，损伤后时间）的情况下，将所有 NMR 代谢数据放入一个矩阵进行分析，往往会让波峰更多的同一化合物占有更多的权重。对某一代谢物的不同波峰进行反复统计的最后结果往往可能造成夸大该代谢物在系统分析中的地位。最后造成统计结论的偏倚。

另外主成分分析的工作目的就是使提取的主成分能尽可能多地携带原数据表中的信息，能对原数据表的变异情况具有最强的解释能力，但是数据表的变异情况是否反映了我们想统计的变异情况则不一定。例如，在上例中，我们获得的第一主成分能够解释 40%以上的变异，但是这种变异的意义看起来和是否损伤关系并不大，而很有可能是其他原因造成的。因此，要获得更为明确的究竟哪些变量与损伤最有关系，需要对损伤情况（时间、程度）等因素与代谢图谱变化情况进行典型相关分析（canonical correlation analysis）。

典型相关分析需要用到两个数据表 X 与 Y，分析两组变量之间是否存在相关关系。通过分别在 X、Y 中提取相关性最大的两个成分，测定这两个成分之间的相关关系，来推测两个数据表之间的相关关系。在该实验中，我们分别利用代谢物 NMR 图谱与损伤程度，代谢物 NMR 图谱与损伤时间，这两个变量来进行相关分析。

在进一步的实验中，我们扩大了研究样本，并设立更多的观察时点。简述如下：选取 SD 雄性健康大鼠 42 只，随机分为健康对照组（$n=7$），轻度脊髓损伤组（$n=10$），重度脊髓损伤组（$n=25$）。对于进行损伤造模的大鼠，至少存活 3 天方视为造模成功。其中轻度损伤组最终有 6 只，重度损伤组有 16 只建模成功（其中 6 只观察至造模后第 3 天组，7 只观察至伤后第 7 天）。

主成分分析（PCA）的最重要思想是通过单张数据表找到能够最好概括原数据信息的综合变量。如同我们第二部分研究所说明的一样，在矩阵中提取到了第一主成分 PC1 和第二主成分 PC2，并且发现第二主成分同脊髓损伤情况相关。但是同时也必须指出第一主成分所包含的原数据变异信息更大，我们并不清楚这样一个信息所蕴涵的意义。因此，有必要利用更加强大的数学工具对已经获得的数据进行挖掘。

12.3　创伤后随时间变化的代谢指纹图谱模式识别

12.3.1　PLS-DA 原理及推导

PLS-DA 分析是一种利用两个矩阵相关性进行分析的方法，如果对于两个矩阵的变量进行两两相关性分析，那么就会面临多重共线性的问题，也就是说我们一方面可以看到太多的理所当然相关的变量（如出于同一代谢途径上下游的两种代谢产物），这些变量的相关性会干扰我们想考察的现象。另一方面，我们也可以看到很多并不相关的变量呈现某种虚假的相关性。为解决这个问题，我们不能直接考察两组变量的相关性，而是应该用提取典型成分的方法来研究两个数据表之间的关系[1-3]。

设 29 例样本矩阵为 X，记录这些样本分类的矩阵为 Y，我们在 29 例样本形成的变量矩阵 X 中提取第一主成分 F_1，使得 F_1 所包含的原始数据变异可以达到最大，即

$$\mathrm{Var}(F_1) \to \max$$

在典型相关分析中，为了从整体上研究两个数据表之间的相关关系，我们分别在 X 和 Y 中提取典型主成分 F_1 和 G_1，它们满足：

$$\mathrm{Max}\, r(F_1, G_1)$$
$$\mathrm{S.t}\, F_1' F_1 = 1$$
$$G_1' G_1 = 1$$

在能够达到相关度最大的综合变量 F_1 和 G_1 之间，如果存在明显的相关关系，则可以认为，在两个数据之间也存在相关关系。如果问题研究需要的话，无论是主成分分析，还是典型相关分析，都还可以提高更高阶的成分。

根据以上原理，首先应该按照第二部分中线归一化和中心化的方法对原始数据做标准化处理。矩阵 X 经过标准化处理之后的数据矩阵记为 $E_0 = (E_{01}, \cdots, E_{0p})_{n*p}$，Y 经过标

准化处理之后的数据矩阵记为 $F_0 = (F_{01}, \cdots, F_{0p})_{n*p}$。

利用第三部分主成分分析的思路分别提取 E_0 和 F_0 的主成分 t_1 和 u_1，这种主成分需要能够最大地代表 X 与 Y 中的数据变异信息，也就是

$$\mathrm{Var}\,(t_1) \to \max \quad \mathrm{Var}\,(u_1) \to \max$$

另外，由于回归建模的需要，又要求 t_1 对 u_1 有最大的解释能力，由典型相关分析的思路，t_1 对 u_1 的相关度应该达到最大值，即

$$r(t_1, u_1) \to \max$$

综合起来，在偏最小二乘法回归中，我们要求 t_1 和 u_1 的协方差达到最大，即

$$\mathrm{Cov}(t_1, u_1) = \sqrt{\mathrm{Var}(t_1)\mathrm{Var}(u_1)}\, r(t_1, u_1) \to \max$$

而我们知道，两个矩阵的主成分 t_1 和 u_1，分别应该表示为：$t_0 = E_0 w_1$，$u_1 = F_0 c_1$，综合起来正规的表达就是求下列问题的最优解：

$$\max_{w_1, c_1}(E_0 w_1, F_0 c_1)$$
$$\mathrm{s.t}\{w_1' w_1 = 1 \mid c_1' c_1 = 1\}$$

也就是说，在存在上述约束条件的情况下，求 $(E_0 w_1, F_0 c_1)$ 的最大值。

采用拉格朗日算法，即

$$s = w_0' E_0' F_0 c_1 - \lambda_1(w_1' w_1 - 1) - \lambda_2(c_1' c_1 - 1)$$

对于 s 分别求关于 w_1、c_1 和 λ_1 λ_2 的偏导数，并令之为零，可以推导出：

$$<E_0 w_1, F_0 c_1> = 2\lambda_1 = 2\lambda_2$$

因此，通过两次分别提出矩阵的主成分，并且求这些主成分的相关系数就可以获得两个矩阵的相关性和预测模型。

在完成回归之后可以获得 w 和 c 两个向量，此两个向量则应该是 PLS 分析的载荷矩阵。

12.3.2　矩阵构建

29 例样本，每组样本 200 个积分段构成矩阵 29×200 的矩阵 X，以逻辑判断 0 代表否，1 代表是。三列纵向量分别代表手术前，手术后 3 天，手术后 7 天三种情况，构建矩阵 Y_1。用同样的方法构建无损伤，轻度损伤，重度损伤三个向量，构建矩阵 Y_2。

为了获得更好的区别效应，在提取相关因子之前，利用正交信号校正技术（orthogonal signal correction，OSC）对矩阵 X 进行校正，过滤掉所有的同 Y 矩阵正交（不相关）的变量信息。在本例中，X 矩阵当中很多变异同 Y 矩阵（动物的代谢状态）密切相关，但是也有一些变异是由 NMR 检测时的温度变化，老鼠的个体差异等影响造成的，这些变化在变化趋势上一定同老鼠的代谢状态无关。因此在很大程度上同 Y_1 或 Y_2 是正交的。通过正交变换，可以过滤掉与类别判断不相关的变量信息，获得更加理想的分类结果[4-8]。

正交信号校正的原理如下：首先提取 X 矩阵的第一主成分，然后把主成分的各个载荷向量进行正交旋转，让主成分的得分与 Y 矩阵垂直。这些旋转的载荷就是那些同 Y 矩阵变化趋势无关的变量。当旋转完成之后，建立一个 PLS 模型来预测这些正交的向量在 X 矩阵中的得分。如果得分太高说明这些载荷对于 X 矩阵变异很重要，不能随便过滤掉，

如果规定一个特定的得分水平，就可以依据这个水平来调节 PLS 模型的主成分数量。最后，去掉这些不相关变化向量的 X 矩阵被继续用来进行 PLS 分析。

整个分析处理过程如图 12-13。

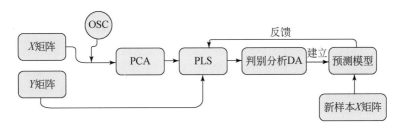

图 12-13　PLS 分析流程图

12.3.3　主成分分析

首先对 29 例样本进行主成分分析：获得得分图和载荷图（图 12-14）。

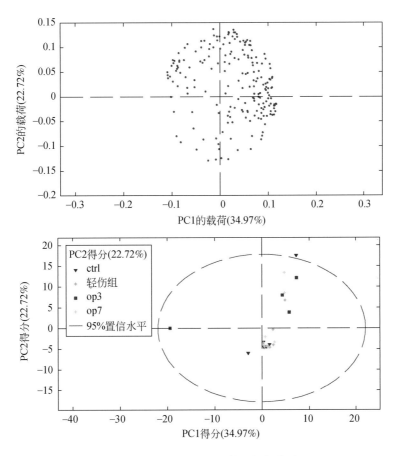

图 12-14　主成分分析载荷图与得分图

从得分图中可以看出，主成分分析无法有效地对对照组、轻伤组、重伤组完成聚类。但是可以发现一个非常有趣的现象，对照组和轻伤组的得分分布散在于第一和第二主成分形成的空间中。而手术后7天的老鼠得分则聚集在中间。这说明了由于外界干扰因素，单纯利用主成分分析的方法得分图主要表现了各种和手术不相关的条件造成的变异。而手术后特别是手术后7天，得分在平面上聚集分布。说明所有受损的老鼠呈现出某种共同的代谢特征（衰弱），因此，单纯的主成分分析只能在较大尺度上获得大鼠的代谢特征。另外一方面，载荷图中可以看出所有位点呈椭圆形分布，无法找到对整个数据矩阵变异影响特别大的点，这也就说明，利用主成分分析无法找到相应的生物标志物。

PLS-DA分析：建立PLS-DA分析所需要的数据矩阵，先进行数据中心化和归一化校正，然后进行正交信号校正（OSC）。获得图谱如下（图12-15）。

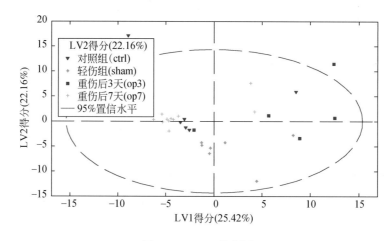

图12-15　PLS得分图

在图12-15中可以看出，利用PLS-DA技术可以更好地分开空白对照、轻伤组和手术后3天、7天的血浆代谢情况。得分图纵坐标表示第二潜变量（LV2）可以代表22.16%的变异，第一潜变量（LV1）可以代表25.42%的变异。在这种情况下，聚类发现手术后随着第一潜变量数量逐渐增加。而轻伤组和重伤组的区别主要反映在第二潜变量。PLS-DA的分析可以总结出两种潜变量的变化。同主成分分析不一样的是，这些潜变量是由样本各参数的线形方程组构成的。

12.3.4　创伤后随时间变化的代谢指纹图谱模式识别

创伤的过程是一个随时间推移而变化的过程，在这样的变化中，很多代谢物在时间上会发生重要变化，这种代谢物轮廓的变化分析也可以成为区别不同时间点大鼠脊髓损伤后病理生理变化的重要入口。在上述的29例病理标本中，如果去掉轻伤组的样本和在95%置信度范围外的样本，可以把剩余样本分为受伤前、受伤后3天和7天三组样本。同样用上述PLS-DA方法进行判别分析（图12-16）。

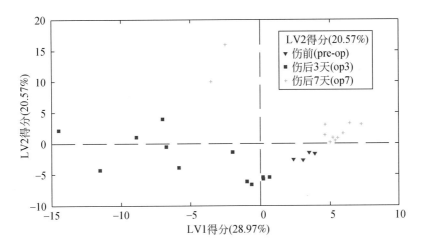

图 12-16　伤后 3 天、7 天与份前判别分析

　　以时间点为判别的分析可以更加明显地看出受伤前、受伤后 3 天和 7 天呈现更加明显的聚类。以 LV2 值的正负为区别，可以判定大部分受伤后 7 天组的分为正值。以 LV1 的值正负为区别，可以判定出所有非重伤组和大部分重伤后 3 天组的分为负值。这样的聚类提示我们，可以进一步利用代谢组综合轮廓对损伤后不同时间的大鼠代谢物变化进行区分，并且筛选出与时间变化明显相关的代谢物（图 12-17）。

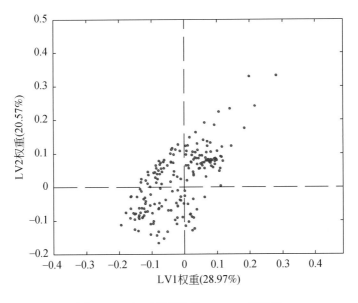

图 12-17　与时间相关的 PLS-DA 权重图

　　与时间相关的 PLS-DA 权重图（weights diagram）外侧可以发现重要代谢物标记段，这些物质从总体上说对于方程组数值影响很大，经过网上分子筛查，并且进行得分权重评估，这些物质最终可能成为评估脊髓损伤情况的标志性代谢物。

12.3.5 基于 OPLS-DA 技术建立创伤后伤情预测模型

不同程度的脊髓损伤早期往往有相同的临床表现。但是其损伤的程度往往同脊髓损伤的预后密切相关。这种现象对临床医生判断脊髓损伤的预后和制订正确的治疗方案形成挑战。通过代谢组学技术描绘动物血浆代谢轮廓进而提前进行伤情判断是应对这一挑战的重要思路。

在上述动物模型建立的过程中，打开椎板往往意味着部分椎弓动脉的毁损，有研究表明继发的缺血几乎肯定会造成脊髓的缺血性损伤。而打开椎板之后制作脊髓半横断模型意味着除上述缺血性损伤之外，还有针对脊髓神经元细胞的严重的毁损。我们可以把上述第一种损伤称为一种相对较轻的脊髓损伤，而脊髓半横断是一种非常严重的脊髓损伤，利用未受伤、轻度受伤、严重受伤三个参量对不同大鼠代谢轮廓进行聚类。为保证样本数量满足 PLS 矩阵构建的必要数量，我们利用部分新增的未损伤大鼠样本加上原来轻伤组和重伤组动物进行建模（图 12-18）。

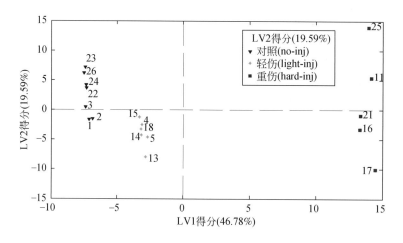

图 12-18 OPLS-DA 得分图

以损伤严重程度为判别的分析可以更加明显的聚类趋势。看出未受伤、轻伤和重伤沿着 LV1 的方向呈现明显的聚类。LV1 值越大，损伤程度越严重。良好的聚类提示我们，可以进一步利用代谢组综合轮廓对损伤后不同时间的大鼠代谢物变化进行区分。并且筛选出与时间变化明显相关的代谢物（图 12-19）。

与损伤程度相关的 PLS-DA 权重图（weights diagram）外侧可以发现 8 个重要代谢物标记段，这些物质从总体上说对方程组数值影响很大，经过网上分子筛查，并且进行得分权重评估，表 12-3 中列出了最有可能的物质。

表 12-3 中物质最终可能成为评估脊髓损伤情况的标志性代谢物。

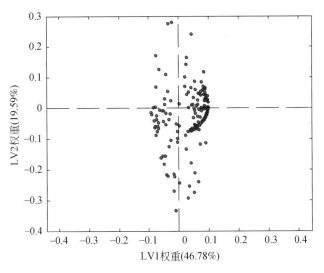

图 12-19　PLS-DA 权重图

表 12-3　标志性代谢物集合

英文名	中文名
1,9-dimethyluric acid	1,9-二甲尿酸
N-methylhydantoin	N-甲基乙内酰脲
1,3-diaminopropane	1,3-丙二胺
paraxanthine	副黄嘌呤
2,4-diaminobutyric acid	2,4-二甲基丁酸
canavanine	刀豆氨酸
dodecanoic acid	月桂酸
capric acid	癸酸
2-hydroxycaproic acid	2-羟基乙酸
N-acetylputrescine	N-乙酰基腐胺
pseudoephedrine	伪麻黄碱
heneicosanoic acid	二十一烷酸
hydroxyoctanoic acid	羟基辛酸
choline	胆碱
adenosine 3′,5′-diphosphate	腺苷-3′,5′-磷酸盐
eucalyptol	桉油精
tricosanoic acid	二十三烷酸
heptanoic acid	庚酸
5-hydroxytryptophan	5-羟色胺
5-aminopentanoic acid	5-氨基戊酸

12.3.6 基于 OPLS-DA 技术建立创伤后伤情预测模型

以上的聚类模型研究告诉我们，完全可能利用 OPLS-DA 模型进行动物脊髓损伤后不同时间点、不同损伤程度的聚类，而 OPLS-DA 方法本质上是从数据矩阵中提取主成分，并且对两个矩阵中的主成分进行回归分析。因此，利用建立好的回归方程完全可以对未知的大鼠血浆进行判定，进而进行伤情预测。在上述的研究过程中由于损伤后轻重程度呈现出明显的聚类，为计算方便起见，我们以损伤程度为例对大鼠损伤后情况建立回归方程。

方程系数构建

通过 PLS-DA 建立回归方程，首先提取综合变量，对综合变量进行回归建模：

$$F = WT + R$$

进一步展开，表达式为

$$(F_1 \quad \cdots \quad F_h) = W(t_1 \quad \cdots \quad t_l)$$

$$F_i = \sum_{j=1}^{l} w_{ij} t_j$$

其中 $W = \{w_{ij}\}_{i \times j}$，R 为残差。

考虑到我们需要建立 Y 关于 X 的回归方程：

$$Y = \beta \begin{pmatrix} 1 \\ X \end{pmatrix} + \varepsilon$$

于是，我们对于综合成分 t_i 的回归方程进一步得到关于 X 的回归方程，可以得到下面回归方程：

$$\begin{pmatrix} \bar{y}_1 \\ \bar{y}_2 \\ \cdots \\ \bar{y}_m \end{pmatrix} = \begin{pmatrix} \beta_{11} & \beta_{12} & \cdots & \beta_{1p} \\ \beta_{21} & \beta_{22} & \cdots & \beta_{2p} \\ \cdots & \cdots & \cdots & \cdots \\ \beta_{m1} & \beta_{m2} & \cdots & \beta_{mp} \end{pmatrix} \begin{pmatrix} x_1 \\ x_2 \\ \cdots \\ x_p \end{pmatrix} + \begin{pmatrix} \beta_{10} \\ \beta_{20} \\ \cdots \\ \beta_{m0} \end{pmatrix}$$

$$\beta_{hi} = \sum_{g=1}^{l} w_{hg} u_{gi}, \quad t_l = \sum_{i=1}^{p} u_i x_i$$

200 个代谢物峰值被赋予不同系数，把样本的 200 个变量带入这个系数方程可以获得回归矩阵 $\grave{Y}$，对回归矩阵 $\grave{Y}$ 系数进行判断运算可以有效地判断样本的隶属度。

如图 12-20 和图 12-21，Y1 为判断是否受伤的参量，Y2 为判断是否轻度受伤的参量，Y3 是判断是否重度受伤参量，将某样本波谱分段积分后代入三个回归向量，可得

$$Y \text{ Measured} = 1 \quad 0 \quad 0$$

$$Y \text{ Predicted} = 0.662085 \quad 0.430125 \quad -0.0922299$$

$$Y \text{ Residuals} = -0.337915 \quad 0.430125 \quad -0.0922299$$

也就是说，当我们代入新样本的时候可以自动判断出该样本属于：$Y = [1, 0, 0]$，即属于非损伤（no-injury）组。

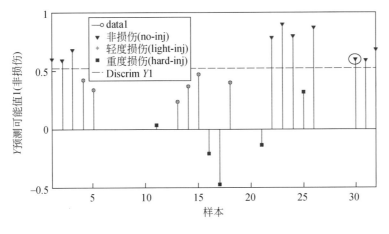

图 12-20　预测建模

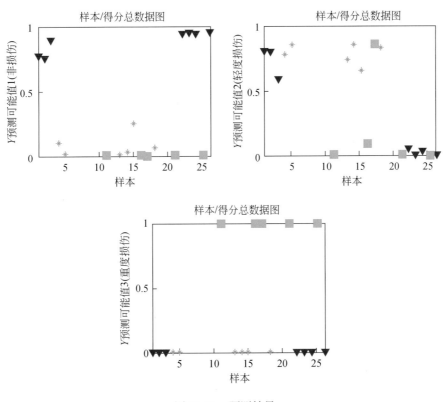

图 12-21　预测结果

　　利用 Y 预测可能值（Y pred prob）对上述判断的精确性进行估计可以看出：当属于 Y1 情况（非损伤）及 Y3 情况（重度损伤）的时候，所有相关样本都被正确判断（值等于或者非常接近 1），当属于 Y2 情况（轻度损伤）的时候，分别有 3 例非损伤和 1 例重度损伤被归于轻度损伤。从以上预测模型可以看出，该模型可以很好地判断非损伤和重度损伤，并且有效地对轻度损伤进行判断。由此我们成功地使用血浆[1]H-NMR 谱构建出一个以代谢为基础的，未来具有临床应用前景的 SCI 的严重程度定量评价模型。由 15 个代谢产物组成的本体代谢可以将严重的 SCI 从轻度伤害和健康对照组区别开，而且由 16 个代谢物组成的本体代谢可以从其他治疗组区分出神经行为恢复的老鼠。

我们为严重的 SCI 评价模型建立了 PLS 线性方程组。在我们的模型中，X 表示[1]H-NMR 谱的 ppm 值，Y 表示的脊髓损伤的严重性。我们发现，可以通过使用 SVM 区分出重度、轻度损伤大鼠和对照组的 PLS 得分图。为了避免过度的集群和小样本的困扰，我们使用 RMSE 评估我们的模型的准确度。我们模型的 RMSE=4.76，这表示模型适合评估损伤程度。

12.4　从代谢型到复杂代谢网络分析

确定严重脊髓损伤的特征性代谢轮廓后，我们自然而然地关注这一损伤对整个代谢网络的影响和扰动。虽然一些研究已经表明，SCI 可以扰乱血浆代谢物和代谢模式[14,20-31]，但是 SCI 代谢紊乱对研究人员来说仍然具有挑战性。与我们的研究结果相符，藤枝等发现在液相色谱–质谱（LC-MS）的代谢模型中，SCI 后神经行为的恢复与 N-乙酰基–天冬氨酰谷氨酸和 N-乙酰基–天冬氨酸的降低有关[29]。不过，这项研究主要集中分析几个生物标志物。然而，要接近全面了解 SCI 后复杂的网络，仅仅识别一些生物标志物是不够的[14]。

为了实现全面、无偏的对代谢网络的扰动进行考察，我们创建了一种全新的创伤后代谢网络扰动的系统性研究方法，可以概括为以下三个主要步骤：基于 HMDB，识别催化主要受扰动代谢通路上的酶类；将 HMDB 酶的识别码转换成 KEGG 酶标识；利用 MATLAB 的 KEGG API 映射到酶代谢途径（KEGG 代谢途径 ID：通路：作图 01100）。完成上述工作后，就可对严重损伤后相关神经行为恢复的干扰代谢途径和代谢途径进行可视化（图 12-22）：从代谢网络总图中识别出了与神经行为恢复有关的七条代谢途径，并确立了 8 条代谢通路直接与脊髓损伤的严重程度有关。

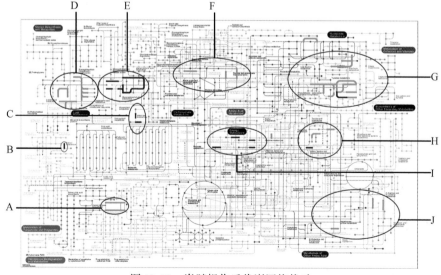

图 12-22　脊髓损伤后代谢网络扰动

从代谢本体提取显著改变的代谢物并映射到一个代谢网络。产生这些代谢物的酶也被确定，并包括在网络中。数以百计的血浆代谢物在严重创伤后发生改变，因为酶的活性增加或减少，可以有效地降低或增加代谢水平[36]。我们发现，以下的代谢路径发生了显著扰动。

1. 视网膜代谢（图 12-22 中的 B）

视网膜代谢的代谢途径包含两个重要代谢物：视黄醛（维生素 A）和视黄酸（RA）。RA 在胚胎分化的神经分化中起作用。有研究表明，RA 具有中枢神经系统损伤过程中神经保护作用。SCI 后血浆维生素 A、维生素 E 和 β-胡萝卜素下降。此外，血浆维生素 A 与慢性脊髓损伤的严重程度呈正相关关系已经确定[31]。先前的研究发现，SCI 后 RA 在损伤部位有所增加[42]。

2. 甘油磷脂和花生四烯酸（AA）的代谢（图 12-22 中的 D 和 E）

在 ¹H-NMR 谱中磷酸甘油酯和鞘磷脂可用于区分损伤的严重性。这两种磷脂均由超氧化物歧化酶（SOD）和谷胱甘肽（GSH）控制。SCI 目前认为是髓鞘的破坏。髓鞘是以螺旋方式包裹在周围神经轴突周围，大大扩展和修改细胞膜。鞘磷脂和甘油磷脂是细胞膜的重要组成部分，并且当它们的代谢途径被干扰时，细胞膜将被破坏。简单的鞘脂代谢物神经酰胺和鞘氨醇-1-磷酸是参与细胞凋亡、增殖、应激反应、坏死、炎症、自噬、衰老和分化的主要信号传递介质[37,38]。因此，细胞膜损伤就会从细胞膜释放出游离脂肪酸，特别是 AA。AA 导致继发性脊髓神经损伤。我们的研究结果强烈支持在脊髓创伤后游离脂肪酸导致组织损伤这一假说[39]。

3. NAD-NADPH 转化过程（图 12-22 中的 C、E 和 I）

NAD-NADPH 转化过程包括醚代谢，乙醇–乙醛转化和三甲基甘氨醛胆碱代谢。许多合成代谢途径如脂质合成、胆固醇合成，经电子传递链的细胞呼吸和脂肪酸链延长均与 NAD 和 NADPH 有关[40,43]。脊髓损伤后的代谢指纹改变也有部分是因为脱氢酶活性的改变引起。

4. 酪氨酸代谢（图 12-22 中的 G）

酪氨酸的代谢紊乱影响损伤的严重程度和神经功能的恢复快慢。酪氨酸代谢涉及多种神经递质的合成途径。酪氨酸可以转化为左旋多巴，左旋多巴又可转化为多巴胺、去甲肾上腺素和肾上腺素，它们可以作为神经损伤的生物标志物。硝基酪氨酸（NT）的产生和消除是神经损伤中酪氨酸代谢的标记[44-40]。NT 是一种活性氮类（如过氧亚硝基阴离子和二氧化氮）介导的酪氨酸硝化产物，NT 是评价组织和细胞损伤的最重要的指标之一。酪氨酸硝化可导致酶失活并影响酪氨酸磷酸化的调节，酪氨酸磷酸化是调节细胞内信号转导的重要途径。同样的，酪氨酸硝化在凋亡过程中也起着重要作用。许多疾病如缺血再灌注损伤，器官移植后的慢性排斥反应，糖尿病的心血管并发症和阿尔茨海默病均伴随高 NT 水平，进一步显现出酪氨酸硝化在组织损伤中的重要性[46-49]。

5. 尸胺和腐胺代谢（图 12-22 中的 J）

在脊髓损伤中作为催化产物的脱羧酶鸟氨酸脱羧酶（ODC）的作用受到了关注。脊髓损伤后 ODC 和腐胺水平显著增加。因此我们推测在脊髓损伤后协调这些过程和其他连续过程如精胺表达、一氧化氮的增加和嘌呤途径将有效影响先天免疫过程[50-52]。

6. 醚和醇的代谢紊乱（图 12-22 中的 C、H 和 J）

我们发现几种代谢途径如氯烯烃和氯烯烃的降解与乙醛和乙醇转化（在脊髓损伤中未很好的研究）出现在代谢紊乱通路中。这些代谢产物属于醚代谢产物并主要由肠道微生物产生。这种代谢紊乱必然发生在临床实践中，然而它却通常被传统创伤生物医学研究所忽略。

综上，脊髓损伤可以理解为对创伤应答所引起的细胞信号调控网络的紊乱。而且，这些紊乱通常存在一个细胞转导的普遍模型如图 12-22 所示。脊髓损伤的细胞信号和调节的改变是可以通过整体代谢轮廓进行可视化评估。

我们的研究表明 ¹H-NMR 谱可以用来定量地测量和可视化 SCI 后的代谢网络紊乱。我们依靠代谢组学的方法从确定的化合物中客观地筛选出主要代谢物和酶。代谢产物被映射到代谢网络，通过 KEGG 代谢网络形象化地解释他们的功能。这种方法具有将代谢研究与创伤机制相结合的优点，有助于我们理解 SCI 的病理生理过程。我们的模型结合代谢组学，生物信息学和图形识别来为 SCI 建立一个新的评估和结果预测工具，它能够大大地改善脊髓损伤患者的诊断和干预的监测。

12.5　代谢组学研究的最新应用

12.5.1　疾病研究

近年来，随着化学计量学技术和仪器分析技术的快速发展，代谢组学在疾病研究中的应用呈现出快速发展的势头。例如，英国帝国理工学院的 Nicholson 等利用快速蒸发电离质谱技术，对外科手术中电刀切割时释放的气雾（"烟"）进行分析。可检测出正常组织、原发性肿瘤和转移性肿瘤组织的脂类代谢差别。此技术与外科电刀联接后，就被开发成为一种可用于术中组织快速诊断的工具，被称为智能刀（intelligent knife, iKnife）。Nicholson 等对 302 个患者的各种组织样品在实验室进行分析，建立起 1624 种癌组织和 1309 种非癌组织数据库，可为外科医师精准切除肿瘤组织提供了有力的支持[57]。中国科学院大连物理化学所许国旺课题组基于正相液相色谱/电喷雾线性离子阱质谱法，建立了可用于识别 2 型糖尿病的体液代谢指纹图谱，并筛选出 4 种可用作生物标志物的磷脂分子[5]。同时，该课题组基于固相萃取–高效液相色谱（SPE-HPLC），建立了肿瘤患者的尿液中核苷酸代谢轮廓分析方法，用于建立肿瘤患者与健康对照组尿液中核苷的水平和排放模式[58]。其检测恶性肿瘤的敏感性高于临床应用的肿瘤标志物。在肝癌与肝硬化患者研究中应用液相色谱–质谱（LC-MS）联用的方法，可以在健康人群中将肝癌及肝硬化患者进行有效区分，且肝癌诊断中肝硬化及肝炎患者的假阳性率降低为 7.4%[9]。

12.5.2　药物毒性分析

最早开始对药物毒性分析的是 Nicholson JK 实验室，他们利用基于 NMR 的代谢学和模式识别技术对药物毒性进行评价分析[55-57]。利用动物体液及组织的 NMR 图谱对百余种典型药物的毒性进行了研究。可以判断出毒性影响动物的组织器官和位点，推测出药物的作用机制，并确定毒性相关的标志物，建立毒物影响动物内源性代谢产物随时间变化的轨迹及可供毒性预测的专家系统。代谢组学技术在药理学的重要应用还体现在对中药中的单体成分的毒性评价：如探索常见重要毒性成分马兜铃酸肾损害的机制，主要是经由抑制三羧酸循环造成的[58]。王清秀等对经大黄素处理的大鼠尿液、血浆和肾脏组织进行研究，证明尿液中葡萄糖及氨基酸水平升高，其可作为肾小管损伤的标志物[59]。而 Mally 等利用 ^{1}H-NMR 代谢组学技术对肾功能损伤的标志物进行了研究，在 FeNTA 和溴化钾引起小鼠肾功能损伤的两种模型中，证明了 4-羟基-2(E)-壬醛基–巯基尿酸（HNE-MA）作为肾功能损伤标志物的可行性[60]。

12.5.3　临床营养研究

众所周知，临床营养是 20 世纪后半叶兴起的多学科交叉专业，其研究的核心关键问题即是营养素–代谢网络的相互作用，是代谢组学技术具有比较优势的学科之一。目前代谢组学在临床营养研究中的应用主要有三个方面：营养素和膳食干预研究；膳食标志物的研究；饮食相关疾病的研究。营养素和膳食干预研究主要是确立干预的作用机制，以及怎样影响代谢途径。例如，关于黑巧克力对机体代谢物影响的研究表明，进食黑巧克力后可以减少压力相关的代谢产物（甘氨酸、脯氨酸、β-丙氨酸和柠檬酸盐等）。一项 33 名绝经期后女性进食全麦黑麦面包或精制小麦面包的 NMR 研究显示，进食全麦黑麦面包的人群血样中支链氨基酸减少（亮氨酸和异亮氨酸），而 N,N-二甲基甘氨酸升高[62]。最近关于婴儿喂养方法的一项研究证明了 NMR 代谢组学在揭示膳食成分有益作用的分子机制中的强大作用[63]。通过分析母乳和标准喂养的婴儿的尿液 NMR 波谱，研究者们发现一系列蛋白质和脂类代谢相关的代谢产物在标准喂养的婴儿尿液中有增高。饮食标记物在改进饮食评估方法上的作用已经被广泛认可，并且被临床营养学界认为是代谢组学在本领域最具潜力的应用方向之一[64]。基于 NMR 代谢组学的研究已可鉴定出人类在进食肉类后具有特征性的代谢相关标志物，包括肌酐、肌酸、肉碱、肌肽、牛磺酸、1-甲基组氨、3-甲基组氨及氧化三甲胺（trimethylamine oxide，TMAO）等。其中，TMAO 在其他研究中也被证实与肉类代谢相关，表明 TMAO 可以作为饮食中蛋白质的标志物。最近的一项基于 NMR 波谱评估高蛋白与低蛋白饮食代谢的研究证实，尿样中 TMAO 与尿氮排泄呈高度相关性[65]。最近的研究还发现，支链氨基酸与胰岛素抵抗和 2 型糖尿病之间存在相关性[66]。在一项 1680 人的研究中，NMR 定量分析支链氨基酸显示出其循环水平可预测胰岛素抵抗风险[67]。

12.5.4　细胞代谢组学

目前，多种代谢组学技术已经用于建立造血细胞的生理状态和人类造血系统疾病下的代谢图谱。年轻和衰老的普通红细胞的代谢分析可以显示代谢产物的水平与镰状红细胞病直接相关[18]。高解析 NMR 波谱被用于鉴别人结直肠腺癌细胞（Caco-2）的分化程度，结果显示分化的细胞中代谢产物存在明显差异[68]。大多数代谢产物存在于早期未分化细胞和晚期分化细胞中，某些特定的代谢产物发生显著的变化，特别是肌醇和牛磺酸。然而，建立细胞代谢的综合表征是一项非常艰巨的任务，因为内源性代谢物在物理和化学性质上有巨大差异。目前，大量代谢物的化学性质仍然不明确，加上标准的萃取及分离方法还存在问题。标准化合物不易获得、数据库尚未完善及代谢途径还未理清，这些问题导致映射和解释相应的标志物存在相当大的困难。

12.6　混合物解谱的挑战

12.6.1　问题的理论分析

基于 ^{1}H-NMR 的代谢组学研究在蓬勃发展的同时，也面临着巨大挑战，此即对临床生物样本的精确定性识别和定量计算。

目前 ^{1}H-NMR 波谱解析的方法，源自于物理化学和量子物理学。回顾本章开篇时提及的 ^{1}H-NMR 代谢组学检测原理：量子自旋数 $I=1/2$ 的 ^{1}H 原子在磁场中做拉莫尔进动，类似于螺旋前进的轨迹。当外加电磁辐射使得 H 原子刚好吸收低能级到高能级所需要的能量后，处于低能级态的原子就会跃迁到高能级态，这种现象就称为磁共振。从而可以利用磁共振仪来产生磁场，以及脉冲电磁信号激发原子的磁共振现象，并在接收线圈中捕获电压信号，最终形成一个衰减信号，一般称为 FID 信号。对 FID 信号进行快速傅里叶变换后，我们就将信号从时域空间的衰减信号同构变换到了频率域空间中，形成关于频率与频数（或者称为响应值）的柱形分布图，这就形成 NMR 波谱。通过对波谱中出现的相应信号的峰所在的频率（ppm 与频率等价，ppm = 频率/核磁共振仪分辨频率）分析，最终对应化学结构，将所有的峰值信号进行对应化学结构以后，通过有机化学分析，将化合物结构最终确定。

但是，上述方法的核心技术关键，是将单体化合物纯化。从而可以根据谱图中各基团的相互关系，解析出最终的化合物结构并定量。然而，这对于在临床环境下进行代谢组学研究则是一个巨大挑战。临床代谢组研究使用的标本，是血浆、尿液等生物体液，其每一份标本，都是一个由上百种单体化合物构成的复杂体系。由于一种分子通常具有多种化学基团，于是在磁共振波谱（经过 FFT 后的频率谱）中会出现多个信号峰。如果仅对单纯品进行分析，不会造成问题。但是，混合体系中多分子的信号识别与鉴定，则是波谱学界至今未能很好解决的复杂问题。其原因有二：其一，混合物的鉴定本身就是化合物鉴定的难点之一；其二，波谱学界不怎么需要一次性的处理混合物的物质鉴定。对一位波谱学家而言，面对混合物，他通常会先对其进行单分子分离纯化，再进行 NMR 扫描鉴定结构，通常不会一次性对混合体系进行扫描。然而，临床代谢组研究的要求迥异于此：我们面临的标本，不仅种类繁多，逐个进行分离纯化，成本巨大，且费时费力。

12.6.2　混合物的 NMR 谱解析困难在于未能发展出优化算法

从 21 世纪初期以来，国际上代谢组学的先驱们就混合物波谱解析，进行了大量的尝试，并取得了不少进展。其中一个里程碑是建立了人类代谢组学数据库（the human metabolome database，HMDB)，该网站是一个完全免费的公开数据库。它包括了人类体内含有的所有小分子代谢物质的信息，可专门用于代谢组学分析。它主要包含三部分内容：

(1) 化学结构、物质的理化性质；

(2) 化合物在临床中的已知知识；

(3) 分子的生理生化性质。

HMDB 网站目前共搜录了 41 828 种化合物，涵盖几乎全部水溶性和脂溶性代谢物。通过 HMDB 网站提供的峰信号匹配 API，可以快速获取所需鉴定物质的化学结构，从而为代谢组学物质鉴定进行定性分析。但是，HMDB 的匹配算法，其底层依然是经典 NMR 波谱学基于单纯品化合物解析技术。HMDB 的研究者们并没有为复杂生物液体的样品开发多种混合物质鉴定的优化算法。所以，应用 HMDB 虽然已经成为目前代谢组学研究的必有步骤，但其基于单体化合物的峰匹配技术越来越多地受到挑战和质疑。越来越多研究者意识到，当多种物质峰信号提交到 HMDB 网站上时，网站会自动将这些信号视为单体物与数据库中的峰信息匹配，将获得匹配最多的排列在第一位。不言而喻，这样的物质鉴定显然是存在重大偏倚的，本实验室在多年的代谢组学工作经验中，早已认识到这样的物质鉴定算法的不足，并认为其需要被重新设计。

总之，解决临床体液标本的 NMR 波谱精准鉴定，是下一代代谢组学技术发展的核心关键问题。解决了这一问题，代谢组学乃至于临床复杂疾病的精确智能诊断，将得到极大发展，是一重大医学科学问题的进步。

12.6.3 能否通过提高 NMR 频率解决？

近年来，从仪器设计进路提出了一种可能的解决方案，此即不断提高 NMR 的场强，目前已问世的顶级 NMR 波谱仪，其场强已经高达 1.1GHz。然而，这类仪器价格极为昂贵(单台价格高达 800 万美元)，且与之相配合的物质解析算法尚不成熟，不适合推广应用。因此，必须另觅解决方案。

12.6.4 解决问题的进路：从仪器联用到引入计算数学工具实现工程解

1. 仪器联用

一种思路是提高设备探测精度和联用多种平台。例如，2015 年 Miao 等[37] 利用 HPLC 和微探头 NMR 联用技术分析复杂生物体液及组织。在小鼠尿液和排泄物中分别鉴定出 83 种和 73 种代谢产物，其中各有 40 种和 45 种代谢产物是在常规 NMR 技术下无法分离出来的。但即使如此，对代谢谱中许多可见峰无法鉴定。

2. 代谢型应用的数学化：度量空间与动力学

"最简单的动力系统是线性动力系统，即 f 为一个线性映射的情况，这时 $f(x)$ 可以通过一个 $n \times n$ 矩阵 A 而写为 A_x…然而绝大多数动力系统，包括 N 体问题的动力系统，都是非线性。如果函数 f 是一个'好'的函数，则对任意的初始点 x_0，解的唯一性和存在都是有保证的。这就是说，恰好有一个解在 $t=0$ 时刻通过 x_0 点……从 N 体问题中，对应于任意给定的初始位置向量和初始速度向量，恰好有一个解。从唯一性又可以知道，任意一对轨道，要么完全重合，要么完全分离"[69]。

上述有关动力系统的经典描述，对于我们是有极大启发意义的。在疾病条件下连续测得的多种代谢谱图，可以抽象为代谢谱的轨道，每张谱图中能够抽提的代谢物可视为质点，从而转换给动力学方程可以处理的所有质点的位置和速度向量的演化。

欲要使用代谢型来描述疾病过程，先决条件是一定要建立合适的度量空间，从而才能在此空间中建立动力系统。进而将疾病的演变问题转化为一类轨道的描述问题。为了建立恰当的测度空间，必须要使用恰当的方式将 NMR 测得的代谢组学数据数字化。目前在代谢组学数据处理中所使用的基于 ppm 段分段积分的方法，根本上是一种经验性的原始方法，难以进行化合物的精确定量，且其对混合物中不同化合物的准确定性问题无解（目前的范式中，NMR 定性依赖于单纯品在频谱中的出峰位置和峰高，但是混合物波谱中各化合物的出峰位置和峰高往往存在叠加现象，无法通过现有的任何算法来实现混合物精确解谱）。

从以上论述可以推测，连续时间点上监测获得的 metabolome 轨道，应该是非线性的，从而可以转化为一类微分方程。

参 考 文 献

[1] 徐国旺. 代谢组学发展的时代背景//徐国旺主编. 代谢组学－方法应用. 北京：科学出版社，2008：3.

[2] Oliver SG. Systematic functional analysis of the yeast genome. Trends in Biotechnology, 1998, 16 (9): 373-378.

[3] Tweeddale H, Notley-McRobb L, Ferenci T. Effect of slow growth on metabolism of Escherichia coli, as revealed by global metabolite pool("metabolome") analysis. J Bacteriol, 1998, 180 (19): 5109-5116.

[4] Griffin JL, Walker LA, Garrod S, et al. NMR spectroscopy based metabonomic studies on the comparative biochemistry of the kidney and urine of the bank vole (Clethrionomys glareolus), wood mouse (Apodemus sylvaticus), white toothed shrew (Crocidura suaveolens) and the laboratory rat. Comp Biochem Physiol B Biochem Mol Biol, 2000, 127 (3): 357-367.

[5] Xu J, Zhang J, Cai S, et al. Metabonomics studies of intact hepatic and renal cortical tissues from diabetic db/db mice using high-resolution magic-angle spinning 1H NMR spectroscopy. Anal Bioanal Chem, 2009, 393: 1657-1668.

[6] Goodacre R. Metabolomics of a superorganism. J Nutr, 2007, 137: 259S-266S.

[7] Lindon JC, Nicholson JK. Spectroscopic and statistical techniques for information recovery in metabonomics and metabolomics. Annu Rev Anal Chem. 2008, 1: 45-69.

[8] Åberg KM, Alm E, Torgrip R. The correspondence problem for metabonomics datasets. Anal Bioanal Chem, 2009, 394: 151-162.

[9] Yang J, Xu G, Zheng Y, et al. Diagnosis of liver cancer using HPLC-based metabonomics avoiding false-positive result from hepatitis and hepato cirrhosis diseases. J Chromatogr B Analyt Technol Biomed Life Sci, 2004, 813: 59-65.

[10] 张琪，高静，李伶，等. 血浆代谢组学研究用于肝移植物功能变化的评估. 中国医学科学院学报，

2007，29（6）：725-729.

［11］ Lindon JC，Holmes E，Bollard ME，et al. Metabonomics technologies and their applications in physiological monitoring drug safety assessment and disease diagnosis. Biomarkers，2004，9（1）：1-31.

［12］ Nicholson JK，Lindon JC，Holmes E.‘Metabonomics’：understanding the metabolic responses of living systems to pathophysiological stimuli via multivariate statistical analysis of biological NMR spectroscopic data. Xenobiotica，1999，29（11）：1181-1189.

［13］ Long YC，Kostovski E，Boon H，et al. Differential expression of metabolic genes essential for glucose and lipid metabolism in skeletal muscle from spinal cord injured subjects. J Appl Physiol，2011，110：1204-1210.

［14］ Varma AK，Das A，Wallace IV，et al. Spinal cord injury：a review of current therapy，future treatments，and basic science frontiers. Neurochem Res，2013，38：895-905.

［15］ Biering-Sørensen B，Kristensen IB，Kjaer M，et al. Muscle after spinal cord injury. Muscle Nerve，2009，40：499-519.

［16］ Duckworth W，Jallepalli P，Solomon S. Glucose intolerance in spinal cord injury. Arch Phys Med Rehabil，1983，64：107.

［17］ Jeon JY，Weiss CB，Steadward RD，et al. Improved glucose tolerance and insulin sensitivity after electrical stimulation-assisted cycling in people with spinal cord injury. Spinal Cord，2002，40：110-117.

［18］ de Groot S，Dallmeijer AJ，Post MW，et al. The longitudinal relationship between lipid profile and physical capacity in persons with a recent spinal cord injury. Spinal Cord，2008，46：344-351.

［19］ Huang TS，Wang YH，Lee SH，et al. Impaired hypothalamus-pituitary-adrenal axis in men with spinal cord injuries. Am J Phys Med Rehabil，1998，77：108-112.

［20］ Clark MJ，Schopp LH，Mazurek MO，et al. Testosterone levels among men with spinal cord injury：relationship between time since injury and laboratory values. Am J Phys Med Rehabil，2008，87：758-767.

［21］ Tsitouras PD，Zhong YG，Spungen AM，et al. Serum testosterone and growth hormone/insulin-like growth factor-I in adults with spinal cord injury. Horm Metab Res，1995，27：287-292.

［22］ Varma AK，Das A，Wallace IV，et al. Spinal cord injury：a review of current therapy，future treatments，and basic science frontiers. Neurochem Res，2013，38：895-905.

［23］ Biering-Sørensen B，Kristensen IB，Kjaer M，et al. Muscle after spinal cord injury. Muscle Nerve，2009，40：499-519.

［24］ Duckworth W，Jallepalli P，Solomon S. Glucose intolerance in spinal cord injury. Arch Phys Med Rehabil，1983，64：107.

［25］ Jeon JY，Weiss CB，Steadward RD，et al. Improved glucose tolerance and insulin sensitivity after electrical stimulation-assisted cycling in people with spinal cord injury. Spinal Cord，2002，40：110-117.

［26］ de Groot S，Dallmeijer AJ，Post MW，et al. The longitudinal relationship between lipid profile and physical capacity in persons with a recent spinal cord injury. Spinal Cord，2008，46：344-351.

［27］ Huang TS，Wang YH，Lee SH，et al. Impaired hypothalamus-pituitary-adrenal axis in men with spinal cord injuries. Am J Phys Med Rehabil，1998，77：108-112.

［28］ Clark MJ，Schopp LH，Mazurek MO，et al. Testosterone levels among men with spinal cord injury：relationship between time since injury and laboratory values. Am J Phys Med Rehabil，2008，87：758-767.

［29］ Fujieda Y，Ueno S，Ogino R，et al. Metabolite profiles correlate closely with neurobehavioral function in experimental spinal cord injury in rats. PLoS One. 2012，7：e43152.

［30］ Bugaresti JM，Tator CH，Silverberg JD，et al. Changes in thyroid hormones，thyroid stimulating hormone and cortisol in acute spinal cord injury. Paraplegia, 1992, 30: 401-409.

[31] Nemunaitis GA, Mejia M, Nagy JA, et al. A descriptive study on vitamin D levels in individuals with spinal cord injury in an acute inpatient rehabilitation setting. PM R, 2010, 2: 202-208.

[32] LeBrasseur NK, Walsh K, Arany Z. Metabolic benefits of resistance training and fast glycolytic skeletal muscle. Am J Physiol Endocrinol Metab, 2011, 300: E3-E10.

[33] Zhang GF, Sadhukhan S, Tochtrop GP, et al. Metabolomics, pathway regulation, and pathway discovery. J Biol Chem, 2011, 286: 23631.

[34] Wold S, Sjostrom M, Eriksson L. PLS-regression: a basic tool of chemometrics. Chemometr Intell Lab, 2001, 58: 109-130.

[35] Jiang H, Peng J, Zhou ZY, et al. Establishing ¹H nuclear magnetic resonance based metabonomics finger-printing profile for spinal cord injury: a pilot study. Chin Med J, 2010, 123: 2315-2319.

[36] Alves, R, Chaleil RAG, Sternberg MJE. Evolution of enzymes in metabolism: a network perspective. J Mol Bio, 2002, 320: 751-770.

[37] Hannun YA, Obeid LM. The ceramide-centric universe of lipid-mediated cell regulation: stress encounters of the lipid kind. J Biol Chem, 2002, 277: 25847-25850.

[38] Spiegel S, Milstien S. Sphingosine 1-phosphate, a key cell signaling molecule. J Biol Chem, 2002, 277: 25851-25854.

[39] Toborek M, Malecki A, Garrido R, et al. Arachidonic acid-induced oxidative injury to cultured spinal cord neurons. J Neurochem, 1999, 73: 684-692.

[40] Radi R. Nitric oxide, oxidants, and protein tyrosine nitration. Proc Natl Acad Sci U S A, 2004, 101: 4003-4008.

[41] Alves, R, Chaleil RAG, Sternberg MJE. Evolution of enzymes in metabolism: a network perspective. J Mol Bio, 2002, 320: 751-770.

[42] Ara J, Przedborski S, Naini AB. Inactivation of tyrosine hydroxylase by nitration following exposure to per-oxynitrite and 1-methyl-4-phenyl-1, 2, 3, 6-tetrahydropyridine (MPTP). Proc Natl Acad Sci U S A, 1998, 95: 7659-7663.

[43] Wang YT, Salter MW. Regulation of NMDA receptors by tyrosine kinases and phosphatases. Nature, 1994, 369: 233-235.

[44] García-Cardeña G, Fan R, Stern DF. Endothelial nitric oxide synthase is regulated by tyrosine phosphorylation and interacts with caveolin-1. J Biol Chem, 1996, 271: 27237-27240.

[45] Mattson MP, Goodman Y, Luo H. Activation of NF-κ activation of NF ical Chemistry, is regulated by tyrosine phosphorylation and interacts with caveolin-1. 1-1, 2, 3, 6-tetrahydropyridine (MPTP) the network. ionast sqoduction and protein tyrosine nitration. J Neuro Res, 1997, 49: 681-697.

[46] Liu B, Tewari AK, Zhang L. Proteomic analysis of protein tyrosine nitration after ischemia reperfusion injury: mitochondria as the major target. Biochim Biophys Acta, 2009, 1794: 476-485.

[47] MacMillan-Crow LA, Crow JP, Kerby JD. Nitration and inactivation of manganese superoxide dismutase in chronic rejection of human renal allografts. PNAS, 1996, 93: 11853-11858.

[48] Turko IV, Li L, Aulak KS. Protein tyrosine nitration in the mitochondria from diabetic mouse heart Implications to dysfunctional mitochondria in diabetes. J Biol Chem, 2003, 278: 33972-33977.

[49] Good PF, Werner P, Hsu A. Evidence of neuronal oxidative damage in Alzheimer's disease. Am J Path, 1996, 129: 21.

[50] Mautes AE, Paschen W, Röhn G, et al. Changes in ornithine decarboxylase activity and putrescine con-centrations after spinal cord compression injury in the rat. Neurosci Lett, 1999, 264: 153-156.

[51] Gonzalez S, Coirini H, Deniselle MC, et al. Time-dependent effects of dexamethasone on glutamate binding, ornithine decarboxylase activity and polyamine levels in the transected spinal cord. J Steroid Biochem Mol Biol, 1995, 55：85-92.

[52] Dibaj P, Nadrigny F, Steffens H, et al. NO mediates microglial response to acute spinal cord injury under ATP control in vivo. Glia, 2010, 58：1133-1124.

[53] Kinross JM, Alkhamesi N, Barton RH, et al. Global metabolic phenotyping in an experimental laparotomy model of surgical trauma. J Proteome Res, 2011, 10：277-287.

[54] Zheng Y, Xu G, Yang J, et al. Determination of urinary nucleosides by direct injection and coupled-column high-performance liquid chromatography. J Chromatogr B Analyt Technol Biomed Life Sci, 2005, 819 (1)：85-90.

[55] Keun HC, Ebbels TM, Bollard ME, et al. Geometric trajectory analysis of metabolic responses to toxicity can define treatment specific profiles. Chem Res Toxicol, 2004, 17 (5)：579-587.

[56] Craig A, Sidaway J, Nicholson J, et al. Systems toxicology：integrated genomic, proteomic and metabonomic analysis of methapyrilene induced hepatotoxicity in the rat. J Proteome Res, 2006, 5 (7)：1586-1601.

[57] Lindon JC, Holmes E, Bollard ME, et al. Metabonomics technologies and their applications in physiological monitoring drug safety assessment and disease diagnosis. Biomarkers, 2004, 9 (1)：1-31.

[58] 刘霞, 肖瑛, 高红昌, 等. 基于1H NMR代谢组学方法分析马兜铃酸Ⅰ诱导的雌雄小鼠急性肾毒性. 高等学校化学学报, 2010, 31 (5)：927.

[59] 王清秀, 吴纯启, 廖明阳. 大黄及其主要成分的毒性毒理研究. 毒理学杂志, 2007, 21 (4)：301.

[60] Mally A, Amberg A, Hard GC, et al. Are 4-hydroxy-2(E)-nonenal derived mercapturic acids and (1) H NMR metabonomics potential biomarkers of chemically induced oxidative stress in the kidney. Toxicology, 2007, 230 (2-3)：244-255.

[61] Martin FP, Rezzi S, Pere-Trepa E, et al. Metabolic effects of dark chocolate consumption on energy, gut microbiota, and stress-related metabolism in free-living subjects. J Proteome Res. 2009, 8 (12)：5568-5579.

[62] Moazzami AA, Bondia-Pons I, Hanhineva K, et al. Metabolomics reveals the metabolic shifts following an intervention with rye bread in postmenopausal women – a randomized control trial. Nutr J, 2012, 22 (11)：88.

[63] Martin FP, Moco SI, Montoliu, S, et al. Impact of breast-feeding and high- and low-protein formula on the metabolism and growth of infants from overweight and obese mothers. Pediatr Res, 2012, 75：535-543.

[64] Scalbert A, Brennan L, Manach C, et al. The food metabolome：a window over dietary exposure. Am J Clin Nutr. 2012, 99：1286-1308.

[65] Rasmussen LG, Winning H, Savorani F, et al. Assessment of the effect of high or low protein diet on the human urine metabolome as measure by NMR. Nutrients, 2012, 4 (2)：112-131.

[66] Newgard CB. Interplay between lipids and branched-chain amino acids in development of insulin resistance. Cell Metab, 2012, 15 (5)：606-612.

[67] Würtz P, Soininen P, Kangas AJ, et al. Branched-chain and aromatic amino acids are predictors of insulin resistance in young adults. Diabetes Care, 2013, 36 (3)：648-655.

[68] Darghouth D, Koehl B, Madalinski G, et al. Pathophysiology of sickle cell disease is mirrored by the red blood cell metabolome. Blood, 2011, 117 (6)：e57-66.

[69] Branner B. 动力学//普林斯顿数学指南·第二册. 北京：科学出版社, 2014：291-293.

第十三章 代谢表型在恶性肿瘤与急危重病研究中的应用

江华，王凯，陈星，刘展，冯金周，王文渊，周玉波，潘海霞，周志远，李威，曾俊

表型组是在遗传物质和环境因素共同作用下，生物体表现型主要信息的集合[1-3]。换而言之，表型组是在细胞、组织、器官、生物体或者种属水平上所表现出的所有表型的组合。表型组学（phenomics）是从基因组水平出发，系统地研究生物在不同环境下所有表型的一门新兴学科；其主要研究的是生物的物理、化学，以及宏观性状随着基因突变及环境改变而变化的规律。而代谢组通常指的是某一生物或者细胞所有的代谢物的集合，人们已经认识到，在代谢组水平上，综合性地反映了机体的遗传背景信息和所受到的环境因素相互作用信息，因此，笔者认为"代谢表型"已成为表型组和代谢组交叉的一种研究手段。实现对代谢表型的研究，需要用到多种物理化学技术，包括磁共振波谱（nuclear magnetic resonance，NMR）、质谱（mass spectrometry，MS）和多种色谱。通过单独或联合应用这些技术手段，研究者能够对生物体代谢过程中的各种化合物进行全面和定量分析[4-6]。恶性肿瘤研究中通过研究代谢组与表型组，可以对恶性肿瘤进一步细分，为精确治疗恶性肿瘤提供理论依据[7-10]。笔者所在实验室将代谢组和表型组引入恶性肿瘤与急危重病研究中，建立了食管癌患者术前病理分期预测模型，以及基于血浆^{1}H-NMR波谱的急危重症患者死亡早期预测模型。

13.1 食管癌患者术前病理分期预测模型的研究

食管癌是临床常见的消化道恶性肿瘤，远期预后极差，病死率高[11-18]。代谢组学技术在近年来已经成为一种极具潜力的恶性肿瘤早期诊断技术[19-21]。近年来，研究结果显示，与健康对照组相比，食管癌患者血浆中多种代谢物水平发生改变[7,8]。然而上述研究均着眼于对健康人血浆代谢谱和食管癌患者代谢谱的简单对比，尚无法实现基于代谢型对肿瘤进行早期诊断的目的。为实现基于血浆代谢型对病理学分期进行早期筛选的目的，并由此开发出新的、精准化的食管癌代谢调节治疗手段，笔者所在实验室在此提出一种基于代谢组学和酶-基因调节网络分析的系统生物医学方法[22-24]，通过绘制食管癌不同分期患者的血浆代谢指纹图谱，特征性描述可用于区分恶性肿瘤分期的血浆代谢标志物集合和代谢型，并回溯代谢异常背后的酶-基因网络调节机制，进而

为实现对食管癌患者术前精确的临床分期增加依据，为进一步的精准化治疗提供量化评估的基础。

1. 研究对象与材料方法

（1）研究对象

研究对象来自于四川省人民医院，入组时间为 2013 年 5 月~2014 年 4 月。纳入标准：年龄 18~80 岁；临床确诊食管癌；同意参加该研究。排除标准：有严重心、肝、肾及造血系统疾病；糖尿病、甲状腺功能亢进等代谢及内分泌疾病史；合并其他肿瘤；肥胖症（体质指数>25kg/m²）；妊娠期或哺乳期女性；精神状态不能合作，患有精神性疾病、无自制力、不能明确表达；正参加其他临床试验。剔除标准：入组后发现不符合入选标准；入组后发现符合排除标准；患者要求退出试验。该研究通过四川省人民医院医学伦理委员会审核，在美国国立卫生研究院临床试验注册网进行临床试验注册（NCT01279239），并获得所有参与者书面知情同意。患者均在确诊食管癌后 24h 内入组。行常规术前准备后，于全身麻醉下行食管癌根治术，并取癌组织进行常规病理学检查，确定肿瘤分期。手术及术后治疗由同一组医师完成。

（2）标本及试剂制备

血浆样品的收集与准备：患者在入组后的第 1 天早上 7 点采血，空腹，排空二便。利用柠檬酸盐抗凝管采集患者肘正中静脉血液 2ml，随即在 3000rpm 的转速下离心 10min 并提取 1ml 血浆。采集后的样品立即放入 -80℃ 冰箱冷冻保存。完成全部患者的标本采集后，在室温下解冻预处理的血浆标本，以 16000rpm 转速离心 10min。取上清液 450μl 加入核磁管中，并加入 50μl 氘代重水。加样完成后，充分振荡摇匀 120s。标本静置 10min 后上机性 NMR 检测。所有血浆样品的 ^{1}H-NMR 检测使用 DRX 600MHz NMR 磁共振仪，探头为 r BBI inverse-broadband（均为德国 Bruker 公司产品）[22]。采样环境温度 26.85℃，标准一维脉冲序列及 Carr-Purcell-Meiboom-Gill 脉冲序列。自旋-自旋弛豫延迟 64ms。波谱谱宽 20ppm，采样点数是 32k，信号累加 256 次。

（3）筛选代谢产物和基因功能分析

采用实验室之前建立的代谢型-酶学网络-基因本体（gene ontology，GO）回溯分析技术建立代谢调控的网络分析[23,24]，即基于人类代谢组学数据库筛选并确认关键代谢物及调控这些代谢物的酶网络。为确定这些代谢物和调节酶类在基因调控网络上的变化，我们进一步使用 GO 系统进行分析[25]。

（4）统计学分析与数学建模

采用 R 软件（2.15.2）对临床数据进行分析。正态分布的计量资料用均数±标准差表示，组间比较采用 t 检验或单因素方差分析；非正态分布的计量资料用 M（QR）表示，组间比较采用 Wilcoxon 检验；计数资料用频数和百分比表示，组间比较采用 χ^2 检验或 Fisher 确切概率法。相关性分析采用 Spearman 相关性计算，其检验采用 Fisher 相关性检验。以 $P<0.05$ 为差异有统计学意义。

NMR 原始数据是时间域上的音频信号，需要经预处理后方可用于进一步分析，此类数据的预处理流程按照笔者所在实验室的标准处理流程进行：对所有的谱图进行相位调节与基线校正；对数据矩阵进行归一化和标准化处理；均常规压制水峰；完成上述处理后，对信号进行傅里叶变换，形成可供最终分析的数据结构体。

化学计量学分析和模式识别建模采用主成分分析（principal components analysis, PCA）和偏最小二乘–判别分析（partial least squares-discriminate analysis, PLS-DA）技术。分析前，应用卷积技术来最小化^{1}H-NMR峰的变化，从而确保较小的峰不被大峰掩盖。构建PCA得分图用于可视化食管癌患者血浆样品中的内在聚类。进一步采用PLS-DA分析，找出两矩阵间（X, Y）的重要关系。其基本原理：利用一个潜在变量的方法来在两个空间的协方差结构中建立线性回归模型。该研究中，X矩阵由代谢谱图中的化学位移值构成；Y矩阵由食管癌患者的病理分期构成。为了避免过度的分类，我们进一步采用交叉验证来评价该模型的稳定性，稳定性采用PRESS0/PRESS<0.05获得最终模型稳定时Q2值。模型拟合效果评估采用均方根误（root mean square error, RMSE）。上述标准办法在我们之前发表的研究中已经得到验证[23,24]。

所有的计算过程均在笔者所在医院代谢组多学科实验室的高性能计算平台上完成。波谱数据的预处理采用MESTReC 4.9.9.9（Mestrelab Research SL，德国Rheinstetten公司），临床数据统计、化学计量学分析及模式识别采用Matlab（R2012b，美国MathWorks公司）。GO分析基于G：profiler website。

2. 结果

（1）受试者一般情况

共纳入受试者20例，患者均为男性，平均年龄（60±11）岁，平均体重（57±9）kg，肿瘤分期见表13-1。

表 13-1　不同 TNM 分期的受试食管癌患者一般情况比较

分期	例数	年龄 [岁, $M(Q_R)$]	体质指数 [kg/m², $M(Q_R)$]	肿瘤距门齿距离 [cm, $M(Q_R)$]	肿瘤位于胸腔内（例）
ⅠB	5	61.4(11.4)	22.7(3.3)	30(4.6)	5
ⅡA	2	68(8.5)	20.5(3.7)	33.5(2.1)	2
ⅡB	6	59.7(13.3)	21.1(1.6)	27.3(1.2)	6
ⅢA	5	61.6(10.0)	19.9(1.5)	29.8(5.1)	5
Ⅳ	2	46(1.4)	20.0(2.9)	29.5(3.5)	0
统计值	—	$F=1.086$	$F=1.035$	$F=1.078$	$\chi^2=20.000$
P	—	0.398	0.422	0.402	0.000

注：—为无数据。

（2）肿瘤 TNM 分期与代谢型的关系

血浆代谢型波谱图显示，ⅠB、ⅡA期患者的血浆代谢型与其他分期患者有明显差别（图13-1）。差异代谢物中浓度明显上升的包括丁酮、乙醇胺、同型半胱氨酸、羟基丙酸、雌三醇，浓度明显下降的包括糖蛋白、肌酸、胆碱、异丁酸、丙氨酸、亮氨酸、缬氨酸，差异均有统计学意义（$P<0.05$）。PCA得分图显示ⅠB、ⅡA期患者血浆中代谢产物不同于其他分期的患者（表13-2）。

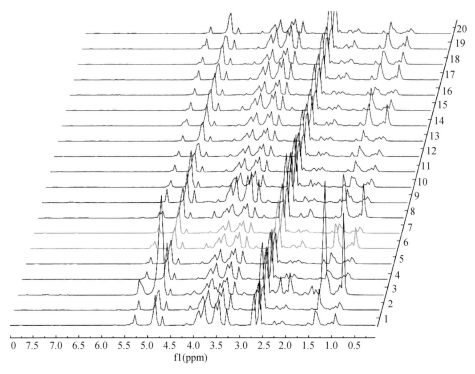

图 13-1　不同临床分期食管癌患者血浆 NMR 波谱图比较

表 13-2　Ⅰ B、Ⅱ A 期患者血浆中的发生改变的代谢产物及相关的酶和基因

代谢产物	相关的酶（调控基因）	代谢产物	相关的酶（调控基因）
乙醇胺	磷酸乙醇胺（*PHOSPHO1*）	雌三醇	三酮类固醇还原酶（*HSD17B7*）
	乙醇胺激酶 1（*ETNK1*）		雌二醇 17-β-脱氢酶 8（*HSD17B8*）
	磷脂酶 D1 变体（*PLD2*）		UDP 葡萄糖醛酸 2A1（*UGT2A1*）
	磷脂酶 D2（*PLD2*）		UDP 葡萄糖醛酸 2B28（*UGT2B28*）
	核苷酸内焦磷酸酶 2（*ENPP2*）		UDP 葡萄糖醛酸 1-6（*UGT1A6*）
	人甘油磷酸二酯磷酸二酯酶 1（*GDE1*）		UDP 葡萄糖醛酸 1-5（*UGT1A5*）
	胆碱/乙醇胺激酶（*CHKB*）		UDP 葡萄糖醛酸 1-9（*UGT1A9*）
	乙醇胺激酶 2（*ETNK2*）		UDP 葡萄糖醛酸 1-4（*UGT1A4*）
	膜联蛋白 A3（*ANXA3*）		UDP 葡萄糖醛酸 1-1（*UGT1A1*）
	胆碱激酶 α（*CHKA*）		UDP 葡萄糖醛酸 1-3（*UGT1A3*）
	脂肪酸酰胺水解酶 1（*FAAH*）		UDP 葡萄糖醛酸 2B4（*UGT2B4*）
	脂肪酸酰胺水解酶 2（*FAAH2*）		UDP 葡萄糖醛酸 2B15（*UGT2B15*）
	磷脂酶 D1（PLD1）		UDP 葡萄糖醛酸 2B17（*UGT2B17*）
	磷脂酶 D3（*PLD3*）		雌激素受体（*ESR1*）
	磷脂酶 D4（*PLD4*）		UDP 葡萄糖醛酸 2B7（*UGT2B7*）
	磷脂酰丝氨酸合成酶 1（*PTDSS1*）		雌二醇 17-β-脱氢酶 2（*HSD17B2*）
			磷脂合成酶 2（*PTDSS2*）

续表

代谢产物	相关的酶（调控基因）	代谢产物	相关的酶（调控基因）
羟基丙酸	蛋氨酸合酶（*MTR*）		溶质载体有机阴离子转运酶1A2（*SLCO1A2*）
	S-1甲基同型半胱氨酸酶（*BHMT*）		UDP葡萄糖醛酸1-10（*UGT1A10*）
	腺苷高半胱氨酸酶3（*AHCYL2*）		UDP葡萄糖醛酸1-7（*UGT1A7*）
	腺苷高半胱氨酸酶（*AHCY*）		UDP葡萄糖醛酸1-8（*UGT1A8*）
	腺苷高半胱氨酸酶2（*AHCYL1*）		UDP葡萄糖醛酸2B10（*UGT2B10*）
	胱硫醚β-内合酶（*CBS*）		HCG2039726，CRA_f亚型（*UGT1A10*）
	S-甲基蛋氨酸-S-甲基高半胱氨酸酶（*BHMT2*）		HCG2039726，CRA_a亚型（*UGT1A8*）
同型半胱氨酸	3-羟异丁醢辅酶a水解酶（*HIBCH*）		UDP糖基转移酶1家族多肽A7（*UGT1A7*）
			*UDP*葡萄糖醛酸2A3（*UGT2A3*）
雌三醇	雌二醇17-β-脱氢酶1（*HSD17B1*）		雌二醇17-β-脱氢酶12（*HSD17B12*）
	UDP葡萄糖醛酸2B11（*UGT2B11*）		17-β-羟基类固醇脱氢酶型6（*HSD17B6*）

（3）基于代谢型建立 TNM 分期的代谢特征轮廓

为了进一步探讨不同 TNM 分期食管癌的血浆代谢轮廓差异，我们根据肿瘤组织的病理分期结果将所有患者样本 NMR 波谱进行分类，并对其进行 PLS-DA 判别分析。结果显示不同 TNM 分期的患者能被有效地区分开来（图 13-2），并有不同的变量重要性投影得分（图 13-3）。将该得分图与人类代谢组学数据库进行比对发现，11 个代谢标志物在不同 TNM 分期的食管癌患者的代谢网络中发生了大幅度的变化，结合临床经验筛选出 4 个有代表性的代谢标志物及 54 对相关联的酶和基因，即特征代谢物（表 13-2）。

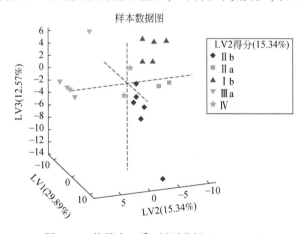

图 13-2　偏最小二乘–判别分析（PLS-DA）

（4）建立食管癌 TNM 分期的定量判别模型

我们进而建立了基于 ^{1}H-NMR 波谱的食管癌 TNM 分期定量预测模型（公式 13-1）。其中，x 代表食管癌患者血浆 NMR 波谱中的 ppm 值，a_{ij} 代表不同食管癌 TNM 分期。最终我们基于支持向量参数建立了食管癌 TNM 分期判别模型。利用 RMSE 验证模型的有效性（公式 13-2），RMSE = 5.3，说明模型具有可信的准确度；交叉验证结果显示，当 Q2 =

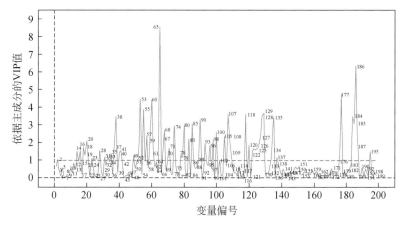

图 13-3　利用变量重要性投影得分将代谢产物化学位移值进行可视化的结果

261.2 时模型达到稳定（即 PRESS0/PRESS<0.05），此时 $R^2=0.47$（$P=0.036$）。

$$\begin{bmatrix} a_{11} \ a_{12} \ a_{13} \ \cdots \ a_{1n} \\ a_{21} \ a_{22} \ a_{23} \ \cdots \ a_{2n} \end{bmatrix} \times \begin{bmatrix} x_1 \\ x_2 \\ \vdots \\ x_n \end{bmatrix} = \begin{bmatrix} PC_1 \\ PC_2 \end{bmatrix} \tag{13-1}$$

$$\text{RMSE} = \sqrt{\frac{1}{n} \sum_{i=1}^{n} (\text{observed}_i - \text{perdicted}_i)^2} \tag{13-2}$$

3. 讨论

（1）食管癌患者血浆代谢物的变化

在该研究中的第一个重要发现是，食管癌患者血中柠檬酸、二甲胺浓度升高，而丙氨酸、异丁酸、肌酸浓度降低，这表明肿瘤细胞的能量代谢方式和路径发生明显变化[26]。柠檬酸的增加提示肿瘤细胞中正常的能量代谢机制受到破坏，而丙氨酸、异丁酸等产物的降低说明三羧酸循环受到抑制，从代谢网络的视角确认了有氧糖酵解是食管癌细胞的主要产能方式。近年来学者们已经认识到，恶性肿瘤在细胞代谢水平上的主要异常之一即是线粒体损害，由此导致的炎性应激和过氧化过程，造成细胞的恶变[27]。

食管癌患者血浆中同型半胱氨酸浓度明显升高，与其他研究结论一致[27]。最新的一项研究指出，血液中同型半胱氨酸水平的升高，明显增加食管鳞状细胞癌的风险[11]。内质网氧化还原酶1α 已被证实在食管癌细胞中高表达，有学者在食管癌细胞株 OE33 中发现，同型半胱氨酸能激活内质网氧化还原酶1α 成为具有活性的氧化酶 1OX1 形式[27]。

磷脂酰乙醇胺结合蛋白 4 的过表达可能与食管鳞状细胞癌的发生及侵袭转移有关[14,16]。既往研究表明可将磷脂酰乙醇胺结合蛋白 4 作为早期食管癌的标志物。在此研究中，早期食管癌患者血浆中乙醇胺明显高于其他组，我们推断这与肿瘤早期阶段磷脂酰乙醇胺结合蛋白 4 合成增加有关。

（2）利用代谢组学协助食管癌术前分期

临床工作中，食管癌分期分为术后病理 TNM（pTNM）分期和治疗前临床 TNM（cTNM）分期。其中，cTNM 分期的主要作用在于评估治疗前肿瘤综合情况，掌握患者所处的病程阶段，据此选择最精准的治疗方案。但是，治疗前获取病理指标的难度甚大，使得精确判定术前 TNM 分期或非手术患者 TNM 分期的可行性降低。目前临床上术前食管造影、胸部增强 CT、腹部超声、术前内镜超声（EUS）及正电子发射体层摄影（PET)-CT 评估患者全身远处转移和淋巴结转移情况，用以明确肿瘤的侵犯程度[7]。但这些标准都无法提供良好的预后分层，且价格昂贵。胃肠肿瘤专家已经提出：术前精准分期，除应用影像学技术外，还须联合基于疾病的基因组学、蛋白质组学及代谢组学。可见，快速分期的瓶颈主要在于诊断技术的限制。

而笔者所在实验室通过研究发现，患者血浆代谢轮廓与 TNM 分期具有明显的相关性，这意味着 ^{1}H-NMR 代谢型可以用于区分食管癌的分期，而且患者仅需抽取一管静脉血，检测时间仅 3h，就可初步鉴定食管癌分期。这为简便、精准和快速地实现恶性肿瘤分期提供了一种潜在的可能。

（3）食管癌分期模型的建立

笔者所在实验室通过回溯代谢异常背后的酶-基因网络调节机制，筛选出 4 个有代表性的代谢标志物及 54 对相关联的酶和基因，成功建立了基于 ^{1}H-NMR 波谱的食管癌 TNM 分期定量预测模型。需要指出的是，既往国内关于食管癌的代谢组学研究，均集中于食管癌患者与健康人相比血浆中代谢物水平的改变[8,9]。但上述研究均存在两个主要的缺陷：第一，均未考虑不同 TNM 分期的患者本身代谢不同所导致的差异性代谢组分，况且在生物体中观察到的代谢表型的变化还有可能是由于个体间的差异（包括饮食、性别、年龄等）所致[28,29]，目前很难将其应用于临床的食管癌诊断中；第二，均未考虑过度分类风险，这对于将该技术用于临床诊断是一个极大的障碍[30]。

综上所述，在此研究中，笔者所在实验室提出一种基于代谢组学和酶-基因调节网络分析的系统生物医学方法，发现不同 TNM 分期食管癌患者血浆代谢轮廓具有明显差异。进而建立了可用于区分各期食管癌的血浆代谢生物标志物指标集。基于血浆 NMR 检验，就能术前快速地将食管癌进行精确分层。为进一步的精准化治疗提供量化评估的基础。该研究也存在一定的局限与不足，包括纳入病例数据存在样本量较少，性别、分期存在偏倚等。在未来的研究中将继续扩大样本量，纳入女性患者样本，并采用独立样本集对该模型进行验证。

13.2   基于血浆 ^{1}H-NMR 波谱的急危重症患者死亡早期预测模型

急危重症救治是一个重要的医学和公共卫生问题。急危重症常常涉及灾害、交通、工伤、中毒和突发事件，常常因器官出凝血、内分泌、能量代谢、免疫等病理生理紊乱而出现多器官功能障碍（MODS）而危及生命，或遗留后遗症甚至残疾，因此需要多学科、多专业、多手段的综合治疗。此类患者病情往往错综复杂、矛盾重叠、主次难分。随着现代临床抢救技术的飞速发展，如何提高急危重症患者的抢救成功率已经成为急诊医学面临的重要挑战。急危重症患者死亡的主要原因是原发疾病导致 MODS，而 MODS 发生发展机制异常复杂。其机制的研究经历了感染学说和微循环学说，到现在的炎症失控学说，已经逐步加深对其认识。虽然 MODS 的临床预防及治疗手段不断的进步，但是一旦发生后救治、逆转非常困难，目前对降低 MODS 的病死率仍未有重大进展[32]。

快速准确地评估及判断患者病情、早期识别出具有发生 MODS 倾向甚至死亡的患者、预判不同患者的临床预后及早期治疗干预，是临床上防治急危重症患者发生 MODS 的几个重要环节。大量研究致力于寻找能够预测 MODS 发生的特异性指标，主要有以下几类：创伤及 ICU 评分类，血液生化类，炎症介质类和细胞学类[33-35]。在临床上应用这些指标都显示出一定的意义，但是现有的指标体系在预测 MODS 的灵敏性及精确性方面都存在局限性，对临床治疗缺乏指导意义。至今仍然缺乏灵敏性及精确性高，能够真正地作为临床预测和干预评估的指标，故难以早期采取治疗措施降低 MODS 的发生率和病死率。因此，寻找一种或一组结合临床结局指标，具有高度特异性和早期预警意义，并能在整体水平上动态评估、反馈临床治疗/干预措施的监测方法，对于防治急危重症患者的 MODS 具有非常重要的社会和经济意义。

现有研究表明，急危重症患者抗炎促炎失衡和代谢紊乱是影响患者救治质量的重要独立因素，因此调理代谢与控制炎症是急危重症患者治疗的重要环节[35-36]。急危重症发生发展的整个过程，究其根本是机体合成和分解营养物质的代谢过程的紊乱，所涉及的诸多途径通过诱导细胞功能的改变，严重影响整个病程的发展。而机体在高度应激状态下的激素及众多炎症介质调节着这些代谢反应的变化，并且一些神经递质、组织再灌注损伤因子、患者活动状态也影响着整个代谢过程。机体营养状况呈现加速消耗趋势，总体上，患者的代谢状况处于高代谢和高炎性反应共存的状况。最终表现为蛋白质合成减少而分解增加，导致明显的负氮平衡，脂肪分解增强，免疫应答功能下降和应激性高血糖，进一步加重器官功能障碍。然而，传统机械还原论思维和干预模式的限制，在经历了从肠外营养到肠内营养，从高营养支持到相对个体化的营养支持的转变后，目前急危重症患者代谢调节和治疗又进入到一个瓶颈时期。

解决上述问题，必须转变思维模式，引入系统生物学视角。从系统的角度看，急危重症患者经历的是一个全身性的代谢紊乱过程，涉及几乎所有器官或系统的功能变化。而在整个过程，均是通过代谢产生的激素、蛋白质和小分子化学基团调节[37-38]，并且这些小分子物质还可以反映出临床干预手段所带来的变化。机体所有代谢过程的宏观结果就表现为临床结局（存活、病死、发生并发症和残疾等）。因此，若能够认识并勾勒出急危重症患者全部的代谢轮廓（或称代谢型，metabolome），就可以快速评估患者病情及预测其临床结局。建立急危重症代谢轮廓很有必要，但是长期以来局限于既往的研究范式，要实现上述目标显得十分困难。因为，整个代谢过程涉及数以百计的代谢物和同样众多的调节途径，并且化学本质的不同导致代谢产物在体液中的丰度差异巨大。因此，传统的检测方法和手段很难实现同时测量差异巨大的全部代谢产物。

Nicolson 等首先提出代谢组学的概念，将其定义为生物体对病理生理或基因修饰等刺激产生的代谢物质动态应答的定量测定[39]。随着代谢组学的提出，气相色谱-质谱联用技术（GC-MS）和磁共振（NMR）技术的不断成熟，使得系统地解决上述问题成为可能[40,41]。代谢组学通过分析生物体中所有的小分子代谢产物，尽可能地保留了整个过程中的代谢产物信息。与基因组学、转录组学和蛋白质组学只对一种化合物进行分析不同，代谢组学是研究处理体液内各种不同种类、性质差异巨大和浓度范围分布甚广的小分子物质。基于¹H-NMR 的代谢组学技术利用低温探头和微探头方法，以及新近发展的魔角旋转技术，分析结果可以获得代谢产物的大小、数量、带点性、电迁移率和官能团等参数。其优势与传统的各种组学（基因组、转录组及蛋白组）技术相比具有诸多优势。

代谢组学在检测代谢过程的小分子代谢产物时，产生多维的数据需要通过数据建模的方式来处理这些数据，最终通过建模分析这些数据得出具有临床意义的新信息，这也是代谢组学能够系统解决整个代谢过程的关键。大多数情况下，需要从检测的代谢物信息中进行两类或者多类的聚类分析，利用计算机模式识别技术可以从整体上识别急危重症患者血浆中代谢产物的表达轮廓。目前主要分为有监督的学习方法（supervised method）和非监督的学习方法（unsupervised method）。前者是根据已有的知识来建立信息组，对未知样品进行识别和分类。具体方法有判别分析（discriminant analysis，DA）、偏最小二乘法（partial least squares，PLS）、人工神经网络（artificial neural network，ANN）和偏最小二乘法–判别分析（PLS-DA）。后者是对完全未知的数据根据样本本身的特性进行归类，把相似特征的数据归为同源的类。主要方法有主成分分析（principal component analysis，PCA）、层次聚类分析（hierarchical cluster analysis，HCA）等。PCA 和 PLS-DA 是代谢组学中常用的模式识别方法，通常用得分图（score plot）获得对样品分类的信息，载荷图（loading plot）获得对分类有贡献的变量及贡献大小。已有研究证明，利用这些数学工具可以对含有复杂成分的混合物体系进行有效的信息提取。

然而，迄今为止，还没有基于 ^{1}H-NMR 技术的急危重症患者代谢轮廓–临床结局研究。该研究拟在已有的研究工作基础上，通过临床研究，刻画急危重症患者的代谢组轮廓，并通过系统生物医学研究手段，构建一种可用于预后预测的临床模型。

1. 材料与方法

（1）材料

1）实验对象

A 组：急性重症颅脑创伤患者

纳入标准：急性重度颅脑创伤患者，急性生理功能评分（APACHE Ⅱ）>10 分或者创伤严重度评分（ISS）≥17 分。

排除标准：肿瘤；糖尿病、甲亢等代谢及内分泌疾病史；肥胖症（肥胖：BMI>28）；合并慢性心肺肝肾等重要脏器疾病。

B 组：胸、腹部大手术患者

纳入标准：急诊行胸腹部大手术患者，急性生理功能评分（APACHE Ⅱ）>10 分或者创伤严重度评分（ISS）≥17 分。

排除标准：肿瘤；糖尿病、甲亢等代谢及内分泌疾病史；肥胖症（肥胖：BMI>28）；合并慢性心肺肝肾等重要脏器疾病。

C 组：多发伤患者

纳入标准：急性多发伤患者，急性生理功能评分（APACHE Ⅱ）>10 分或者创伤严重度评分（ISS）≥17 分。

排除标准：肿瘤；糖尿病、甲亢等代谢及内分泌疾病史；肥胖症（肥胖：BMI>28）；合并慢性心肺肝肾等重要脏器疾病。

D 组：健康对照

纳入标准：接受健康体检的健康志愿者。

排除标准：肿瘤；糖尿病、甲亢等代谢及内分泌疾病史；肥胖症（肥胖：BMI>28）；合并慢性心肺肝肾等重要脏器疾病。

2）伦理审查与临床试验注册

经四川省医学科学院·四川省人民医院医学伦理委员会批准了该研究计划，临床注册号：NCT02164786。

3）主要仪器及试剂

抗凝管（2.7ml 枸橼酸钠浓度 0.109mol/L），超低温冰箱（DW-86L286 海尔公司），氘代重水（pH 6.0～7.5，纯度≥99.9%，上海涞昂生物科技有限公司），普通离心机（80-02 型离心机上海医疗器械有限公司），移液器两把（芬兰 Eppendorf），BrukerAvance DR×600MHz NMR（bruker biospinRheinstetten，Germany）。

4）数据分析软件

MATLAB 软件(R2013b，MathWorks，MA，USA)，MestReNova(版本 6.1.1)软件(MestreLab Research，Spain)，Human Metabolome Database(HMDB，http：//www. hmdb. ca)，G：profiler website，R(3.11，cran. r-project. org)。

（2）实验方法

1）血浆样品采集

患者及对照组在入组后第 1 日（T_0），患者入组后第 2 日晨 8 时（T_1），患者入组后第 3 日晨 8 时（T_3），患者入组后第 5 日晨 8 时（T_5），患者入组后第 7 日晨 8 时（T_7），患者入组后第 14 日晨 8 时（T_{14}），患者入组后第 21 日晨 8 时（T_{21}），患者入组后第 28 日晨 8 时（T_{28}），患者入组后第 35 日晨 8 时（T_{35}），患者入组后第 42 日晨 8 时（T_{42}），患者入组后第 49 日晨 8 时（T_{49}），各抽血一次（每次抽血量约 2ml）。提取其血浆高速离心，存放于-80℃超低温冰箱中，以备 ^{1}H-NMR 检测。

2）血浆样品制备

待测血浆样品在室温下解冻后，高速离心机以 16000r/min 转速离心 10min。移液器将 50μl 氘代重水（D_2O）加入核磁管中，再将离心后血浆样品 450μl 加入核磁管中。将血浆样品与氘代重水充分振荡摇匀 2min，静置 10min 后进行 ^{1}H-NMR（600MHz）检测。

3）^{1}H-NMR 波谱数据采集

血浆样品制备完善后在 ^{1}H-磁共振仪上进行数据采集，可获得原始一维氢谱。该实验 ^{1}H-NMR 检测采用的仪器是装备 Bruker 公司 rIBB（inverse broad band probe）探头的磁共振仪（型号为 Bruker Avance DR×600MHz，实际工作频率 600.13MHz）。样品制备过程中加入的浓度为 10% 的氘代重水（D_2O）可以起到抑制溶剂峰的作用，并在预饱和中采用脉冲序列（zgp）抑制水峰。所有波谱均是在 26.85℃室温下进行采集的，波谱谱宽 20ppm，采样点数 32k，累加次数 256 次。

4）^{1}H-NMR 波谱处理

血浆样品中化合物分子原子核在高强度磁场下产生共振后其频率逐渐衰减。备测化合物分子原子核共振的原始衰减信号便是实验中检测的原始数据（自由感应衰减信号，free induction decay，FID）。将 FID 信号导入到 MestReNova（版本 6.1.1，MestreLab Research，Spain）软件中进行傅里叶转换后的得到一维的 ^{1}H-NMR 波谱图（图 13-4）。并将所有得到一维的 ^{1}H-NMR 波谱图进行化学位移和自动基线调整，利用卷积技术来最小化波峰的变化，从而确保较大波峰不会掩盖较小波峰。然后将所有血浆样品的一维氢谱 0~8ppm 段以 0.04ppm 为单位进行分割，并对得到的 199 个化学位移值段进行积分，最后得到相应的积分值。对所有的样品进行相同的处理后得到一个 60×199 的二维矩阵（60 是样本组数，199 位积分区间数）。将二维矩阵以 .csv 格式导出待用。

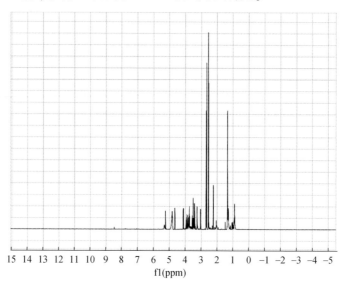

图 13-4　一维的 ^{1}H-NMR 波谱图

5）数据矩阵预处理

对得到的数据矩阵预处理——线归一化和标准化。由于测量时血浆样品稀释浓度、试验温度及仪器的工作稳定度等因素的不同，造成不同批次的同一类血浆样品采集到的 ^{1}H-NMR波谱图并不完全一致。因此需要对数据矩阵进行线归一化操作（在此假设每个 ^{1}H-NMR波谱图中最高的波峰均指代含量非常接近的同一种物质）。线归一化的公式为

$$x'_{i,j} = \frac{x_{i,j}}{\max_n(x_{i,j})}$$

公式中新变量 $x'_{i,j}$ 由血浆样品线归一化之后产生，$x_{i,j}$ 是第 i 血浆样品的变量，j 为变量的编号，n 为变量的总数。线归一化不会改变样本内血浆样品的相对值。然后对数据矩阵进行标准化处理（中心化方法），目的是让不同的样本间具有更好的可比性。中心化法的公式为

$$x'_{i,j} = x_{i,j} - \bar{x}_j$$

其中，$x'_{i,j}$ 为处理后的数据矩阵中第 j 列第 i 个元素，$x_{i,j}$ 为处理前数据矩阵中第 j 列第 i 个元素，$\bar{x}_j$ 为数据矩阵中第 j 列的平均值。通过中心化法的处理，可以在原有数据关系不变的情况下减少数据的动态范围。

6）^{1}H-NMR 波谱图分析

复杂波谱可能由混合物叠加而成，^{1}H-NMR 波谱图在分段积分后可能出现一个积分段对应多个化合物或者一个复杂的化合物对应多个波峰。因此，^{1}H-NMR 波谱图分析的重要步骤就是将波谱图上的波峰与各种化合物建立起一一对应关系。常常采用 HMDB 数据库技术将波谱图和代谢物之间建立恰当的对应关系。该研究采用的是 HMDB 数据库与等距离桶状积分两项技术来实现代谢物与峰匹配——其在降低波谱图信号维数的同时可以减少化学漂移（图 13-5）。

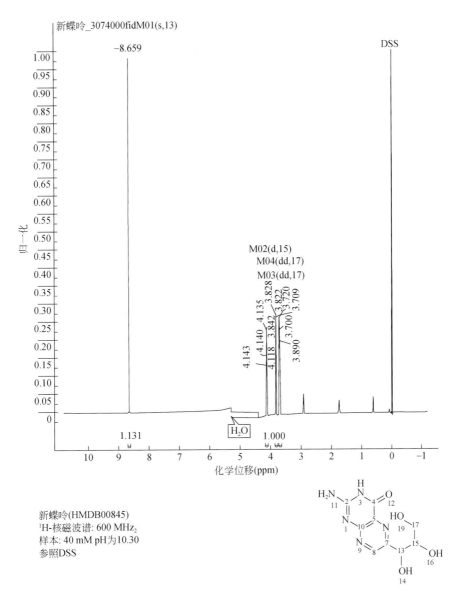

图 13-5　利用波峰匹配及 HMDB 数据库对代谢物进行判别

经过归一化和标准化处理后，60 组 ^{1}H-NMR 波谱图轮廓相似，波形完整，各个波峰均匀，说明血浆样品稀释水平无差异，可以进行分段积分。将 60 组波谱图放在同一坐标系中，纵坐标为血浆样品序数，横坐标为 ^{1}H-NMR 波谱图基线（图 13-6）。

从图 13-6 中可以观察到不同血浆样品组之间的波峰存在明显差异，波形明显的差异主要集中在 1.0～1.5、2.5～3、3.5～4、5.0～5.5ppm 段。

该研究采用正交校正的偏最小二乘判别分析（orthogonal signal correction partial least squares-discriminant analysis，OPLS-DA）这种有监督模式识别方法来实现数据降维。一张血浆样品 ^{1}H-NMR 波谱图含有成百上千条可分辨谱线，如何从中获取有用的可分辨的生物学信息是本研究的关键。不同组的血浆样品中代谢物差异由这些 ^{1}H-NMR 波谱图谱线的共

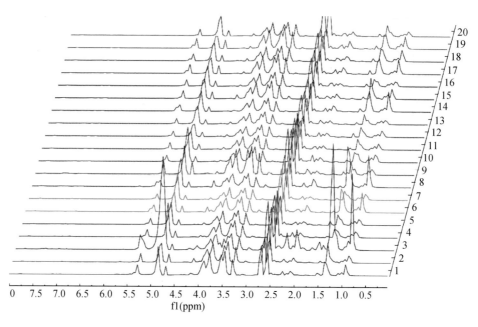

图 13-6　总体观察各组血浆样品的 ^{1}H-NMR 波谱图

同差别表现出来。但是，这些差异可能来自于个体本身的差异，也有可能来自于不同疾病之间的差异。因此，只有通过数据降维的方法筛选出对这 60 组血浆样品整体差异贡献最大的一组谱线。数据降维方法可以在避免原来维度中分类信息丢失的同时，将原来 N 维的空间信息显示在我们肉眼也能进行辨别的二维或三维空间中。

　　OPLS-DA 是一种在特定的得分水平下滤掉了矩阵中不相关变化向量后，分析两个数据矩阵相关性的方法。因为，如果直接对两个数据矩阵的变量进行相关分析，会遇到多重共线性问题。换句话说，我们既会面临许多理所当然的相关变量（这些变量会干扰我们的判断），同时也会看到很多虚假相关性的变量（本不相关的变量表现出相关性）。为了解决上述问题，我们采用的是先将数据矩阵正交校正（orthogonal signal correction，OSC），再用提取主成分的方法来进行数据矩阵两两比较。OSC 方法是提取矩阵 X 的第一主成分，对其每个载荷向量进行正交旋转，使得主成分得分与矩阵 Y 垂直，那些旋转的载荷向量便与矩阵 Y 变化趋势无关。在规定的得分水平下，可以调节主成分的数量，去掉那些与变化不相关的向量。

　　最后，基于 ^{1}H-NMR 波谱建立早期预测模型，原理公式如下

$$\begin{bmatrix} PC_1 \\ PC_2 \\ PC_3 \end{bmatrix} = \begin{bmatrix} b_{11} & b_{12} & b_{13} & \dots & b_{1n} \\ b_{21} & b_{22} & b_{23} & \cdots & b_{2n} \\ b_{31} & b_{32} & b_{33} & \cdots & b_{3n} \end{bmatrix} \times \begin{bmatrix} y_1 \\ y_2 \\ y_3 \\ \vdots \\ y_n \end{bmatrix}$$

　　该研究中 60 组血浆样品，每个样品 199 个分段积分构成一个 60×199 的矩阵 X。按照临床结局（死亡或存活）对矩阵 X 进行标记，构建 Y_1 矩阵。以同样方法构建 T_0、T_{10}、

T_{40}、T_{50}四个纵向量，构建 Y_2 矩阵。再对 X 矩阵进行正交校正（OSC），过滤掉与 Y_1 或 Y_2 矩阵变化趋势不相关的变量。这些变量，可能是不同血浆样品间个体差异，以及在检测时样品稀释浓度变化及环境温度变化所造成的差异。通过正交校正后得到的分类效果更佳。

利用 Y_1 矩阵的分类，建立能够将存活和死亡患者区分的 OPLS-DA 模型。从而得到在模型中贡献最大的主成分，将 VIP 值大于 1 的代谢产物视作能够辨别死亡和存活病例，这些血浆代谢产物集便是特异性的小分子代谢标志物。以同样的方法，利用 Y_2 矩阵中的不同时间点分类信息，建立辨别不同损伤时期的 OPLS-DA 模型，便可以找到引起整个损伤发展过程中变化最大的血浆代谢产物集。

然后，采用基于代谢型-酶学网络-基因本体（gene ontology，GO）的回溯分析技术建立调控代谢的网络分析。其原理简述为：利用人类代谢组学数据库（human metabolome database，HMDB）筛选这些血浆代谢物集，从中确认关键的代谢物及调控这些代谢物的酶学网络。进一步使用 GO 进行分析，确认这些代谢物和调控酶类在基因调控网络上的变化。

最后利用代谢组技术结合计算生物学建立预测模型，能够对急危重症不同时间点进行聚类，模型可以很好判别急危重症不同时间点的代谢谱，并能早期有效地对死亡和存活病例进行辨识。

（2）数据处理、统计学分析与数学建模

1）临床数据处理

所有的临床数据，根据其分布类型采用中位数（四分位间距）或者均值±标准差（mean±SD）进行描述。计量资料的组间差异比较，先检验数据分布类型，正态分布数据采用 ANOVA 方差检验或者 student t 检验，对于非正态分布数据采用 Wilcox 检验。计数资料采用 Fisher 确切概率模型或者 χ^2 检验。采用 Spearman 相关性计算其相关性，并采用 Fisher 相关性检验。检验水准：$P<0.05$。

2）对于代谢波谱数据处理

对代谢波谱数据的处理见前文（2）实验方法 4）~6）。

3）统计分析与数据分析的软件

Matlab（Matrix Laboratory 版本 R2013b）软件（MathWorks，USA）；MestReNova（版本 6.1.1）软件（MestreLab Research，Spain），Human Metabolome Database（HMDB）http：//www. hmdb. ca/），G：profiler website，R（3.11，cran. r-project. org），所有软件的运行环境为 Windows 7。

4）计算平台

该研究采用四川省医学科学院·四川省人民医院创伤研究所代谢组多学科实验室的高性能计算平台，配置为 CPU Xeon E7-8848×4，512GB DDR3 1333MHz。

2. 结果

（1）纳入患者一般情况

该研究按照入院的时间连续性纳入急危重症患者 50 例和健康对照 10 例。分为四组。A 组：急性重症颅脑创伤患者（severe traumatic brain injury，STBI）19 例；B 组：胸、腹部大手术患者（thoracoabdominal surgery patients）26 例；C 组：多发伤患者（multiple trauma patients）15 例；D 组：健康对照 10 例。患者一般情况和临床实验室检查见基线表

（表13-3），平均年龄（53±18.4）岁，男性79.2%，平均体质指数（BMI）22.8±2.06。各组之间患者的年龄、BMI及急性生理功能评分（APACHE Ⅱ）或者创伤严重度评分（ISS）无明显差异。

表13-3 纳入患者一般情况及结局指标

变量	A组（$N=19$）	B组（$N=26$）	C组（$N=15$）	D组（$N=10$）	P
人口学指标					
年龄（岁）	46.1±15.7	63.5±11.6	37.6±9.1	34.8±11.4	0.17
性别					0.04
男	13(68.4%)	22(84.6%)	11(91.7%)	5(50%)	
女	6(31.6%)	4(15.4%)	1(8.3%)	5(50%)	
入院基本情况					
收缩压（mmHg）	135±35.1	127±12.86	124±12.18	115±10.92	0.048
舒张压（mmHg）	82±14.78	76±11.19	79±11.39	78±12.32	0.166
腋温（℃）	36.36±0.311	36.59±0.24	36.88±0.56	36.5±0.69	0.195
心率（次/分）	86±25.62	79±11.19	112±24.65	87.5±20.79	0.012
ISS	22(18~28)	21(17~26)	24(19~29)		0.25
APACHE Ⅱ	13(11~17)	12(11~14)	17(11~19)		0.11
BMI（kg/m^2）	25±1.71	21.1±2.15	22.5±1.36	21.9±0.76	0.125
治疗结果					
结局指标					
死亡	1(5.3%)	2(7.8%)	9(75%)	0(0)	0.04
MODS					0.03
是	5(26.3%)	2(7.8%)	9(75%)	0(0)	
否	14(73.7%)	24(92.2%)	3(25%)	0(0)	
住ICU天数	7(3~9)	3(2~5)	23(12~46)	0(0)	0.04
生理生化指标					
K$^+$（mmol/L）	3.71±0.92	4.19±0.29	3.54±0.33	3.61±0.24	0.95
Na$^+$（mmol/L）	138.42±2.73	138.62±3.56	144.1±4.33	140.4±4.59	0.17
Cl$^-$（mmol/L）	102.0±2.95	102.35±3.79	106.93±5.17	103.72±4.19	0.74
Ca^{2+}（mmol/L）	2.13±0.14	2.11±0.15	2.23±1.66	2.12±0.15	0.36
Glu（mmol/L）	7.91±2.44	5.82±2.22	9.45±2.44	8.21±1.20	0.41
TP（g/L）	64.25±6.37	60.17±8.15	43.02±8.13	65.5±13.2	0.39
WBC（×10^9/L）	13.23±5.84	6.78±2.82	23.5±10.22	14.49±5.71	0.018
NE（%）	72.0(69.5~3.0)	76.9(65.9~8.0)	92.3(88.9~5.0)	55.0(53.3~56.1)	0.028
HGB（g/L）	122.84±18.78	122.04±17.55	157.9±22.26	127.9±17.68	0.04
ALB（g/L）	39.08±5.59	37.68±4.50	25.64±5.44	42.9±9.54	0.02
BUN（mmol/L）	4.81±1.57	5.21±1.61	8.93±2.96	5.34±1.63	0.66
Cr（μmol/L）	60.27±21.64	75.5±18.62	111.8±59.3	80.5±24.36	0.00
ALT（U/L）	57.63±70.6	26.07±38.5	66.11±135.0	41.8±17.67	0.359
AST（U/L）	73.16±128.2	28.26±21.0	186.5±431.09	91.7±120.49	0.166

注：ISS为创伤严重度评分，APACHE Ⅱ为急性生理与慢性健康评分。MODS为多器官功能障碍综合征。WBC为白细胞计数，HGB为血红蛋白，ALB为白蛋白，BUN为血浆尿素氮，Cr为血浆肌酐，Glu为血糖。

（2）患者生存曲线

生存曲线提示多发伤组患者生存率与其他组存在明显差异（$Z=-3.32$，$P=0.00090$，$Z=-3.45$，$P=0.00057$）。从生存曲线中可以看到，在 T_{10}、T_{40}、T_{50} 时间点患者的生存率明显下降，从而确定以 T_0、T_{10}、T_{40}、T_{50} 为时间点观察患者代谢组水平的变化（图13-7）。

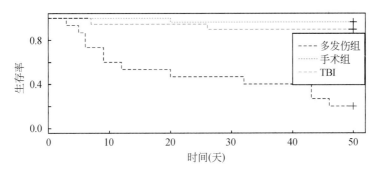

图13-7　生存曲线图（Kaplan-Meier 曲线）

（3）存活和死亡病例之间的代谢型差异

入组时（T_0）患者血浆 ^{1}H-NMR 指纹图谱便可特征性区分死亡和存活病例（图13-8），且在各组内也可明显判别死亡与存活病例（图13-9）。与存活的患者相比，死亡患者血浆代谢池中以下代谢物发生显著升高（图13-10）：皮质酮、同型半胱氨酸、前列腺素 E2、雌二醇（$P<0.05$）；以下代谢物显著降低：褪黑素、色氨酸、睾酮（$P<0.05$）。结合临床经验和之前建立的模型，我们最终筛选出 6 个具生物标志物意义的代谢物，它们构成了区分生存和死亡的代谢标志物指标集。这些代谢标志物是前列腺素 E2、雌二醇、同型半胱氨酸、皮质酮、睾酮、褪黑素。GO 分析表明，调控这 6 个关键代谢标志物的是 112 对酶和基因（表13-4）。

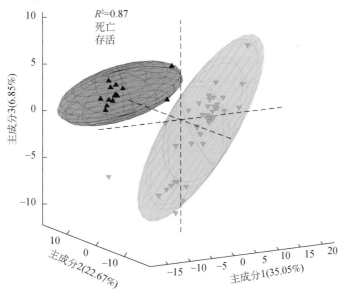

图13-8　所有纳入病例的 OPLS-DA，深蓝色三角形表示死亡病例，浅蓝色三角形表示存活病例

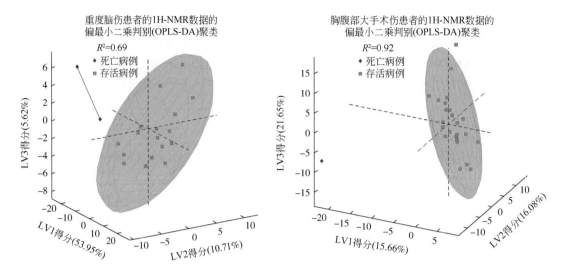

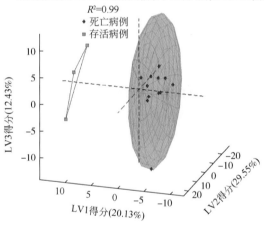

图 13-9　三个亚组的 OPLS-DA，红色点表示死亡病例，绿色点表示存活病例

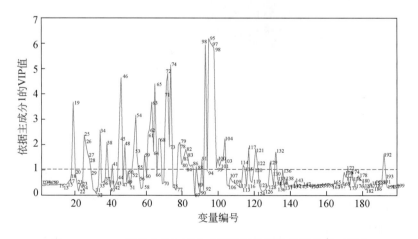

图 13-10　VIP 值将生存与死亡病例差异代谢物化学位移可视化

表 13-4　调控 6 个关键代谢标记物的是 112 对酶和基因

代谢产物	相关的酶		调控基因	
皮质酮	细胞色素 P450 11B1	3-氧-5-beta-类固醇 4-脱氢酶	CYP11B1	AKR1D1
	皮质甾类 11-beta-脱氢酶同工酶 2	皮质甾类 11-beta-脱氢酶同工酶 1	HSD11B2	HSD11B1
	盐皮质激素受体	细胞色素 P450 11B2	NR3C2	CYP11B2
	细胞色素 P450 21-羟化酶	细胞色素 P450, 21 家族, 亚类 A, 多肽 2	P450-CYP21B	CYP21A2
	粒细胞防御素 4	皮质甾类 21-羟化酶	DEFA4	CYP21A2
前列腺素 E2	碳酰还原酶［NADPH］1	碳酰还原酶［NADPH］3	CBR1	CBR3
	15-羟基前列腺素	前列腺素 E 合酶	HPGD	PTGES
	嘌呤核苷同型半胱氨酸酶 3	［NAD（+）］前列腺素 E2 受体 EP1 亚型	PTGER1	PTGER4
	前列腺素 E2 受体 EP3 subtype	前列腺素 E 合酶 2	PTGER3	BHMT2
	前列腺素 E2 受体 EP2 亚型	前列腺素 E 合酶 3	PTGER2	PTGES3
	CUGBP Elav-样家族成员 2		CELF2	
同型半胱氨酸	蛋氨酸合成酶	同型半胱氨酸甲基转移酶 1	MTR	BHMT
	腺苷高半胱氨酸酶 3	腺苷高半胱氨酸酶	AHCYL2	AHCY
	腺苷高半胱氨酸酶 2	胱硫醚合成酶	AHCYL1	CBS
	甲基蛋氨酸-同型半胱氨酸甲基转移酶 BHMT2		BHMT2	
雌二醇	雌二醇 17β-脱氢酶 2	UDP 葡萄糖醛酸转移酶	HSD17B2	UGT2B28
	雌激素受体	雌二醇 17β-脱氢酶 8	ESR2	HSD17B8
	UDP 葡萄糖醛酸转移酶 2B4	UDP 葡萄糖醛酸转移酶 1-4	UGT2B4	UGT1A4
	UDP 葡萄糖醛酸转移酶 2B10	UDP 葡萄糖醛酸转移酶 2B7	UGT2B10	UGT2B7
	UDP 葡萄糖醛酸转移酶 2B15	UDP 葡萄糖醛酸转移酶 2A1	UGT2B15	UGT2A1
	UDP 葡萄糖醛酸转移酶 1-1	UDP 葡萄糖醛酸转移酶 1-9	UGT1A1	UGT1A9
	UDP 葡萄糖醛酸转移酶 1-8	UDP 葡萄糖醛酸转移酶 1-3	UGT1A8	UGT1A3
	UDP 葡萄糖醛酸转移酶 1-10	UDP 葡萄糖醛酸转移酶 2B17	UGT1A10	UGT2B17
	UDP 葡萄糖醛酸转移酶 1-6	UDP 葡萄糖醛酸转移酶 1-5	UGT1A6	UGT1A5
	UDP 葡萄糖醛酸转移酶 2B11	UDP 葡萄糖醛酸转移酶 1-7	UGT2B11	UGT1A7
	雌二醇 17β 脱氢酶 11	雌二醇 17β-脱氢酶 1	HSD17B11	HSD17B1
	3-酮–类固醇还原酶	细胞色素 P450 3A4	HSD17B7	CYP3A4
	细胞色素 P450 2C9	细胞色素 P450 2C19	CYP2C9	CYP2C19
	细胞色素 P450 2E1	细胞色素 P450 3A43	CYP2E1	CYP3A43
	细胞色素 P450 1B1	细胞色素 P450 2C18	CYP1B1	CYP2C18
	细胞色素 P450 2F1	细胞色素 P450 4X1	CYP2F1	CYP4X1
	细胞色素 P450 2B6	细胞色素 P450 3A5	CYP2B6	CYP3A5
	细胞色素 P450 1A1	细胞色素 P450 2A13	CYP1A1	CYP2A13

续表

代谢产物	相关的酶		调控基因	
雌二醇	细胞色素 P450 3A7	细胞色素 P450 4B1	CYP3A7	CYP4B1
	细胞色素 P450 4Z1	细胞色素 P450 1A2	CYP4Z1	CYP1A2
	细胞色素 P450 19A1	细胞色素 P450 2C8	CYP19A1	CYP2C8
	细胞色素 P450 2S1	细胞色素 P450 2J2	CYP2S1	CYP2J2
睾酮	乙酰辅酶 A	雌激素磺基转移酶	MAOA	SULT1E1
	Aldo keto reductase 家族因子 C3	雌二醇 17β-脱氢酶 2	AKR1C3	HSD17B2
	UDP 葡萄糖醛酸转移酶 2B28	雌二醇 17β-脱氢酶 8	UGT2B28	HSD17B8
	UDP 葡萄糖醛酸转移酶 2B4	UDP 葡萄糖醛酸转移酶 1-4	UGT2B4	UGT1A4
	UDP 葡萄糖醛酸转移酶 2B10	UDP 葡萄糖醛酸转移酶 2B7	UGT2B10	UGT2B7
	UDP 葡萄糖醛酸转移酶 2B15	UDP 葡萄糖醛酸转移酶 2A1	UGT2B15	UGT2A1
	UDP 葡萄糖醛酸转移酶 1-1	UDP 葡萄糖醛酸转移酶 1-9	UGT1A1	UGT1A9
	UDP 葡萄糖醛酸转移酶 1-8	UDP 葡萄糖醛酸转移酶 1-3	UGT1A8	UGT1A3
	UDP 葡萄糖醛酸转移酶 1-10	UDP 葡萄糖醛酸转移酶 2B17	UGT1A10	UGT2B17
	UDP 葡萄糖醛酸转移酶 1-6	UDP 葡萄糖醛酸转移酶 1-5	UGT1A6	UGT1A5
	UDP 葡萄糖醛酸转移酶 2B11	UDP 葡萄糖醛酸转移酶 1-7	UGT2B11	UGT1A7
	UDP 葡萄糖醛酸转移酶 11	3-氧代-5-β 类固醇脱氢酶 4	HSD17B11	AKR1D1
	3-氧代-5-β 类固醇脱氢酶 4-2	3-氧代-5-β 类固醇脱氢酶 4-1	SRD5A2	SRD5A1
褪黑素	甲基转移酶	核糖腺苷脱氢酶	ASMT	NQO2
	髓过氧物酶	嗜酸粒细胞过氧化物酶	MPO	EPX
	吲哚胺 2,3-双加氧酶 1	细胞色素 P450 2C9	IDO1	CYP2C9
	细胞色素 P450 2C19	细胞色素 P450 1B1	CYP2C19	CYP1B1
	细胞色素 P450 1A1	细胞色素 P450 1A2	CYP1A1	CYP1A2
	细胞色素 P450 19A1	Calmodulin	CYP19A1	CALM1
	雌激素受体	吲哚胺 2,3-双加氧酶 2	ESR1	IDO2
	钙网蛋白	褪黑激素受体 1A 型	CALR	MTNR1A

最终，我们通过 MATLAB（Matrix Laboratory 版本 R2013b）软件对第一主成分的数据所对应的代谢产物进行了载荷系数累计叠加。建立了基于 ^{1}H-NMR 波谱的急危重症患者死亡早期预测模型，公式如下：

$$PC1 = 皮质酮×0.1017-褪黑素×0.1075+同型半胱氨酸×0.0771-色氨酸×0.0813+前列腺素 E2×0.095+雌二醇×0.1042-睾酮×0.1083 \quad (4)$$

交叉验证结果表明，该预测模型的均方根误（RMSE）为 0.18408，灵敏度（sensitivity）为 0.933，特异性（specificity）为 0.977，$R^2=0.8327$（$P=0.036$），预测效果良好。

（4）急危重症发展过程中不同时间点血浆代谢型的变化

在 T_0、T_{10}、T_{40}、T_{50} 时间点所采集血浆代谢指纹图谱之间存在明显差异（图 13-11），代谢产物呈现动态变化，通过 HMDB 数据库检索，查找到相关代谢产物，并利用各自积分值对代谢产物进行 F 检验。结果如下：其中血浆中丙戊酸、新蝶呤、皮质酮、内源性硫化氢、前列腺素 E2、同型半胱氨酸、鸟氨酸、γ-氨基丁酸和雌二醇浓度升高（$P<0.05$），而胆固醇、1-戊烯-3-酮、丁酸、黄体酮、睾酮、色氨酸、亚油酸、甘氨酰脯氨酸、鞘氨醇和 L-精氨酸水平降低（$P<0.05$）（表 13-5）。

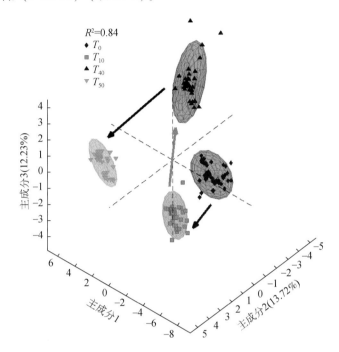

图 13-11　OPLS-DA 可区分急危重症不同时间点血浆代谢指纹图谱

表 13-5　急危重症发展过程中血浆中发生扰动的小分子代谢产物集

No.		ppm		HMDB		代谢物		趋势
4	27	0.16	1.08	00067	00234	胆固醇	睾酮	↓ *
13	28	0.52	1.12	01877	03276	丙戊酸	硫化氢	↑
17	18	0.68	0.72	31607	00039	1-戊烯-3-酮	丁酸	↓ *
30	26	1.2	1.04	01220	01547	前列腺素 E-2	皮质酮	↑ *
19	34	0.76	1.36	01830	00721	黄体酮	甘氨酰脯氨酸二肽	↓ *
22	37	0.88	1.48	00845	00214	新蝶呤	鸟氨酸	↑ *
25	46	1	1.84	00151	00112	雌二醇	γ-氨基丁酸	↑
33	49	1.32	1.96	00673	00252	亚油酸	鞘氨醇	↓

* $P<0.05$；↓ 表示降低，↑ 表示升高。

3. 讨论

急危重症是目前全球性的医学难题，已经成为突出的热门研究课题之一。急危重症常常因失血性休克、出凝血障碍等病理生理紊乱而出现 MODS 而危及生命[32]。随着数十年来国外与国内研究者的大量研究，临床上引入新的救治模式，使得急危重症患者早期病死率已经有所下降，并对急危重症发展过程有一定认识，期间经历多个假说[49]。但是，急危重症患者发生 MODS 后的病死率却没有明显下降，仍有大量机制不明。另外，现在临床有关急危重症患者评分系统（如 ISS、APACHE Ⅱ、GCS 等）、血浆炎性介质，可以对急危重症患者病情进行初步评估。但是，以上评分主要由临床工作者进行，其主观性、对疾病认知程度均使得评分系统的敏感度及可靠度下降，难以稳定和客观地反映急危重症患者的严重程度及死亡风险。因此，需要引入新的研究方法对急危重症进一步研究，以期揭示其发展机制，并建立一种能够精准评估患者严重程度，对预后进行早期预测的方法。

该研究基于 ^{1}H-NMR 代谢组学方法，对受创伤打击的急危重症患者血浆代谢池发生的变化进行了多点动态测量。第一个重要发现：急危重症患者死亡病例血浆代谢池中皮质酮、前列腺素 E2、雌二醇显著升高，而褪黑素、同型半胱氨酸、色氨酸、睾酮等代谢物显著降低。血浆中皮质酮的增加提示伴发危重症相关皮质内固醇不足（critical illness-related corticosteroid insufficiency，CIRCI）。皮质酮是内固醇经 11-β 脱氢酶同工酶 2（11β-HSD-2）转化而成的一种非活性转化物。当细胞内皮质内固醇活性不足时，难以适应危重症患者机体需要。故此，由其受体介导的促炎转录因子下调不足，炎性介质持续性增高。研究发现，急危重症患者易伴发 CIRCI，并且与不良的临床预后密切相关[50]。Annane 等报道，危重症患者中 CIRCI 发生率高达 60%，并且与多器官功能障碍发生率及病死率增加密切相关[51-52]。Walker 的研究指出，伴发 CIRCI 的创伤患者病死率高达 34%[53]。其可能的原因：肾上腺功能损害导致皮质醇分泌水平降低，以及伴或者不伴细胞对内固醇的抵抗造成[54]。机体发生 CIRCI 后，体内促炎介质基因下调及抑炎介质基因调节紊乱，导致危重症患者全身炎症介质增加及免疫反应障碍。

急危重症患者早期血浆中雌二醇水平升高与睾酮水平降低，表明机体受到打击后，血液循环中性激素水平紊乱。既往研究表明，血浆中高水平的雌激素能够对脑组织起到保护作用[55-56]。因为，雌二醇对具有抗细胞氧化、降低神经毒素及舒血管作用，从而保证脑组织供血[58]。然而，睾酮对重度颅脑损伤后脑组织有一定的损坏效应[58-59]。危重症患者为更有效保护脑组织，导致血浆中睾酮可能被芳香化酶转化为雌二醇。随着睾酮持续性降低，导致体内蛋白合成类激素不足，蛋白合成进一步受到抑制。

结合临床经验和之前建立的模型[45-46]，我们最终筛选出 6 个具生物标志物意义的代谢物，它们构成了区分生存和死亡的代谢标志物指标集。GO 分析表明，调控这 6 个关键代谢标志物的是 112 对酶和基因（表 13-4）。最终，我们成功建立基于 ^{1}H-NMR 波谱的急危重症患者死亡早期预测模型，公式如下：

PC1 ＝皮质酮×0.1017－褪黑素×0.1075＋同型半胱氨酸×0.0771－色氨酸×0.0813＋前列腺素 E2×0.095＋雌二醇×0.1042－睾酮×0.1083

该模型能有效地早期对死亡和存活病例进行辨识，为临床早期对急危重症患者进行客观的死亡风险评估，尽早给予有效干预。

该研究第二个重要发现：急危重症患者在不同临床阶段（T_0、T_{10}、T_{40}、T_{50}）所采集血浆代谢指纹图谱之间存在明显差异，这为动态观察急危重症整体发展变化过程提供全新的代谢组学视角。在三维空间中可视化急危重症各个临床阶段的演变过程，用代谢网络扰动揭示了急危重症发生发展机制，并刻画了急危重症代谢网络变化的动力学过程。在整个演变过程中，以下代谢物集呈现巨大扰动：其中血浆中丙戊酸、新蝶呤、皮质酮、内源性硫化氢、前列腺素 E2、同型半胱氨酸、鸟氨酸、γ-氨基丁酸和雌二醇浓度升高，而胆固醇、1-戊烯-3-酮、丁酸、黄体酮、睾酮、色氨酸、亚油酸、甘氨酰脯氨酸、鞘氨醇和 *L*-

精氨酸水平降低。

综上，该研究运用基于^{1}H-NMR代谢组学方法建立了急危重症代谢代谢动力学模型，通过其代谢谱的变化实现一种新的危重症动态监测方法，为临床无创性评估方法打下坚实基础。

4.结论

代谢组学目前已经成为解决临床复杂问题的重要方法学工具和理论来源之一。该研究发现，利用代谢组技术结合计算生物学建模，能够对急危重症不同时间点进行聚类，模型可以很好判别急危重症不同时间点的代谢谱，并能早期有效地对死亡和存活病例进行辨识。我们还进一步发现和鉴定了急危重症在发展过程中波动较大的代谢产物集，并采用代谢型–酶学网络–基因本体的回溯分析技术初步筛选了可能对于调控这些代谢物集具有重要生物学意义的基因网络，并定位了调控相关的酶类及基因。基于该研究的成果，能够为开发新一代临床辅助决策支持系统打下坚实基础。

参 考 文 献

[1] 李宏，韦晓兰.表型组学：解析基因型–表型关系的科学.生物技术通报，2013，(07)：41-47.

[2] 周小伟，钟瑞敏，郭红辉.生物代谢表型研究进展.食品与生物技术学报，2015，(07)：673-678.

[3] 玉光惠，方宣钧.表型组学的概念及植物表型组学的发展.分子植物育种，2009，(04)：639-645.

[4] Aberg KM, Alm E, Torgrip RJ. The correspondence problem for metabonomics datasets. Anal Bioanal Chem, 2009, 394 (1)：151-162.

[5] Goodacre R. Metabolomics of a superorganism. J Nutr, 2007, 137 (1 Suppl)：259S-266S.

[6] Griffin JL, Walker LA, Garrod S, et al. NMR spectroscopy based metabonomic studies on the comparative biochemistry of the kidney and urine of the bank vole (Clethrionomys glareolus), wood mouse (Apodemus sylvaticus), white toothed shrew (Crocidura suaveolens) and the laboratory rat. Comp Biochem Physiol B Biochem Mol Biol, 2000, 127 (3)：357-367.

[7] 方文涛，陶巨蔚，陈文虎，等.食管癌术前分期评价——食管腔内超声、计算机断层扫描和传统临床分期比较.中华外科杂志，1998，(10)：41-43.

[8] 彭媛，刘冉，李晓波，等.应用LC/TOF-MS分析食管鳞状细胞癌血浆小分子代谢物的实验研究.癌变.畸变.突变，2013，(06)：412-415.

[9] 杨永霞，梁敏锋，陈阿丽，等.应用核磁共振代谢组学方法分析食管癌患者血清代谢物.江苏医药，2010，(16)：1867-1868.

[10] Armitage EG, Ciborowski M. Applications of Metabolomics in Cancer Studies. Adv Exp Med Biol. 2017, 965：209-234.

[11] 关庆民，杜贾军，孟龙，等.手辅助电视胸腔镜食管癌切除术后患者近期生命质量的研究.中华外科杂志，2007，(10)：688-691.

[12] Hamanaka RB, Chandel NS. Targeting glucose metabolism for cancer therapy. J Exp Med, 2012, 209 (2)：211-215.

[13] 罗东，尹杰，柯有力.PEBP4、CR-1在食管癌中表达的临床意义.广西医学，2014，(09)：1205-1208.

[14] Sohda M, Kuwano H. Current Status and Future Prospects for Esophageal Cancer Treatment. Ann Thorac Cardiovasc Surg. 2017, 23 (1)：1-11.

[15] 仲楼，曹飞，陈新民.PEBP4基因在食管癌中的表达及其临床意义.肿瘤防治研究，2013，(02)：172-176.

[16] Alibakhshi A, Aminian A, Mirsharifi R, et al. The effect of age on the outcome of esophageal cancer surgery. Ann Thorac Med, 2009, 4 (2)：71-74.

[17] Besharat S, Jabbari A, Semnani S, et al. Inoperable esophageal cancer and outcome of palliative care. World J Gastroenterol, 2008, 14 (23): 3725-3728.

[18] Chen W, Zheng R, Zeng H, et al. Annual report on status of cancer in China, 2011. Chin J Cancer Res, 2015, 27 (1): 2-12.

[19] Trezzi JP, Vlassis N, Hiller K. The Role of Metabolomics in the Study of Cancer Biomarkers and in the Development of Diagnostic Tools. Adv Exp Med Biol. 2015, 867: 41-57.

[20] Parkin DM, Bray F, Ferlay J, et al. Global cancer statistics. CA Cancer J Clin, 2002, 55 (2): 74-108.

[21] Lindon JC, Nicholson JK. Spectroscopic and statistical techniques for information recovery in metabonomics and metabolomics. Annu Rev Anal Chem (Palo Alto Calif), 2008, 1: 45-69.

[22] Jiang H, Peng J, Zhou ZY, et al. Establishing (1) H nuclear magnetic resonance based metabonomics fingerprinting profile for spinal cord injury: a pilot study. Chin Med J (Engl), 2010, 123 (17): 2315-2319.

[23] Peng J, Zeng J, Cai B, et al. Establishment of quantitative severity evaluation model for spinal cord injury by metabolomic fingerprinting. PLoS One, 2014, 9 (4): e93736.

[24] Moreno- Sanchez R, Rodriguez- Enriquez S, Marin- Hernandez A, et al. Energy metabolism in tumor cells. FEBS J, 2007, 274 (6): 1393-1418.

[25] Reimand J, Arak T, Vilo J. g: Profiler- a web server for functional interpretation of gene lists (2011 update). Nucleic Acids Res, 2011, 39 (Web Server issue): W307-W315.

[26] Sun Y, Shi Z, Lian H, et al. Energy metabolic dysfunction as a carcinogenic factor in cancer cells. ClinTransl Med. 2016, 5 (1): 14

[27] Li Q, Mao L, Wang R, et al. Overexpression of S- adenosylhomocysteine hydrolase (SAHH) in esophageal squamous cell carcinoma (ESCC) cell lines: effects on apoptosis, migration and adhesion of cells. Mol Biol Rep, 2014, 41 (4): 2409-2417.

[28] Xuan J, Pan G, Qiu Y, et al. Metabolomic profiling to identify potential serum biomarkers for schizophrenia and risperidone action. J Proteome Res, 2011, 10 (12): 5433-5443.

[29] Zhang Y, Cai B, Jiang H, et al. Use of 1H-nuclear magnetic resonance to screen a set of biomarkers for monitoring metabolic disturbances in severe burn patients. Crit Care, 2014, 18 (4): R159.

[30] Naik G, Al- Timemy A, Nguyen H. Transradial Amputee Gesture Classification Using an Optimal Number of sEMG Sensors: An Approach Using ICA Clustering. IEEE Trans Neural Syst Rehabil Eng, 2015, (8): 1-10.

[31] Spruijt NE, Visser T, Leenen LP. A systematic review of randomized controlled trials exploring the effect of immunomodulative interventions on infection, organ failure, and mortality in trauma patients. Crit Care. 2010, 14 (4): R150.

[32] 曾俊, 杨浩, 江华. 创伤性休克复苏研究的挑战与机遇: 大数据分析、计算机科学、系统生物学与创伤科学的融合. 创伤外科杂志, 2013, (02): 186-189.

[33] Husum H, Strada G. Injury severity score versus new injury severity score for penetrating injuries. Pre Dis Med, 2002, 17 (1): 27-32.

[34] 田利华, 高伟, 唐朝晖, 等. 创伤评分系统对创伤后多器官功能衰竭的预测性评价. 创伤外科杂志, 2006, 8 (3): 202-204.

[35] 梁华平, 王正国. 创伤后并发症及死亡结局的预测研究进展. 中华创伤杂志, 2006, 22 (4): 310-312.

[36] Koretz RL. Nutritional supplementation in the ICU: how critical is nutrition for the critically ill. Am J Respir Crit Care Med, 1995, 151 (2): 570-573.

[37] van Ommen B. Nutrigenomics: exploiting systems biology in the nutrition and health arenas. Nutrition,

2004, 20 (1): 4-8.

[38] Wang Y, Holmes E. Experimental metabonomic model of dietary variation and stress interactions. J Proteome Res, 2006, 5 (7): 1535-1542.

[39] Nicholson JK, Lindon JC. 'Metabonomics': understanding the metabolic responses of living systems to pathophysiological stimuli via multivariate statistical analysis of biological NMR spectroscopic data. Xenobiotica, 1999, 29 (11): 1181-1189.

[40] Weljie AM, Newton J. Targeted profiling: quant itative analysis of H- 1 NMR metabolomics data. Anal Chem, 2006, 78 (13): 4430-4442.

[41] Dettmer K, Aronov PA. Mass spectrometry based metabolomics. Mass Spectrom Rev, 2007, 26 (1): 51-78.

[42] Lindon JC, Nicholson JK. Spectroscopic and statistical techniques for information recovery in metabonomics and metabolomics. Annu Rev Anal Chem, 2008, 1: 45-69.

[43] Aberg KM, Alm E. The correspondence problem for metabonomics datasets. Anal Bioanal Chem, 2009, 394 (1): 151-162.

[44] Lindon JC, Holmes E. Metabonomics technologies and their applications in physiological monitoring drug safety assessment and disease diagnosis. Biomarkers, 2004, 9 (1): 1-31.

[45] Jiang H, Peng J, Zhou ZY, et al. Establishing (1) H nuclear magnetic resonance based metabonomics fingerprinting profile for spinal cord injury: a pilot study. Chinese Med J, 2010, 123 (17): 2315-2319.

[46] Peng J, Zeng J, Cai B, et al. Establishment of quantitative severity evaluation model for spinal cord injury by metabolomic fingerprinting. PloS One, 2014, 9 (4): 1-8.

[47] 许会彬. 失血性休克大鼠血浆代谢组学与肝脏基因组学研究. 北京：中国人民解放军军事医学科学院, 2009.

[48] 许平波. 应用代谢组学方法早期预测脓毒症大鼠预后的初步研究. 上海：第二军医大学, 2008.

[49] 孔金丹, 张铮. 多器官功能障碍综合征发病机制的研究进展. 实用老年医学, 2010, 24 (3): 245-248.

[50] Cohan P, Wang C. Acute secondary adrenal insufficiency after traumatic brain injury: a prospective study. Crit Care Med, 2005, 33 (10): 2358-2366.

[51] Annane D, Maxime V. Diagnosis of adrenal insufficiency in severe sepsis and septic shock. Am J Respir Crit Care Med, 2006, 174 (12): 1319-1326.

[52] Annane D, Meduri GU. Critical illness- related corticosteroid insufficiency and community- acquired pneumonia: back to the future. Eur Respir J, 2008, 31 (6): 1150-1152.

[53] Walker ML, Owen PS. Incidence and outcomes of critical illness- related corticosteroid insufficiency in trauma patients. Am Surg, 2011, 77 (5): 579-585.

[54] Meduri GU, Golden E, Freire AX, et al. Methylprednisolone infusion in early severe ARDS results of a randomized controlled trial. Chest, 2009, 136 (5 Suppl): e30.

[55] Groswasser Z. Gender and traumatic brain injury. J Neurosurg, 2001, 94 (5): 862-864.

[56] 李舟, 邹伟华. 颅脑损伤患者体内激素和血糖动态监测的临床价值. 浙江实用医学, 2007, 12 (3): 189-191.

[57] 只达石, 张赛. 颅脑创伤药物治疗的新进展. 中华创伤杂志, 2005, 21 (1): 50-52.

[58] Barreto G, Veiga S, Azcoitia I, et al. Testosterone decreases reactive astroglia and reactive microglia after brain injury in male rats: role of its metabolites, oestradiol and dihydrotestosterone. Eur J Neurosci, 2007, 25 (10): 3039-3046.

[59] Offner PJ, Moore EE, Biffl WL. Male gender is a risk factor for major infections after surgery. Arch Surg, 1999, 134 (9): 935

第十四章 转录组学研究：从测序数据处理到基因调控网络分析

王文渊，潘海霞，周志远，杨浩，彭谨，江华

14.1 测序数据处理

随着下一代测序技术（next-generation sequencing，NGS）的成熟，深度 RNA 测序（RNA-Seq）已成为转录组研究领域的又一热点。RNA 测序正在革命性地影响转录组研究，这是一种高度灵敏而准确地在转录组层面衡量表达的工具，它可以在不同的疾病状态下、不同疗法的响应下、不同的环境条件下，以及范围更广泛的其他研究中对以前未检测到的变化提供一种可见性 RNA 测序与基因测序相比，无需设计探针、能够定量测序任意组织的转录组 RNA 碱基序列，并且能用于未建立参考基因组的物种研究，业已成为研究转录组与基因组表达谱的重要实验路径。

目前，RNA-seq 测序和分析技术已成为疾病临床研究的重要分子生物学工具[1]，更成为未来精准治疗，特别是恶性肿瘤精准个性化治疗的诊断工具[2,3,6]。2014 年麻省总院的 Patel 等对神经系统的胶质母细胞瘤进行单细胞全长度转录组（single-cell full-length transcriptomes）的 RNA-seq 测序，获得了 5 名患者的 430 个细胞各自的转录组序列信息[4]。研究发现，单细胞转录组反映了肿瘤细胞实际上各自存在着丰富的表达模式，一部分可以呈现干细胞样的自我复制和更新能力，一部分又可以分化为成熟的癌细胞。这意味着临床治疗中除了考虑某一种肿瘤的亚型以外，还需要了解肿瘤细胞亚群的分布情况，鉴别出肿瘤细胞的异质性以优化现有的靶向治疗方法或者建立新的治疗方案，最终实现患者个体化的恶性肿瘤精准治疗[8,9]。

以 RNA-seq 为代表的 NGS 技术与 R 和 Bioconductor 等系统生物学工具的结合，不仅能够对基因差异表达进行处理和分析，还能够对转录组注释、SNP 或杂合位点分析、差异剪接异构体识别及 RNA 编辑等进行分析，在肿瘤代谢模式与分析肿瘤学研究中具有重要地位[11-13]。我们基于分析肿瘤学（analytic oncology）研究框架[5]，采用数学分析理论框架建立，结合现有的研究测试和推荐，提出了一套免费开源的计算生物学处理和分析流程，并设计了一个简明的 RNA-seq 测序分析流程，建立了肿瘤生物学表型处理方法。通过将多种软件工具聚合优化，为 RNA-seq 数据清理、建模计算和分析提供了具有良好操作性的方案。具体流程如下。

1. 数据来源

RNA-seq 测序数据来自于四川省医学科学院·四川省人民医院急诊外科因癌性急腹症收入院行手术的结肠癌患者，每个患者均在术中采集肿瘤组织、肿瘤旁正常组织和交界区

组织。RNA 分析设备与样品：HiSeq-RNA 平台（Illumina 公司，美国），RNA 样本产生不低于 10M 的 Clean Reads，长度 49dp，生成序列文件 *.fq。原始文件情况如表 14-1 所示。

表 14-1 Cleaned Reads 样品概述

Cleaned Read	患者	分类	ShortName
B1_218_1.fq	B	肿瘤组织	B1
B3_219_1.fq	B	正常组织	B3
C1_220_1.fq	C	肿瘤组织	C1
C2_221_1.fq	C	交界区组织	C2

2. 数据分析平台与分析软件

该研究基于 Ubuntu 14.0.4 系统的测序分析软件和基于 R 3.2.2 的 Bioconductor 组件进行计算生物学分析。需要指出，整个过程可以选择的分析软件众多，因此不同软件或相同软件的不同版本，都可能会直接影响分析结果的可重复性。主要使用的软件和工具包在表 14-2 一一列出，并且在随后的分析过程中将进一步介绍和讨论。我们的经验是，采用整合多种生物计算组件的 R 是非常值得推荐的分析工具，其计算过程开放透明，计算结果稳定可靠，可以极大提升研究者的工作效率[14]。

表 14-2 示例分析软件及 R 程序包

名称	功能	生成文件格式
bowtie2 2.2.6	将参考人类 DNA 基因组整理成能够进行 RNA-seq 分析的文件，需要重新建立映射和索引	.bt2
FastQC 0.10.1	原始 Reads 文件的质量评估	.html
Tophat 2.1.0	将 Reads 映射到参考基因组，并进行注释	.bam
Samtools 1.2	整理并索引 Bam 文件	.sam
htseq-count 0.6.1p1	依据注释文件计数映射到参考基因组上的 Reads	.count
Bioconductor "edgeR_3.12.0"	基因差异表达分析	

需要安装的软件及下载链接如下，以供研究者按照自己的需要选择下载。

R（https://cran.r-project.org/），RStudio（https://www.rstudio.com/products/rstudio/），FastQC（http://www.bioinformatics.babraham.ac.uk/projects/fastqc/），Bowtie2（https://sourceforge.net/projects/bowtie-bio/files/bowtie2/），Tophat（http://ccb.jhu.edu/software/tophat/downloads/），Samtools（https://sourceforge.net/projects/samtools/files/samtools/），Htseq-count（https://pypi.python.org/pypi/HTSeq）。

数据分析平台：处理器：Interl（R）Xeon（R）CUP E5-2620 v2 2.10G 24 核心；内存：128G；GPU：NVIDIA GeForce GTX-980 ti；硬盘空间：2.9TB。

3. 分析流程

分析流程见图 14-1。

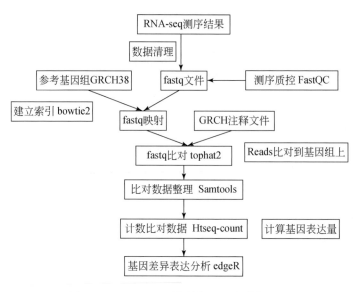

图 14-1　RNA-seq 测序数据处理与分析流程

4. 数据分析流程

（1）FASTQ 的生成和清理

通过 Illumina 平台测序可以获得以 ASCII 编码的 fastq 文件（*.fq），用于保存 RNA-seq 的序列和质量信息，通常包括了 4 行：以 @ 开头的序列标识和描述信息；RNA 序列；以 + 开头的序列标示符、描述信息等，也可以空缺；与第 2 行对应的质量信息。例如，下面 B1 患者 FASTQ 文件（B1_218_1.fq）的第一个 Read。

```
B1_218_1.fq:
@ K00137:89:H3LJCBBXX:1:1101:29095:1545#/1
TTGTTTTCCTGTATTTTCCTTTCCTTTTATTGGGCTTCCNCCTGATCCC
+
``ee`jjeejjj`eKejjjjVjeeeK`ejjjjjejjjjjjBjjjje``eV
```

对于一个样本，存在两种测序模式——单端（single-end）测序和双端（paired-end）测序。单端测序生成唯一的 fastq 文件，而双端测序则生成一组 2 个 fastq 文件。单端测序是指测序方向为单向，得到一个方向上的序列信息；双端测序则是在单端测序的基础上，再进行反向测序，得到两个方向不同的一组序列信息[10]。双端测序获得的 Reads 是单端测序的两倍，因而双端测序相较于单端测序的数据量更大，所需时间更长且成本更高。一般而言，DNA 组装常使用双端测序，RNA-seq 和 small RNA-seq 则多采用单端测序或单端特异性测序[15,16]。作为示例，此处的 fastq 文件为单端测序数据，如果对双端测序数据进行分析，则将数据文件名加上后缀_1 和_2 作为一组数据，分析过程不变。

RNA 测序仪直接输出的原始数据中，会由于各种原因导致某些 Reads 的测序质量较差，另外也存在混杂接头（adaptor）和索引（index）序列，以及读端存在多个 "N" 碱基（未知序列）或者污染有 rRNA 和病毒序列等情况[1,17]，这些信息如果未加筛查就直接进行数据分析，一则浪费时间，二则也影响最终的数据分析质量，因此对原始的

FASTQ 文件进行数据清理并评估所测得的转录组序列的质量则是 Rnaseq 数据分析中极其重要的一环。示例中的数据为已清理的测序数据，相关的数据清理可采用测序仪随机软件（CASAVA 等）进行处理，并用 FastQC 等软件对 fastq 文件进行总体的测序质量评估（图 14-2）。

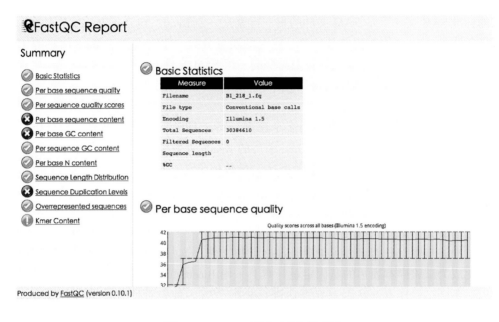

图 14-2　FastQC 测序质量评估报告

（2）参考基因组

根据研究的目的不同，测序得到的 Reads 可以分为两个不同的分析路径：将 Reads 定位到已知的参考基因组（如人类基因组）上，拼接成连续序列定量分析；在没有参考基因组的前提下，根据 Reads 之间重叠关系，直接进行拼接获得转录组，又称从头组装（de novo assembly）[16,18]。由于不依赖参考序列，从头组装可以发现基因突变、基因的可变剪接或重组，以及发现新基因。而基于参考基因组的测序分析，则依赖于成熟的参考序列及对应的注释信息（对已知基因的注释），具有占用计算内存较少、灵敏度高、需要的测序深度低且可以检测丰度较低的样本等特点[15]。

示例采用有参路径，进行基因差异表达分析。其中人类参考基因组（GRCh38.83）来自于欧洲分子生物学实验室下属的生物信息研究所，以及 SANGER 公司开发的真核生物基因序列及其注释信息数据库（http://www.ensembl.org/）[19]。采用 Bowtie2，对 GRCh38.83 建立索引，从而获取比对过程需要的 bt2 文件。由于此过程不涉及样本测序数据，仅需一次分析，即可长期使用。

计算时间：2 小时。

（3）测序数据映射和比对（mapping and aligning）

RNA 测序的 Reads 需要定位到参考基因组，我们采用软件 Bowtie2/Tophat——其算法核心是基于 Burrows-Wheeler 转换，即 BWT 定位算法——将 Reads 定位到参考序列。此外，还有 BWA（Burrows-Wheeler Aligner）和 SOAP1/SOAP2 等软件可以进行序列的映射比对[20,21]。比对后生成相应的 BAM 文件，但这些 BAM 文件以二进制编码，一般无法被普通的文本编辑软件读取分析，需要进一步编译整理。

计算时间：1.5~2 小时/样本。

（4）比对后的数据整理

采用 Samtools 这一软件，我们可以将二进制的 BAM 文件转换成可供大部分分析软件读取的标准 SAM 文件[22]。SAM 文件的每一行就是一个 Read，包括了 Reads 的名称、SAM 值、染色体号、Read 比对到碱基位置、比对的质量分数、CIGAR 值、Mate 信息等 12 列。在终端执行 samtools 命令可以得到我们需要的一组 SAM 文件。

计算时间：30~45 分钟/样本。

（5）Reads 计数

SAM 文件作为通用格式，可采用多个序列分析工具进行比对结果的定量分析。我们的示例使用 Htseq-count 这一基于 Python 编写的 Reads 计数软件，对完成参考序列比对的 Reads 进行计算分析，获得样品的基因表达定量数据[7,23]。此外，也可以使用 Cufflinks 工具包对 SAM 文件进行分析。

计算时间：45~60 分钟/样本。

（6）基因差异表达的统计分析

通过上述步骤，我们获得了 4 个 .count 计数文件。这些由 RNA 深度测序获得的信息，最终转化成为试验样本表达的基因定量计数。采用 Bioconductor 提供的 "edgeR" 工具包，便可以对不同试验样本的基因差异表达进行分析[10,24]。首先对计数数据进行清理，去除低表达量、无意义及未比对上的数据；再对数据进行标化，使不同样本具有可比性；利用多维尺度作图（multidimensional scaling plot）检查试验样本间的关系（图 14-3A）。

去除交界组织样本 C2，对肿瘤样本 B1 和 C1 与肿瘤旁正常组织 B3 进行比较，并采用均值–方差关系和离散度情况对样本质量进行评估（图 14-3B，图 14-3C）。值得注意的是，由于示例中样本数量过少，因此在评估离散度的 BCV 图上显示的质量较低；如果增加样本量或者采用标准的模式生物样本，质量可能会有明显的提升。

对肿瘤样本和正常组织样本进行基因差异分析，一方面我们可以使用 MVA 图直观地了解差异表达基因的分布情况（图 14-3D）；另一方面将基因差异分析结果保存为 CSV 文件，即可以进行下游分析。读取 CSV 文件按照 p 值进行排序，获得前 5 个差异表达的基因（表 14-3），进一步还可以将相应的 Ensemble ID 导入到 KOBAS 2.0 数据库进行基因名称的转换[25]，从而获得目标基因的通用名（表 14-4）。

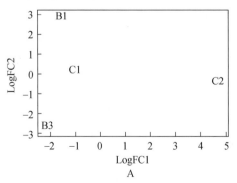

A

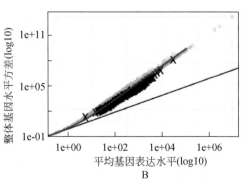

B

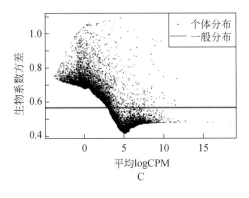
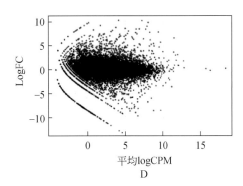

图 14-3　基因差异表达的可视化

A. plotMDS 函数显示不同样本间关系；B. plotMeanVar 函数显示均值–方差关系；C. plotBCV 函数显示样品
基因表达量上的离散情况［由于示例样本量过少，因此红线所在的一般分布（common dispersion）
高于 0.5，提示数据质量不高］；D. plotSmear 函数显示基因差异表达的可视化

表 14-3　肿瘤组织与正常组织差异表达基因

Ensembl ID	logFC	logCPM	P	FDR
ENSG00000044012	8. 60552694	4. 99839159	1. 16E−20	2. 05E−16
ENSG00000100604	8. 05420812	5. 43031153	4. 60E−19	4. 06E−15
ENSG00000183034	10. 2929455	4. 14197424	9. 11E−19	5. 37E−15
ENSG00000204936	8. 46808428	6. 42125967	2. 88E−18	1. 27E−14
ENSG00000168079	7. 19847374	5. 06995295	3. 14E−17	1. 11E−13

表 14-4　肿瘤组织与正常组织差异表达基因通用名

Ensembl ID	基因 ID	基因 Name
ENSG00000044012	hsa：2981	GUCA2B, GCAP-Ⅱ, UGN
ENSG00000100604	hsa：1113	CHGA, CGA
ENSG00000183034	hsa：92736	OTOP2
ENSG00000204936	hsa：57126	CD177, HNA-2a, HNA2A, NB1, NB1_ GP, PRV-1, PRV1
ENSG00000168079	hsa：286133	SCARA5, NET33, Tesr

5. RNA-seq 分析的技术讨论

（1）软件选择

随着 RNA-seq 测序分析技术的不断发展，每个分析步骤都有不止一个软件可以选择，如何去选择适合于研究内容的软件几乎成为所有研究者都会面临的问题[19]。解决这一问题，首先需要研究者们明确自己的研究目标和内容是什么，根据研究本身的特性去组合出一套优化的 RNA-seq 工作流程。例如，示例中研究的 Reads 质量较好的短序列（49dp），目的是找出结肠癌肿瘤样本与周围正常组织的基因差异表达。因而我们通过多种数据实验，发展了我们实验室自有的一套软件分析方案，即：使用 Bowtie2 和 Tophat2 这一软件组合进行序列的映射和比对，Htseq 或者 Cufflinks 等软件进行计数定量。如果我们研究的

对象没有参考基因组或者参考基因组质量较差，就需要选择 Trinity，Velvet，Trans-AByss 等软件对 Reads 进行无参拼装[26]，再利用比对软件将 Reads 比对到组装好的转录组上进行计数。对于软件的选择，依据自己研究的目标和可获得的数据资源，并以此设计适合于研究课题的软件组合，进而达成研究目标。此外，不同的软件其算法可能存在较大的差异，甚至是同一个软件的不同版本也可能存在较大的算法更新。因此，决定一个分析软件组合之后，需要进行相应的测试以便找出能够获得最佳结果的软件参数设置。我们在附录代码中的"提示"通常是对软件各种参数的说明，以供初次接触 RNA-seq 分析的研究者参考。实际操作过程中，还可以采用"-help"命令调出相关软件的说明文档，使用"help("package")"函数命令则可调出 R 语言中相应程序包的帮助文档，协助研究者工作。

（2）数据质控

考虑到 RNA-seq 测序的高深度和庞大的数据量，从测序样本的采集到测序数据的比较分析，需要严格的质量控制以保障精准测序和分析。示例 RNA-seq 测序得到的 Reads 数据首先采用了 FastqC 进行质量评估，确定数据可用后再进行接下来的比对工作。常用的测序质量评价标准是 Phred 分数（QPhred），这是一个由表示每个核苷酸测量的错误概率 P_e（Error probablity）衍生而来的基础评估指标[15]：

$$Qphred = -10 \times log10 P_e$$

不同的测序仪生产厂商对于自身测序质量的评估分数略有不同，但所有的质量分数都基于标准的 Phred 分数。例如，Sanger 分数（Phred+33）的取值范围为 33~126，对应 Phred 为 0~93；Illumina/Solexa 分数（Phred+64）的取值范围为 64~126，对应 Phred 为 -5~62（Solexa）或者 0~62（Illumina）。对于一般测序数据，实际的 Sanger 分数为 0~40，Solexa 分数为 -5~40，Illumina1.8+为 0~41。我们使用的是 FastqC 进行质量评估，均值分布为 32~42，提示测序质量较高可以满足数据的精准分析。除此以外还可以通过 Bioconductor 在 R 上提供的 shortRead 程序包，获得 html 格式的质量评估报告和相应的统计图示，以评估原始序列的测序质量。

定量分析 RNA-seq 数据时，还必须考虑到不同样品间的差异。一方面我们需要控制这种差异使得不同的样品具有可比性；另一方面，这种差异又有助于我们评估 RNA-seq 数据在基因表达分析上是否准确。Bioconductor 的 edgeR 和 DEGseq 程序包，以及 Cufflinks 等软件都提供一系列的标准化方案，使得不同的样品在不同测序深度下、不同长度基因的表达水平具有了可比性，并对其进行可视化[10,16]。我们基于 Bioconductor，调用 plotMDS 对标化后的数据集进行聚类，可以发现 2 个肿瘤样本聚集在一起，明显与正常组织样本和交界区组织样本区分开来。调用 plotSmear，将 FDR<0.05（false discovery rate，错误发现率）的数据进行标注后，更可以直观地看到存在显著表达差异的基因分布。

14.2　基因调控网络分析

从 1977 年第一代 DNA 测序技术（Sanger 法）发展至今（图 14-4），测序的每一次变革都对基因组研究、疾病研究及生物医药的研究产生了巨大的推动作用。随着各项测序计划的完成，以及测序技术越来越精准，现在的研究重点逐渐转向了对这些基因和它们的网络相互关系的功能理解，从基因到疾病表达网络的有效分析，从分子水平上理解疾病的发生发展机制，能够帮助我们更加有效地诊疗甚至治愈疾病。接下来我们将以心肌梗死为例，探究早期基因表达和代谢调控网络的扰动，应用计算生物学技术，研发了一种基于转录组表达谱的基因网络可视化工具，以直观显示急性心肌梗死后早期的转录组和代谢调控的整体变化。并发现结合基因本体分析和 KEGG 数据库作图是一种良好的系统生物学工具，可用于直观分析心肌梗死后早期的细胞内信号转导途径网络的动态变化，并直接方便地标记出波动明显的基因，使其可视化从而帮助研究者直观理解心肌梗死后早期基因表达网络调控的扰动。

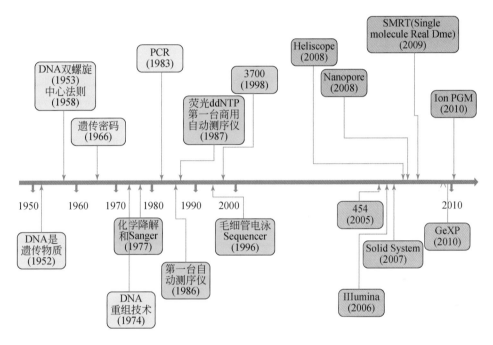

图 14-4 测序技术的发展历程（图片来自 http：//www.cnblogs.com/huangshujia/p/3233693.html）

心肌梗死是严重危及人民群众生命健康的急诊重大问题，能否有效改善患者的临床结局，取决于能否在梗死早期给以恰当治疗[27-35]。有证据表明，心肌梗死发生后的早期，患者的心肌细胞在分子水平上经历了一系列剧烈的扰动。它将会在代谢、免疫、细胞周期调控等多个相互联系的层面上影响细胞的行为和状态。不难理解，一旦这种扰动永久地损害了分子网络的内稳态，那么心肌的损伤很可能会因此难以逆转。目前已有多个研究分别从转录组、代谢组和蛋白质组的变化等层次，对梗死后早期分子调控网络进行了研究[36-46]。然而，上述研究面临的共同挑战是，如何对这些"组学"研究产生的大量数据进行整合分析。

早期在转录组学层次上进行的数据分析策略，通常是对基因的差异表达进行统计学上的分析，以此筛选出一些表达明显上调或者下调的基因，然后利用超几何分布，将这些筛选出的基因映射到基因本体分析（gene ontology）上，以便获得这些基因在功能上的共同特点。但是基于功能的本体分析存在一个重要的缺点，那就是具有共同功能的基因很可能在调控水平上却隶属于不同的通路。而各种调控通路或者调控网络才是心肌梗死患者早期受到各种扰动的重要靶点。

为了直观显示特定基因波动在信号转导途径的地位，我们利用京都基因和基因组百科数据库（Kyoto encyclopedia of genes and genomes，KEGG）来查询特定基因在调控网络中的位置。在它的整合细胞内信号途径（PATHWAY）数据库里，有包括图解的细胞生化过程如代谢、膜转运、信号传递、细胞周期、还包括同系保守的子通路等信息。不仅提供了所有可能的代谢途径，而且对催化各步反应的酶进行了全面的注解。为了方便研究者的研究 KEGG 数据库提供了全套的矩阵实验室软件（MATLAB，The MathWorks，美国）的函数转化接口。

具体方法和结果如下。

1. 方法与材料

（1）研究材料与流程

美国国立卫生研究中心（NCBI）的 GEO 数据库编号为 GDS2331 的急性心肌梗死后大鼠心脏左心室的基因芯片表达文件，其平台编号为 GPL83，下载网址为 http：//www. ncbi. nlm. nih. gov/sites/GDSbrowser? acc = GDS2331，通过阅读其芯片筛选的实验方案，分别筛选出实验时间在 15min、60min、4h、12h、24h、48h 的假手术和急性心肌梗死模型小组数据，利用 MATLAB 提供的 bioinformatics toolbox 工具包下载并且转化这些数据为结构体。利用数据挖掘思路对数据进行去空值清洗。然后分别筛选掉复制次数波动小于1.5 次；按照表达量波动熵值过低的基因，最后获得心肌梗死建模后表达模式扰动最明显的基因谱。

研究基本流程如图 14-5。

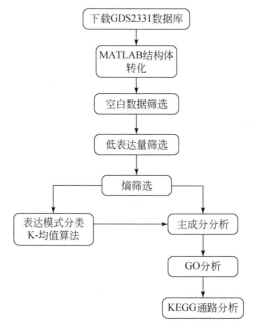

图 14-5　研究基本流程

（2）方法学

1）描述表达谱扰动的算法

为了准确地从多个角度描绘出心肌梗死后代谢谱的扰动，我们分别利用 K-均值聚类算法聚类、主成分分析来进行代谢谱扰动的整体状态分析。并且筛选出那些波动范围较大的基因进行功能注释的本体（gene ontology）分析，最后查看这些基因分布在那些扰动的代谢网络中。

A. K-均值聚类算法

利用 K-均值聚类算法来对网络的扰动情况进行分类，K-均值算法是无监督分类中的一种基本方法，其也称为 C-均值算法，其基本思想：通过迭代的方法，逐次更新提前确定数量的各聚类中心的值，直至得到最好的聚类结果。选取 16 个对象作为初始聚类中心。根据每个聚类对象的均值（中心对象），计算每个对象与这些中心对象的距离；并根据最小距离重新对相应对象进行划分，最后获得聚类结果，得出分类热图和聚类变化模式中心轮廓（图 14-6）。

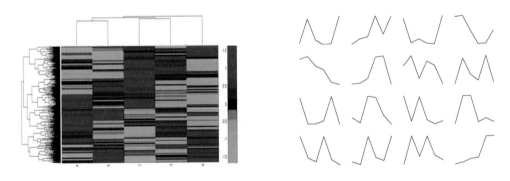

图 14-6　K-均值聚类结果：基因表达模式的 16 种类型

B. 主成分分析

主成分分析是最重要的无监督分类的方法，可以通过降维的方法将变化结果直观显示在二维平面上。在主成分分析过程中，离开原点最远的那些基因就是表达量变化最明显的基因。利用主成分分析函数作主成分分析得分图，选取距离原点较远的基因进行标记（图 14-7）。

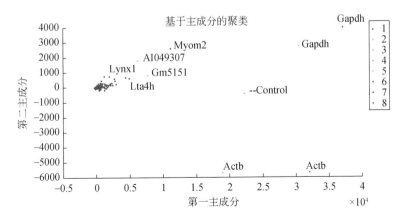

图 14-7　主成分分析结果

C. 基因本体分析和 KEGG 可视化工具

综合利用 K-均值聚类和主成分分析筛选出的表达模式变化明显的 16 个分类，找出每一类基因中波动幅度最明显的前 10 个基因，共计 160 个基因进行本体分析。利用超几何空间分布函数对这些基因在概率上进行判别，估计这些功能共同点是属于巧合还是属于确实具有功能上的联系。利用 MATLAB 工具包当中的图论工具对基因之间的功能相互关系进行有向无环图分析。在 KEGG 上查找受到扰动的基因功能类目，将表达变化明显的基因在 KEGG 代谢图谱上进行显示（图 14-8，图 14-9）。

GO Term	p-val	counts	definition
GO:0032502	0	14 / 93	A biological process whose specific outcome is the progress...
GO:0015698	0.0043	3 / 3	The directed movement of inorganic anions into, out of or w...
GO:0043491	0.0043	3 / 3	A series of reactions, mediated by the intracellular serine...
GO:1901328	0.0043	3 / 3	Any process that results in a change in state or activity o...
GO:0021954	0.0141	4 / 7	The process whose specific outcome is the progression of a ...
GO:0045598	0.0148	3 / 4	Any process that modulates the frequency, rate or extent of...
GO:1901344	0.0148	3 / 4	Any process that results in a change in state or activity o...
GO:0034645	0.0174	11 / 40	The chemical reactions and pathways resulting in the format...
GO:0010467	0.0216	11 / 41	The process in which a gene's sequence is converted into a ...
GO:0017038	0.0225	0 / 18	The directed movement of proteins into a cell or organelle....

GO Term	p-val	counts	definition
GO:0003786	0.0051	3 / 3	Interacting selectively and non-covalently with an actin fi...
GO:0046914	0.0068	10 / 89	Interacting selectively and non-covalently with a transitio...
GO:0016791	0.0088	4 / 6	Catalysis of the hydrolysis of phosphoric monoesters, relea...
GO:0097159	0.0091	0 / 22	Interacting selectively and non-covalently with an organic ...
GO:1901363	0.0091	0 / 22	Interacting selectively and non-covalently with heterocycli...
GO:0000496	0.0115	0 / 21	Interacting selectively and non-covalently with nucleic aci...
GO:0001067	0.0115	0 / 21	Interacting selectively and non-covalently with a nucleic a...
GO:0071667	0.0115	0 / 21	Interacting selectively and non-covalently with a RNA/DNA h...
GO:0090079	0.0115	0 / 21	Any nucleic acid binding activity involved in the initiatio...
GO:0036002	0.0115	7 / 17	Interacting selectively and non-covalently with pre-messeng...

GO Term	p-val	counts	definition
GO:0043231	0.0007	41 / 261	Organized structure of distinctive morphology and function,...
GO:0044431	0.0021	0 / 31	Any constituent part of the Golgi apparatus, a compound mem...
GO:0016235	0.0155	3 / 4	An inclusion body formed by dynein-dependent retrograde tra...
GO:0005911	0.025	7 / 20	A cell junction that forms a connection between two cells; ...
GO:0005869	0.0261	4 / 8	A 20S multiprotein assembly of total mass about 1.2 MDa tha...
GO:0070161	0.0272	6 / 16	A cell junction that mechanically attaches a cell (and its ...
GO:0005912	0.0283	2 / 2	A cell junction at which anchoring proteins (cadherins or i...
GO:0071920	0.0283	2 / 2	A nuclear body that contains proteins involved in pre-mRNA ...
GO:0042995	0.0295	9 / 30	A prolongation or process extending from a cell, e.g. a fla...
GO:0015629	0.0317	7 / 21	The part of the cytoskeleton (the internal framework of a c...

图 14-8　基因本体分析结果

2）研究分析平台

该研究分析均基于 Windows 7（Microsoft，美国）的 MATLAB 2011b（MathWorks，美国）工具包 bioinformatic tool box 完成；该研究分析均基于四川省医学科学院·四川省人民医院急诊医学与灾难医学研究所创伤代谢组多学科实验室的数据分析平台完成。

2. 结果

（1）有意义基因波动筛选

首先筛选出转录波动大于 1.5 次的基因，并从中剔除基因表达轮廓波动过小（基本熵值从属于 10 百分位以下）的基因。获得 1400 个发生了有意义波动的基因。利用 K-均值聚类算法表明，在损伤后的前 48 小时，这些基因的表达具有明显的上调或下调。模式聚类可将这 1400 个基因的表达轮廓划分为以下 16 类（图 14-6）。

K-均值聚类分析显示总共有 16 类拷贝数量大于 1.5 次的基因具有特征性的变化模式（变换模式在具体轮廓上可能代表了相互拮抗或者相互协同的基因变化）。

（2）主成分分析

主成分分析结果表明，大部分基因主成分得分点分布在原点周围，另外有少数基因主成分得分点离原点较远，且都分布在第一主成分坐标轴右边。这显示出大部分基因具有相似的波动模式，少部分基因波动模式变化较大，并且这些波动模式变化较大的基因对基因组整体波动存在类似影响。

（3）基因本体分析和 KEGG 可视化工具

根据可以获得基因本体分析发现：在生物学过程上，心肌梗死后早期调控发生改变主要和发育基因相关，其中主要包括蛋白激酶 B 信号转导途径，中枢神经系统发育途径，以及 cytochalasin B 调控相关途径。在分子功能上，这些功能主要和磷酸化、肌动蛋白的结合及核酸的配对解离有关。在细胞成分上，主要和细胞内外膜相结构之间的联系、高尔基复合体、胞吐作用，以及细胞骨架特别是动力蛋白激活蛋白复合物（dynactin complex）等结构有关。

综合以上结果，可以认为心肌梗死后的分子网络的扰动主要改变发生在细胞骨架、细胞膜相结构之间的解离，以及细胞外分子黏附等三个通路上，为了找到这些通路上具体哪些分子受到了扰动，我们将有关基因通路投射到 KEGG 中进行作图（KEGG mapping），从而实现对这三个代谢网络受到扰动情况的可视化考察（图 14-9）。图中红色表示其表达量受到了严重扰动的基因，绿色表示表达量的扰动在统计学上并不明显。

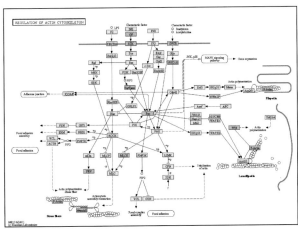

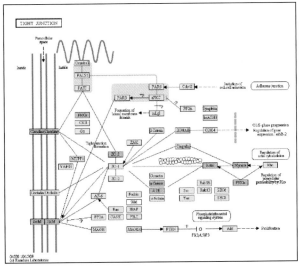

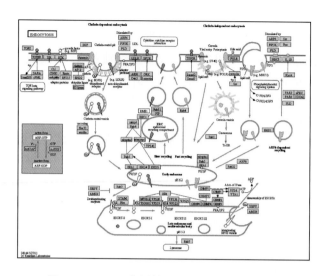

图 14-9　KEGG 作图结果：基因表达通路分析

　　该研究对心肌梗死后心肌细胞的基因芯片进行多个时间点的表达模式进行了定量分析，并发现心肌细胞的表达随着时间变化可以分为 16 个明显不同的模式，这在国际上尚未见报道。我们进一步探究对急性心肌梗死后表达模式变化贡献最大的前 10 个基因，并发现心肌梗死后这些具有明显扰动特征的基因在功能上具有联系性。这些联系性主要表现为它们大多分布在如下的调控途径中：以肌动蛋白为核心细胞骨架出现改变；高尔基复合体，细胞外紧密连接，细胞内小泡等细胞膜相结构之间的相互作用出现改变；细胞外分子黏附等三个调控通路上。为了进一步探索这些分子在细胞内信号转导途径中的作用，我们利用 KEGG 数据库系统可以很容易地自动标记出心肌梗死之后在转录水平受到扰动的蛋白质在调控通路中的位置，这些位置表明，在某些分子调控转导路径当中，受到影响的基因很可能通过该转导通路的上下游分子进行调控。例如，以肌动蛋白为核心的细胞骨架信息转导途径的调控中，GF RTK Vav/tiam Rac MLCK Myosin 整个调控途径中的分子都有相同的调控模式。但是在细胞的胞吞作用（endocytosis）调控途径当中，则并未看到这样的现象，受到影响的分子散在分布于整个细胞网络当中。

　　上述结果表明，除了利用统计学方法筛选出表达量变化的基因之外，利用模式识别技术也可以对基因表达的波动在模式上进行区别。这些模式隐含了基因表达在量上的相关性。如果要进一步考察这些相关性则可以从两个途径入手：基于基因本体分析的基因语义功能学上的研究，以及基于 KEGG 在调控网络上的研究。我们的研究发现，这两种方法都可以对基因在心肌梗死后的扰动进行可视化分析，前者可以直观地展示扰动的基因在功能上的共同点，后者可以显示在特定细胞网络中哪些基因受到了影响。

　　近十年来，随着对急性心肌梗死临床特征和病理生理学变化认识的进步，已经出现了众多新的干预策略、药物和技术。这些新技术、药物和疗法在特定类型患者中适用与否，取决于我们能否开发出适当的评估手段和指标。显然，该项研究为实现基因表达层面评估手段的研发提供了一种可操作的评估原型。

参 考 文 献

[1] Korpelainen E, Tuimala J, Somervuo P, et al. RNA-seq data analysis: a practical approach. Oxford: CRC Press, Taylor & Francis Group, 2014.

[2] Cieslik M, Chugh R, Wu YM, et al. The use of exome capture RNA-seq for highly degraded RNA with application to clinical cancer sequencing. Genome research, 2015, 25 (9): 1372-1381.

[3] Robinson D, Van Allen EM, Wu YM, et al. Integrative clinical genomics of advanced prostate cancer. Cell, 2015, 161 (5): 1215-1228.

[4] Patel AP, Tirosh I, Trombetta JJ, et al. Single-cell RNA-seq highlights intratumoral heterogeneity in primary glioblastoma. Science, 2014, 344 (6190): 1396-1401.

[5] 江华，杨浩，曾俊，等. 分析肿瘤学. 肿瘤代谢与营养电子杂志，2015，(2): 26-30.

[6] Jiang K, Sun X, Chen Y, et al. RNA sequencing from human neutrophils reveals distinct transcriptional differences associated with chronic inflammatory states. BMC medical genomics, 2015, 8 (1): 1.

[7] Anders S, Pyl PT, Huber W. HTSeq—a Python framework to work with high-throughput sequencing data. Bioinformatics, 2014, btu638.

[8] Williams AG, Thomas S, Wyman SK, et al. RNA-seq Data: Challenges in and Recommendations for Experimental Design and Analysis. Current Protocols in Human Genetics, 2014, 11 (13): 1-20.

[9] Fonseca NA, Marioni J, Brazma A. RNA-seq gene profiling—a systematic empirical comparison. PloS one, 2014, 9 (9): e107026.

[10] Anders S, McCarthy DJ, Chen Y, et al. Count-based differential expression analysis of RNA sequencing data using R and Bioconductor. Nature protocols, 2013, 8 (9): 1765-1786.

[11] 曹超，黄伟，肖志强，等. 肿瘤代谢异质性. 肿瘤代谢与营养电子杂志，2015，2 (4): 6-10.

[12] 刘洁，许红霞. 肌肉减少症的蛋白质补充. 肿瘤代谢与营养电子杂志，2014，1 (3): 10-13.

[13] 沐雨，封革，曹鹏，等. 重组人生长激素对 GHR 差异表达人胃癌细胞移植瘤生长的影响. 肿瘤代谢与营养电子杂志，2014，1 (2): 58-64.

[14] 杨浩，江华，彭谨，等. R 与医学统计的未来. 兰州大学学报，2014，40 (4): 93-97.

[15] 高山，欧剑虹，肖凯. R 语言与 Bioconductor 生物信息学应用. 天津：天津科技翻译出版有限公司，2014.

[16] 王曦，汪小我，王立坤，等. 新一代高通量 RNA 测序数据的处理与分析. 生物化学与生物物理进展，2010，37 (8): 834-846.

[17] Bioinformatics B. FastQC A quality control tool for high throughput sequence data. Cambridge: Babraham Institute, 2011.

[18] Haas BJ, Papanicolaou A, Yassour M, et al. De novo transcript sequence reconstruction from RNA-seq using the Trinity platform for reference generation and analysis. Nature protocols, 2013, 8 (8): 1494-1512.

[19] Ensembl. Genome assembly: GRCh38. p5 (GCA_000001405.20). http://asia.ensembl.org/Homo_sapiens/Info/Index [2016-7-14].

[20] Pollier J, Rombauts S, Goossens A. Analysis of RNA-Seq data with TopHat and Cufflinks for genome-wide expression analysis of jasmonate-treated plants and plant cultures. Methods Molly Biol, 2013, 1011: 305-315.

[21] Chen G, Wang C, Shi TL. Overview of available methods for diverse RNA-Seq data analyses. Science China Life Sciences, 2011, 54 (12): 1121-1128.

[22] Li B, Dewey CN. RSEM: accurate transcript quantification from RNA-Seq data with or without a reference

genome. BMC bioinformatics, 2011, 12（1）: 1.

[23] Rapaport F, Khanin R, Liang Y, et al. Comprehensive evaluation of differential gene expression analysis methods for RNA-seq data. Genome Biol, 2013, 14（9）: R95.

[24] Robinson MD, McCarthy DJ, Smyth GK. edgeR: a Bioconductor package for differential expression analysis of digital gene expression data. Bioinformatics, 2010, 26（1）: 139-140.

[25] Xie C, Mao X, Huang J, et al. KOBAS 2.0: a web server for annotation and identification of enriched pathways and diseases. Nucleic acids research, 2011, 39（suppl 2）: W316-W322.

[26] 邓飞龙, 贾先波, 赖松家, 等. 转录本组装与质量评价. 生物工程学报, 2015, 31（9）: 1271-1278.

[27] 马虹, 廖新学, 董吁钢, 等. 急性心肌梗塞患者早期康复治疗的临床观察. 中华心血管病杂志, 1999, 27（3）: 213.

[28] Libby P. Molecular bases of the acute coronary syndromes. Circulation, 1995, 91（11）: 2844-2850

[29] Diaz R, Paolasso E, Piegas L, et al. Metabolic modulation of acute myocardial infarction. The ECLA（Estudios Cardiologicos Latinoamerica）Collaborative Group. Circulation, 1998, 98（21）: 2227-2234.

[30] Beltrami AP, Barlucchi L, Torella D, et al. Adult cardiac stem cells are multipotent and support myocardial regeneration. Cell, 2003, 114（6）: 763-776.

[31] 李丹阳, 赵葵, 陈鹏, 等. 碱性成纤维细胞生长因子、腺苷对兔急性心肌梗死后血管再生的影响. 中华急诊医学杂志, 2004, 13（1）: 27-29.

[32] 潘闽, 蒋文平, 刘志华, 等. 血管紧张素转换酶基因2350G→A单核苷酸多态性与心肌梗死的相关性研究. 中华急诊医学杂志, 2007, 16（5）: 510-513.

[33] Lewis GD, Wei R, Liu E, et al. Metabolite profiling of blood from individuals undergoing planned myocardial infarction reveals early markers of myocardial injury. J Clin Invest, 2008, 118（10）: 3503-3512.

[34] Jacquet S, Yin X, Sicard P, et al. Identification of Cardiac Myosin-binding Protein C as a Candidate Biomarker of Myocardial Infarction by Proteomics Analysis. Mol Cell Proteomics, 2009, 8（12）: 2687-2699.

[35] Howe D, Costanzo M, Fey P, et al. Big data: The future of biocuration. Nature, 2008, 455（7209）: 47-50.

[36] 伍亚舟, 张彦琦, 黄明辉, 等. 基因芯片表达数据的标准化策略研究. 第三军医大学学报, 2004, 26（7）: 594-597.

[37] 王靖, 周贤孝, 朱晶, 等. 基于Gene Ontology功能体系分析肺腺癌相关功能的共扰动机制. 生物物理学报, 2011, 27（11）: 963-974.

[38] Ogata H, Goto S, Sato K, et al. KEGG: Kyoto Encyclopedia of Genes and Genomes. Nucleic Acids Res, 1999, 27（1）: 29-34.

[39] Kohane IS, Kho AT, Butte AJ. Microarrays for an Integrative Genomics. MA: MIT Press, 2003.

[40] 孔锐, 张国宣, 施泽生, 等. 基于核的K-均值聚类. 计算机工程, 2004, 30（11）: 12-13, 80.

[41] 蔡斌, 彭瑾, 王刚, 等. 基于模式识别建立的动脉钙化影像计算机辅助诊断系统. 四川医学, 2012, 33（6）: 913-915.

[42] 陈纪林. 急性心肌梗死的溶栓治疗. 中华医学杂志, 2005, 85（1）: 69-70.

[43] 姚蓝, 谢小铭. 急性心肌梗死院前溶栓治疗的Meta分析. 中华急诊医学杂志, 2010, 19（8）: 811-816.

[44] Olivari Z, Stritoni P, Burelli C, et al. The impact of drug eluting stents availability on the treatment choice among medical therapy, percutaneous or surgical revascularisation and on 4-year clinical outcome in patients with coronary artery disease: a cohort study. BMJ Open, 2012, 2（5）: pii: e001926.

[45] Papazafiropoulou A, Pappas SI, Papadogiannis D, et al. Cardiovascular effects of glucagon-like peptide 1. Mini Rev Med Chem, 2011, 11 (1): 97-105.

[46] Riera AR, Uchida AH, Schapachnik E, et al. Early repolarization variant: epidemiological aspects, mechanism, and differential diagnosis. Cardiol J, 2008, 15 (1): 4-16.

第十五章　基于模式识别建立的动脉钙化影像计算机辅助诊断系统

彭谨，杨浩，江华

心血管事件是危害全世界人类健康的疾病。据原卫生部 2009 年的统计资料显示，心血管疾病是目前我国人口死亡的第一大病因，导致大多数心脏病发作和心脏猝死的根本原因是动脉粥样硬化斑块形成[1]。研究揭示冠状动脉钙化和粥样硬化斑块有着密切的关系。冠状动脉钙化可用来预测未来心血管事件（尤其是死亡及非致死性心肌梗死），它的预测作用比传统的危险因素预测作用高 7 倍[2,3]。因此，准确发现血管钙化对于提高动脉粥样硬化进程的早期诊断有重要意义。

常规冠状动脉造影被认为是冠状动脉病变诊断的金标准，但冠脉造影是有创检查且价格昂贵，因此临床应用受到限制。目前临床在冠状动脉病变诊断上应用较为广泛的是冠状动脉 CT 成像（computed tomography angiography，CTA）。人工判读 CTA 血管钙化征象的敏感度和特异度高度依赖判读人员的经验，且判读速度较慢，并不适合进行筛查。因此开发一种能用于筛查 CTA 影像中血管钙化的临床辅助诊断系统（diagnostic decision support system，DSS），将有助于减少由于年资、主观经验所导致的诊断误差，提高 CTA 诊断血管钙化的准确性。

近年来，随着计算机辅助诊断技术的发展，利用基于主成分分析技术的 DSS 已经在肝脏疾病、呼吸系统疾病的影像诊断中得到开发和应用[4-6]，由于计算机可以全面利用影像信息进行精确的定量计算，去除人的主观性，避免因个人知识和经验差异引起诊断误差，因此对于临床诊断准确性的提高不失为一种有价值的工具。

该研究结合 CTA 图像数据，基于主成分分析技术，提出一种全新的两步法血管钙化自动检测算法，实现了计算机辅助的 CTA 影像血管钙化筛查。

15.1　材料与方法

1. 材料

采用经笔者所在医院影像科诊断的 10 个动脉钙化患者 CTA 影像作为建模资料（均同时经冠脉造影确诊）。每例患者取 16 张胸部 CT 横断面（GE Healthcare，Milwaukee，Wis）。采用螺旋模式，扫描间距 16 ∗ 0.625mm，层厚 0.625mm，重建间隔 0.5mm，扫描方位为头足位。利用 Iohexol（Omnipaque；Amersham Health，Princeton，NJ）快速推注入前臂正中静脉造影。

2. 方法

（1）算法开发流程

采用两步法开发算法：第一步，利用边缘检测和骨架提取初筛可疑区域；第二步，利用主成分分析建立的模型进行钙化预测。首先利用 Canny 算法[7]对原始 CT 图像进行边缘检测。再利用 Canny 算法的阈值设定过滤掉 CT 图像的某些同钙化灶完全不相关的细节区域。第一步，利用边缘检测和骨架提取和交叉点判断得到可疑钙化点；第二步，利用主成分分析建立的模型对所有钙化点进行筛选，对于钙化灶进行判定。算法流程如图 15-1。

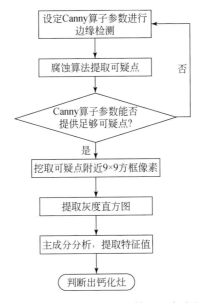

图 15-1 辅助诊断系统的算法开发流程

（2）敏感点提取

采用图像腐蚀技术完成骨架，进一步使用图像腐蚀算法寻找骨架分支点，即可能的敏感点。腐蚀运算的基本过程：把结构元素 B 看作一个卷积模板，每当结构元素 B 平移到其原点位置与目标图像 A 中那些像素值为"1"的位置重合时，就判断被结构元素覆盖的子图像的其他像素的值是否都与结构元素相应位置的像素值相同；当其都相同时，就将结果图像中的那个与原点位置对应的像素位置的值置为"1"，否则为"0"。

（3）钙化灶模式识别

在获得可疑点之后，以可疑点为中心，大小为 9×9 的方框（图 15-2）生成每个局部图的灰度直方图（图 15-3），横坐标是灰度级（0～255），纵坐标是每个灰度级出现的频度。灰度直方图反映了图像灰度值的分布特征，将二维的图像变换成一维数组。

主成分分析是模式识别建模中一种常用的降维方法，它将多个变量通过线性变换压缩成为较少数重要变量。该研究利用直方图得到以可疑点为中心，大小为 9×9 的局部图的灰度分布图（图 15-3），并以其中每个灰度值出现频率总和作为原始数据进行主成分分析。

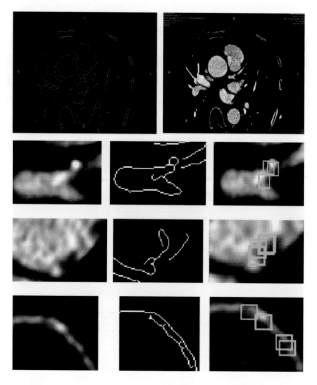

图 15-2　通过 Canny 算法进行检测钙化点可疑区域

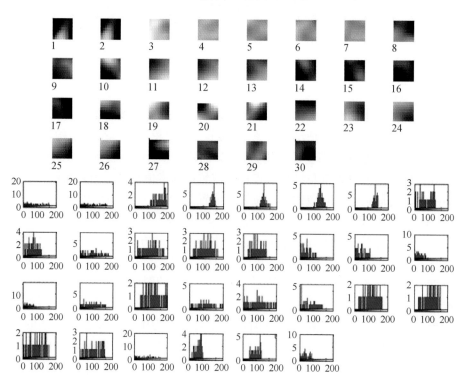

图 15-3　提取 30 个可疑点附近 9×9 图像方块进行数据直方化

CTA 造影图片相对结构较多，轮廓复杂，通过反复调整高斯滤波和双阈值大小，可较完整显示各器官结构特别是钙化及其相关组织边缘。

3. 软件及工作平台

图形图像软件及统计处理软件采用 MATLAB（7.12，2010a. The MathWorks，Inc，Natick，MA，U.S），在 PC 上运行。

15.2　结果

通过观察发现，在经 Canny 算法边缘检测得到的图像中（图 15-2），冠状动脉钙化主要集中于边缘分叉处。应用图像腐蚀算法后，即可将所有交叉点提取出来，同时取出以可疑点为中心，大小为 9×9 的局部图作为可疑区域。由于此步骤不只是针对冠状动脉，肋骨、椎骨等正常钙化也被识别出来。

随机选择一张含有血管钙化灶的 CTA 图像，运行 PCA，获得方差贡献率表（图 15-4）。发现位于第一主成分和第二主成分得分图左上角的样本为明显钙化区域。选取第一和第二特征向量建立线性方程组，判断样本点是否落入特征平面第二象限，由此构成预测模型。用该模型预测新的图片，得到钙化灶区域（图 15-5）。

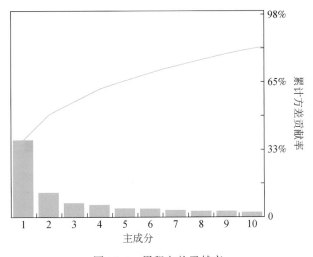

图 15-4　累积方差贡献率

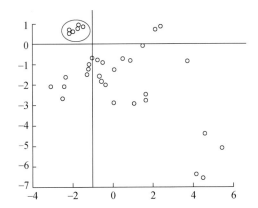

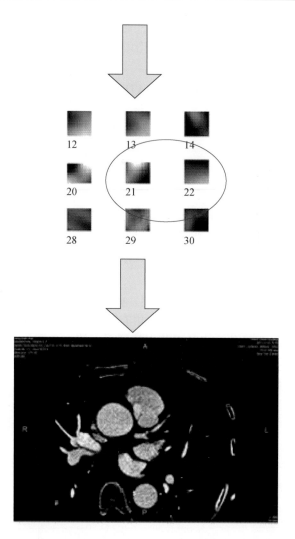

图 15-5 利用第一、第二特征主平面进行钙化灶判别

利用上述建立完成的自动 CTA 钙化灶分析技术对所有 10 例患者 160 张 CT 照片进行自动识别，并且以患者冠脉造影资料所得结论作为判定标准。在总共 214 个钙化灶中，有 207 个钙化灶获得正确判断，判定敏感度为 96.7%，同时有 10 个钙化灶未判断出来，阳性检出率为 95.4%。

15.3 讨论

该研究创新地基于主成分分析技术建立了两步法血管钙化辅助诊断系统。该研究首次发现，利用边缘分析中的 Canny 算法可自动准确找到血管及钙化点边缘。减轻了工作量，同时也避免了因人工操作所带来的主观性和误差。

血管钙化的计算机辅助诊断发展经历了半自动到自动的过程。Toumoulin 等使用了血管中心线跟踪和水平集的方法，但此研究是主要在 3D 图像上进行处理，且测试样本量少[8]；Rinck 和 Wesarg 等用血管分割技术，通过计算血管内外壁来估计粥样硬化斑块在冠脉的位置。但是需要手动设定种子点；Saur 等[9]将平扫和对比增强的图像数据结合，通过冠脉树提取和阈值设定来进行钙化检测，但是在冠脉树提取步依然需要在冠脉各个分支开口和末端人工设定种子点。总之，上述方法均需人工手动参与，增加了检测的主观性和工作量。

已有研究中，神经网络算法（neuron net，NN）曾经在血管钙化自动判识中得到应用，如 Ukai[10,11]、Kurkure 等[12,13]均利用平扫图像提取一些血管钙化的影像特征，然后应用神经网络进行聚类分析。但神经网络算法属于有监督学习模型，即要先建立训练样本集，对其提供应有的输出结果，然后利用已有样本集来预测新样本。由于平扫钙化灶和邻近组织的密度差异较小，钙化定位困难较大，神经网络特征提取的困难亦很大，因此需要大量样本以建立训练样本集，应用上待解决的困难较多。该研究所采用的是非监督学习的方法，以 CTA 为图像源，直接通过 Canny 算法筛选出图像中的可疑点，然后对可疑点特征值进行提取从而可获得高效的筛选效率。

Canny 算法中包含许多可以调整的参数，它们将影响到算法处理的图像效果。在实验中发现，对于筛选效果影响较大的参数：第一，高斯滤波的大小，第一步平滑滤波器将会直接影响 Canny 算法的结果，总的来说，较小的滤波器产生的模糊效果较少，可检测较小、变化明显的细线；较大的滤波器产生的模糊效果也较多，这样可以检测较大、平滑的边缘。第二，阈值，使用两个阈值比使用一个阈值更加灵活，但是它还是有阈值存在的共性问题。设置的阈值过高，可能会漏掉重要信息；阈值过低，将会把枝节信息看得很重要。在 Canny 算法参数的构建中，该研究发现，当 th1 = 0.4th2 的时候可以有效过滤掉一些如文字、纽扣、大面积钙化区域（骨骼）等结构。同时发现，钙化灶附近往往会出现某种特殊的分支点，对于这些分支点的自动检测可能为指出钙化灶的可疑区域提供线索。利用提取主成分的方法可以对上述交叉部位进行进一步判别，有效地提取出实际钙化点。

总之，该研究表明，基于 PCA 和 Canny 算法开发的辅助诊断系统能准确、高效地完成 CTA 血管钙化影像筛查工作，具有较好的临床应用前景。

参 考 文 献

[1] Naghavi M, Libby P, Falk E, et al. From vulnerable plaque to vulnerable patient: a call for new definitions and risk assessment strategies: Part II. Circulation, 2003, 108: 1772-1778.

[2] Arad Y, Spadaro LA, Goodman K, et al. Prediction of coronary events with electron beam computed tomography. J Am Coll Cardiol, 2000, 36: 1253-1260.

[3] Leschka S, Alkadhi H, Plass A, et al. Accuracy of MSCT coronary angiography with 64-slice technology: first experience. Eur Heart J, 2005, 26: 1482-1487.

[4] 袁克虹，向兰茜．用于计算机辅助诊断的肺实质自动分割方法．清华大学学报（自然科学版），2011, 51: 90-95.

[5] 孙旭辉，田启川，李临生，等．面向 CT 影像的肺结节计算机辅助诊断算法．计算机测量与控制，2011, 19: 295-302

[6] 叶骏．基于多期肝脏 CT 图像的计算机辅助诊断系统中关键技术的研究．上海：上海交通大学，2010.

[7] Canny L. A computational approach to edge detection. Readings in computer vision: issues, problems, principles, and paradigms, 1987, 184: 679-696.

[8] Toumoulin C, Boldak C, Garreau M, et al. Coronary characterization in multi-slice computed tomography. Lecture Notes in Computer Science, 2003, 2674: 1005-1007.

[9] Saur S, Alkadhi H, Desbiolles L, et al. Automatic detection of calcified coronary plaques in computed tomography data sets. Medical Image Computing and Computer- Assisted Intervention CMICCAI, 2008, 170-177.

[10] Ukai Y, Niki N, Satoh N, et al. An algorithm for coronary calcification diagnosis based on helical CT images. Nuclear Science Symposium and Medical Imaging Conference Record, 1995, 3: 1617-1621.

[11] Ukai Y, Niki N, Satoh H, et al. A coronary calcification diagnosis system based on helical CT images. Nuclear Science, IEEE Transactions on, 1998, 45: 3083-3088.

[12] Kurkure U. Detection of coronary calcifications using supervised hierarchical classification. MICCAI workshop on CV II, 2008.

[13] Kurkure U, Chittajallu DR, Brunner G, et al. A supervised classification- based method for coronary calcium detection in non-contrast CT. The International Journal of Cardiovascular Imaging (formerly Cardiac Imaging), 2010, 26: 817-828.

后　记

　　历经 3 年，在来自多个学科的十余位专家共同努力下，我们终于将这部《临床系统生物医学研究——从理论到实践》呈现给读者了，在此我代表 3 位主编，向所有参与撰写这部专著的专家和同事表示最诚挚的谢意。

　　虽然写这部书历经了 3 个寒暑，但它的源起还要追溯到 2007 年，那一年，我作为访问学者前往英国伦敦帝国理工大学进修学习获得性免疫缺陷综合征研究与免疫营养。当时，作为一个已经对临床营养、移植外科和流行病学三个领域有一定了解的青年外科医生，我面临的最大困惑是我们对疾病机制的探索已经深入到了分子和细胞层面，然而就临床应用而言，似乎一层玻璃天花板挡在前面：将微观层面已经观察和发现到的知识应用到临床似乎是那么的困难。更深层次的问题是这样的：即使经典的还原论研究范式下我们已经可以追踪单个分子在细胞内外的变化，然而当我们面临千百种分子和数万种类型的细胞相互作用时，经典的、逐层向下还原的范式就陷入了困境。彼时方兴未艾的循证医学使我一度以为，随机化可以使我们暂时摆脱这些困境，至少随机对照试验允诺了一种貌似一般性的临床假设检验的解决方案。然而，异质性的噩梦打破了幻想：上万个基因，十万数的转录产物和更多的调控因子，使得任何基于经典的样本–变量关系条件都不可能被满足。这时，我不禁想起伟大的生理学家、生物化学先驱者、法兰西学院院士克劳德·贝尔纳（Claude Bernard）的著名演讲："我负有责任教给你们的医学科学并不存在……"

　　怎么办？

　　恰如其时的，彼时兴起不久的代谢组学使我看到了一缕曙光：这是一种不排斥多对多关系的研究范式。代谢物的简并性也在一定程度上使得考察和研究的变量的数量级有所减少。但是，从那时起，我就知道，如果我们的医学研究要取得突破性的进展，就必须建立新的理论框架（正如恩斯特·迈尔教授所言），同时必须集合一批敢于不断突破学科界限的年轻人，通过不断的互相学习，打通数学和生物医学之间的屏障，创造一种很好的交流平台，使用计算机和数学的语言来描述复杂医学问题。那时，我们还没有今天如火如荼的"医学大数据"和"互联网+医疗"。

　　很幸运的是，2009 年，四川省人民医院提供给我们一个极好的平台，让我们去实现这些即使在今天也看起来有点疯狂的梦想。于是我们有了创伤代谢组多学科实验室及一个朝气蓬勃的研究团队（2016 年 1 月，我们的实验室已经扩建为四川省医学科学院·四川省人民医院急诊医学与灾难医学研究所）。没有我们的实验室和研究所主任，也是本书的主编之一的曾俊教授，这一切都是不可能的，我个人对此永志难忘。

　　从 2009～2016 年，我们用了将近 8 年时间，去探索和搭建理论框架，并在创伤、危重病、肿瘤、流行病及临床营养等多个领域尝试这套理论框架和方法学的适用性。其间，不知经历了多少挫折和失败，也不知道经历了多少个不眠之夜。是整个团队的锲而不舍，以及来自医院和合作伙伴们的不断鼓励和支持，使我们最终能够取得一些成绩，并完成本书。

　　我们期待，随着本书的出版，会有越来越多的临床工作者和基础科学的研究者认可我们所倡导的这样一种研究方式：数学是下一代生物医学研究的发动机。以数据科学、物理学和复杂网络作为基础，整合临床数据与经典的基础医学研究数据，创造全新的解释框架和预测模型，最终实现临床诊疗工作的精准化并降低医疗成本。实现所有这些目标或许需要很多年，然而，道路是曲折的，前途却无比光明。

江　华

初稿于 2016 年 7 月 22 日

改定于 2016 年 10 月 18 日

成都